临床合理用药系列丛书

高血压
临床合理用药

主编◎ 童荣生　边　原

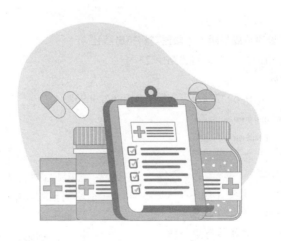

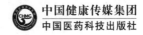中国健康传媒集团

中国医药科技出版社

内 容 提 要

高血压作为心脑血管疾病最重要的危险因素，流行趋势严重。本书由经验丰富的心血管研究方向的临床药师和临床医师通力合作编写而成，包含高血压的病因病机、诊断与鉴别诊断、药物治疗等内容，重点就临床医师和药师关注的体内过程、药物相互作用、配伍禁忌、不良反应与注意事项详细介绍。

本书供基层临床医师、临床药师、医药院校师生等专业人员使用，也可供高血压患者及家属使用。

图书在版编目（CIP）数据

高血压临床合理用药 / 童荣生，边原主编 . — 北京：中国医药科技出版社，2022.7

（临床合理用药系列丛书）

ISBN 978-7-5214-3171-1

Ⅰ.①高… Ⅱ.①童…②边… Ⅲ.①高血压—用药法 Ⅳ.① R544.105

中国版本图书馆 CIP 数据核字（2022）第 083443 号

美术编辑 陈君杞

版式设计 也 在

出版 **中国健康传媒集团** | 中国医药科技出版社

地址 北京市海淀区文慧园北路甲 22 号

邮编 100082

电话 发行：010-62227427 邮购：010-62236938

网址 www.cmstp.com

规格 850×1168mm $\frac{1}{32}$

印张 13 $\frac{3}{8}$

字数 345 千字

版次 2022 年 7 月第 1 版

印次 2022 年 7 月第 1 次印刷

印刷 三河市万龙印装有限公司

经销 全国各地新华书店

书号 ISBN 978-7-5214-3171-1

定价 **68.00 元**

获取新书信息、投稿、为图书纠错，请扫码联系我们。

本书编委会

主　编　童荣生　边　原

副主编　杨　勇　李　刚

编　者（以姓氏笔画为序）

王　娜（重庆医科大学附属第二医院）

尹琪楠（四川省医学科学院·四川省人民医院）

冯世梅（重庆医科大学附属永川医院）

边　原（四川省医学科学院·四川省人民医院）

朱九群（四川省医学科学院·四川省人民医院）

孙吉利（青岛市市立医院）

李　刚（四川省人民医院·交通医院）

李江娅（云南省阜外心血管病医院）

杨　勇（四川省医学科学院·四川省人民医院）

张　喆（陆军军医大学第二附属医院）

陈宜锋（厦门大学附属心血管病医院）

赵淑娟（河南省人民医院）

钱懿轶（云南省阜外心血管病医院）

郭秋实（吉林大学白求恩第一医院）

凌　巧（重庆医科大学附属第二医院）

黄　慧（四川省医学科学院·四川省人民医院）

董丽娥（中国人民解放军西部战区总医院）

韩丽珠（四川省医学科学院·四川省人民医院）

童荣生（四川省医学科学院·四川省人民医院）

曾　钰（重庆医科大学附属第一医院）

雷　洋（四川省医学科学院·四川省人民医院）

蔡海霞（河南省人民医院）

前　言

　　高血压是以体循环动脉压升高为主要表现，伴有心、脑、肾血管等器官功能器质性改变的全身性疾病，是常见的心血管疾病之一。据《中国高血压防治现状蓝皮书2018》中公布的数据，2012年我国18岁及以上人口的高血压患病率为25.20%，2015年上升至27.90%。《健康中国行动（2019—2030年）》明确指出，到2022年和2030年，30岁及以上居民高血压知晓率目标值为55%和65%；高血压患者规范管理率分别为60%和70%。目前高血压的控制现状与未来目标存在一定差距，笔者查阅文献发现，全国多省（市）的高血压患者治疗后的达标率未超过30%，高血压作为心脑血管疾病最重要的危险因素，流行趋势严重。

　　随着临床医学和临床药学的发展，高血压的防治越来越引起公众的重视，医师、药师、护师等组成的临床治疗团队在高血压的规范化管理中起到了重要作用。高血压是可防治的，需要所有医务工作者积极干预。作为临床药师可在患者教育、药学监护方面发挥重要作用。

　　本书由经验丰富的心血管研究方向的临床药师和临床医师通力合作编写而成，同时参考了国内外有关高血压的防治指南、专家共识和专家建议，在紧跟医学发展步伐的同时，结合临床实践经验，从高血压的流行病学和分类特点、临床表现和诊断、药物治疗选择、常见合并症、特殊类型的高血压治疗策略、常见降压药物应用等方面进行阐述。本书内容丰富、实用，可读性强，适合临床医生、临床药师以及医药院校师生阅读和参考。

由于高血压涉及的治疗药物、特殊人群和相关合并症较多，加之编写时间仓促，书中难免有疏漏和不当之处，敬请读者予以批评指正。

编　者

2022 年 2 月

目 录

第一章 概述

第二章　临床表现和诊断

第五章　常见特殊类型高血压的诊疗

第六章　常见降压药物应用

第一章 概述

高血压（hypertension）是以体循环动脉压升高为主要表现，可伴有心、脑、肾血管等器官功能器质性改变的全身性疾病。本章将围绕高血压流行病学、病因学、发病机制和病理生理学等内容进行简述。

第一节 流行病学概述

一、高血压流行病学

高血压是全球范围内心血管疾病和全因死亡率的主要可预防风险因素之一。由于人口老龄化和生活方式风险因素的增加，如不健康的饮食（即高钠和低钾摄入）和缺乏体育运动等，全球范围内高血压的患病率正在上升。然而，高血压患病率的变化在世界范围内并不一致。高收入国家的高血压患病率略有下降，而中低收入国家的高血压患病率大幅上升。据相关数据，全球平均年龄标准化收缩压男性127mmHg、女性122.3mmHg，舒张压男性78.7mmHg、女性76.7mmHg；南亚、撒哈拉以南非洲、中欧和东欧地区男女血压均较高，西方和亚太高收入地区人群血压较低。通常高血压患病率随年龄增长而升高；女性在更年期前患病率略低于男性，但在更年期后迅速升高甚至高于男性；高纬度寒冷地区患病率高于低纬度温暖地区；钠盐和饱和脂肪酸摄入越高，平均血压水平和高血压患病率也越高。我国人群高血压的特点：从南方到北方，高血压患病率呈递增趋势，可能与北方年平均气温较低以及北方人群盐摄入量较高有关。根据2018年发表的全国高血压调查（China Hypertension Survey，CHS）结果，我国18岁及以上年龄人群高血压的患病粗率为 27.9%，加权患病率为 23.2%，据此推算，约每 4 个成人中就有一个是高血压患者，高血压总患病人数达 2.44 亿人。高血压的防治状况主要通过患者知晓率、治疗率和控制率来反映。根据我国两次较大规模高血压患者知晓率、治疗率和控制率抽样调查结果显示，我国高血压患者总体的知晓率、治疗率和控制率较低。近年来，经过全社会的共同努力，高血压知晓率、治疗率和控制率有明显提高，分别为 51.6%、45.8% 和 16.8%，且具有农村低于城市、男性低于女性、经济欠发达地区低于较发达地区的特点。目前我国约有 1.3 亿高血压患者不知道自己患有高血压；在已知自己患有高血压的人群中，约有 3000 万人没有接受治疗；在接受降压治疗的患者中，有 75% 患者的血压没有达到控制目标。综上，我们面临的高血压防治任务仍十分艰巨。

二、高血压与心脑血管系统疾病的关系

1. 血压与心脑血管事件的关系

血压水平与心脑血管病发病和死亡的风险之间存在密切的因果关系。在全球 61 个人群（约 100 万人，40~89 岁）的前瞻性观察 Meta 分析中，平均随访 12 年，诊室收缩压或舒张压与脑卒中、冠心病事件的风险呈连续、独立、直接的正相关关系。在包括中国的 13 个人群的亚太队列研究（APCSC）中，诊室血压水平也与脑卒中、冠心病事件密切相关。长期临床队列随访发现，随着诊室血压升高，终末期肾病的发生率也明显增加。在重度高血压患者中，终末期肾病发生率是正常血压者的 11 倍以上，即使血压在正常值水平也达 1.9 倍。血压水平与心力衰竭发生也存在因果关系。临床随访资料显示，随着血压水平升高，心力衰竭发生率递增，心力衰竭和脑卒中是与血压水平关联最密切的两种并发症。血压与脑卒中、冠心病事件的风险之间的正相关关系在动态血压或家庭血压监测研究中得到了进一步证实。研究还发现，不仅血压的平均值很重要，血

压的昼夜节律以及数日、数周甚至数月、数年期间的血压变化也可用于预测脑卒中、冠心病事件的发生概率。

2. 各种血压参数与心脑血管事件的关系

血压参数是指收缩压、舒张压、平均血压和脉压。采用科罗特科夫音/袖带法测量血压可直接测量一个心动周期中的最高压力收缩压与最低压力舒张压，根据收缩压与舒张压可进一步计算出平均血压与脉压。因此，长期以来，直接测量的收缩压与舒张压是主要的评估血压的参数。由于平均血压及脉压分别与外周血管阻力及大动脉弹性功能密切相关，可能具有重要的病理生理意义。总体而言，在预测心脑血管事件方面，收缩压或舒张压优于平均血压或脉压；用收缩压与舒张压联合或平均血压与脉压联合优于任一单项参数；收缩压与舒张压联合又优于平均血压与脉压联合。

3. 高血压人群中心脑血管风险关系的特点

数据显示，我国人群心脑血管死亡占总死亡人数的40%以上，其中高血压是首位危险因素。人群监测数据还显示，脑卒中的年发病率为250/10万，冠心病事件的年发病率为50/10万，脑卒中发病率是冠心病事件发病率的5倍。在临床治疗试验中，脑卒中/心肌梗死发病比值在我国高血压人群约5~8：1。近年来，尽管冠心病事件有上升趋势，但脑卒中发病率与冠心病事件发病率的差异仍然非常明显。这提示脑卒中仍是我国高血压人群最主要的心血管风险，对于制订更有效的减少我国人群心血管风险的防治策略有重要意义。

三、高血压治疗的药物经济学

药物经济学是以卫生经济学为基础，全方位对比和评价药物治疗备选方案的成本、效益或效果等，从整个人群角度出发优化医药资源的有效配置和利用。

高血压发病率高且并发症可致死或致残，目前已成为危害人类健康的头号杀手，高血压可引起多种心脑血管疾病包括心律失常、卒中、冠状动脉和外周血管疾病等。美国国际健康和营养测试调查中心（National Health and Nutrition Examination Survey，NHANES）的研究结果提示，人们对高血压的认识率和治疗率均有大幅提高，这些对减少心脑血管疾病的死亡率起到了很大的作用，但在这一领域仍然存在很多问题，如血压水平控制在 140/90mmHg 及以下的患者在所有高血压患者中占比偏低，因此对于血压没有得到控制的患者降压治疗是非常必要的；再如高血压的治疗费用在卫生保健资源中占很大的比率且呈增长的趋势。很多学者认为，采用成本－效果干预是评价高血压治疗减少心脑血管危险因素最可行的方法之一。因此高血压治疗也是经济学家研究的主要课题之一，研究方法通常包括以下几种：

（1）最小成本分析　最小成本分析以货币单位（元）来计算，用于效果基本相同的两种治疗方案的比较。在保证安全性和有效性相等的情况下，成本最小的方案认为是最理想的方案。但在实际应用中，由于各个治疗方案的结果大多不同且证明两种方案的结果相同并不容易，因此其应用有一定的局限性，故最小成本分析在抗高血压治疗中获得药物的成本是很难预测的。

（2）成本－效果分析　成本－效果分析既是应用最早的评价方法之一，也是目前国内外应用较多的药物经济学方法，适用于安全性和有效性不同的治疗方案间的比较。成本用货币单位表示，效果是某种特定的临床治疗目标。在高血压治疗的药物经济学分析中，效果以血压降低的毫米汞柱数来表示，成本常用每年所需的成本表示，同时也包括节约的治疗成本。

（3）成本－效用分析　成本－效用分析是一种新的药物经济学分析方法。它与成本－效果分析有一些相似之处：两者均以货币单位衡量成本，以"临床指标"作为最终的结果衡量参数；但是成本－效果分析中，效果是一种单纯的生物指标，而成本－效用分析的测量结果常采用一种表示人的生命质量状况的指标，即质量调整生命年（quality-adjusted of life years, QALYs）来衡量。由于成本–效用分析中的结果较难量化，而且目前人们对 QALYs 的最佳量度方法的看法仍未取得真正的一致，因此其应用受到一定的限制。

（4）成本–效益分析　成本–效益分析是将供选择的不同治疗方案的结果均换算成通用的货币值，成本和结果均用同样的货币单位来表示。在具体比较时可直接以成本–效益的差值或比值进行。该分析方法适用于用货币单位描述的场合，当效果很难换算成金额或不适于用金额表示时就无法应用该分析方法。治疗高血压的药物经济学研究通常解决两个问题：一个是什么患者应该接受药物治疗，另一个是在一定的支出范围内应用何种药物治疗可获得最大疗效。

第二节　高血压病因学

一、原发性高血压病因

原发性高血压是以体循环动脉压升高为主要临床表现的心血管综合征，又称特发性高血压，简称高血压。其为一种主要由遗传因素和环境因素交互作用而引起的处于不断进展状态的心血管综合征，可导致心脏和血管功能与结构的改变。患者常伴脂肪、糖代谢紊乱和心、脑、肾、血管损害。原发性高血压是心脑血管疾病、肾脏疾病发生的重要危险因素，也是心脑血管疾病死亡的主要原因。其病因为多因素，但具体通过何种途径升高血压尚不明确。目前认为本病是在一定的遗传易感性基础上由多种环境因素综合作用的结果。原发性高血压的危险因素主要包括以下方面：

（1）年龄　随着年龄的增长，血压特别是收缩压会升高，因此高血压发病率也会增加。

（2）肥胖　肥胖和体重增加是高血压的主要危险因素，也是血压随年龄增长而上升的常见决定性因素。

（3）家族史　父／母有高血压时高血压发病率翻倍；多项流行病学研究表明，不同人群血压的差异性有 30% 归因于遗传因素。

（4）肾单位减少　成人肾单位减少时可能容易发生高血压，这可能与遗传因素、宫内发育障碍（如缺氧、药物和营养不足）、早产和出生后环境（如营养不良和感染）有关。

（5）高钠饮食　过量钠摄入（如一日大于 3g 氯化钠）会增加高血压风险，高钠摄入者限制钠摄入可降低血压。

（6）过量饮酒　过量饮酒会增加高血压风险。

（7）锻炼不足　锻炼不足会增加高血压风险，运动可有效降低血压。

二、继发性高血压病因

继发性高血压是病因明确的高血压，当查出病因并有效去除或控制病因后，作为继发症状的高血压可被治愈或明显缓解；继发性高血压在高血压人群中约占 5%~10%，常见病因为肾实质性、内分泌性、肾血管性高血压和睡眠呼吸暂停综合征以及精神心理问题引发的高血压。继发性高血压患者发生心血管疾病、脑卒中、肾功能不全的危险性更高，而病因常被忽略以致延误诊断。提高对继发性高血压的认识，及时明确病因并积极针对病因治疗，将会大大降低因高血压及其并发症造成的高致死率和高致残率。近年来对继发性高血压的鉴别已成为高血压诊断治疗的重要方面。

1. 肾实质性高血压

肾实质性高血压是由于原发或继发性肾脏实质病变引起的高血压，是最常见的继发性高血压之一，其血压升高常表现为难治型，是青少年患高血压急症的主要病因。常见的肾实质性疾病包括急、慢性肾小球肾炎，多囊肾，慢性肾小管 - 间质病变（慢性肾盂肾炎、梗阻性肾病），代谢性疾病肾损害（痛风性肾病、糖尿病肾病），系统性或结缔组织疾病肾损害

（狼疮性肾炎、硬皮病），也少见于遗传性肾脏疾病（Liddle综合征）、肾脏肿瘤（肾素瘤）等。

2. 内分泌性高血压

内分泌组织增生或肿瘤所致的多种内分泌疾病，由于其相应激素如醛固酮、儿茶酚胺、皮质醇等分泌过度增多导致机体血流动力学改变而使血压升高也是较常见的继发性高血压，如能切除肿瘤去除病因则高血压可被治愈或缓解。内分泌性高血压主要有三种情况：①原发性醛固酮增多症（原醛症）：由于肾上腺自主分泌过多的醛固酮从而导致水钠潴留、高血压、低血钾和血浆肾素活性受抑制的临床综合征。常见原因有肾上腺瘤、单侧或双侧肾上腺增生，少见原因有肾上腺癌和糖皮质激素可调节性醛固酮增多症（GRA）。②嗜铬细胞瘤：一种起源于肾上腺嗜铬细胞过度分泌儿茶酚胺，引起持续性或阵发性高血压和多个器官功能及代谢紊乱的肿瘤。嗜铬细胞瘤可起源于肾上腺髓质、交感神经节或其他部位的嗜铬组织。嗜铬细胞瘤90%以上为良性肿瘤，80%~90%发生于肾上腺髓质，其中约90%为单侧单个病变。起源肾上腺以外的嗜铬细胞瘤约占10%，恶性嗜铬细胞瘤约占5%~10%，可造成淋巴结、肝、骨、肺等转移。嗜铬细胞瘤间断或持续的释放儿茶酚胺作用于肾上腺素能受体，引起持续性或阵发性高血压，伴典型的嗜铬细胞瘤三联征即阵发性"头痛、多汗、心悸"，同样可造成严重的心、脑、肾血管损害；肿瘤释放的大量儿茶酚胺入血可导致剧烈的临床症候如高血压急症、低血压休克及严重心律失常等称为嗜铬细胞瘤危象，但是如果能早期、正确诊断并行手术切除肿瘤，它又是临床可治愈的一种继发性高血压。③库欣综合征：即皮质醇增多症，其主要病因分为促肾上腺皮质激素（ACTH）依赖性或非依赖性库欣综合征两大类；前者包括垂体ACTH瘤或ACTH细胞增生（即库欣病）、分泌的垂体外肿瘤（即异位ACTH综合征）；后者包括自主分泌皮质醇的肾上腺瘤、肾上腺癌或大结节样增生。

3. 肾动脉狭窄

肾动脉狭窄的根本特征是肾动脉主干或分支狭窄导致患者肾脏缺血，肾素－血管紧张素系统活性明显增高引起高血压及患者肾功能不全。肾动脉狭窄是引起高血压和（或）肾功能不全的重要原因之一，患病率约占高血压人群的 1%~3%。动脉粥样硬化是最常见的病因，据估计在我国占所有肾动脉狭窄的 70% 以上，其次为大动脉炎（约 20%）及纤维肌性发育不良（约 5%）。其中大动脉炎所致的主动脉及肾动脉狭窄是我国年轻人继发性血管源性高血压的主要原因。

4. 主动脉狭窄

主动脉狭窄系少见病，包括先天性主动脉狭窄及获得性主动脉狭窄。先天性主动脉狭窄表现为主动脉的局限性狭窄或闭锁，发病部位常在主动脉峡部原动脉导管开口处附近，少数也可发生于主动脉的其他位置；获得性主动脉狭窄主要包括大动脉炎、动脉粥样硬化及主动脉夹层剥离等所致的主动脉狭窄。主动脉狭窄只有位于主动脉弓、降主动脉和腹主动脉上段才会引发临床上的显性高血压，升主动脉狭窄引发的高血压临床上常规的血压测量难以发现，而肾动脉开口水平远端的腹主动脉狭窄一般不会导致高血压。本病的基本病理生理改变为狭窄所致血流再分布和肾组织缺血引发的水钠潴留和肾素－血管紧张素系统激活，从而引起左心室肥厚、心力衰竭、脑卒中及其他重要脏器损害。由于主动脉狭窄导致远端血压明显下降，和血液供应减少导致肾动脉灌注不足，因此，这类高血压的发生主要因机械阻力增加以及肾脏缺血后释放肾素增多所致。

5. 阻塞型睡眠呼吸暂停低通气综合征（OSAHS）

睡眠呼吸暂停低通气综合征是指由于睡眠期间咽部肌肉塌陷堵塞气道，反复出现呼吸暂停或口鼻气流量明显降低，临床上主要表现为睡眠打鼾、频繁发生呼吸暂停，可分为阻塞型、中枢型和混合型三型，其中 OSAHS 约占睡眠呼吸暂停低通气综合征的 80%~90%，是顽固性高血压的重要原因之一。至少 30% 的高血压患者合并 OSAHS，而 OSAHS 患者中高血压发生率高达 50%~80%，远远高于普通人群的 11%~12%。

6. 药物性高血压

药物性高血压是指常规剂量的药物本身或该药物与其他药物之间发生相互作用而引起血压升高。当血压 > 140/90mmHg 时即可考虑药物性高血压，可能引起药物性高血压的药物主要包括：激素类药物、中枢神经类药物、非类固醇类抗炎药物及中草药类药物。

第三节　高血压发病机制

关于高血压的发病机制，至今还没有完整统一的定论。其原因主要有：①高血压不是一种均匀同质的疾病，不同的患者之间病因和发病机制可能截然不同。②高血压的病程较长，进展一般较慢，不同的阶段可能有不同的机制参与。③血压正常生理调节的机制不等同于高血压的发病机制，某一种机制的异常或缺陷常被其他机制代偿。④高血压的发病机制与其引起的病理生理变化很难完全分开，血压波动性与高血压定义的人为性以及高血压发病时间的模糊性也使发生机制很难确定。

目前高血压的发病机制集中于以下几个方面：

一、钠超负荷适应不良

钠摄入量过多，导致血压升高，其机制尚未完全阐明，主要机制表现为以下几个方面。

1. 血管收缩

钠摄入过多，钠潴留造成细胞外液量增加，过多的钠和水由细胞外进入胞内，使细胞肿胀，阻力血管的平滑肌细胞发生肿胀会使血管管腔狭窄，外周阻力增加；同时也会使血液中收缩血管物质如肾上腺素、去甲肾上腺素、血管紧张素和内皮素等物质增多。其中内皮素是强大的血管收缩因子，它通过增加细胞内游离钙水平使平滑肌收缩，增加周围血管阻力，引起血压升高；它还可通过激活磷脂酶 C 起到有丝分裂原的作用，刺激血管平滑肌细胞内原癌基因表达，增加血管平滑肌细胞的 DNA 合成，促进血管平滑肌细胞的增殖。大量缩血管物质与相应受体亲和力增强，而舒张血管物质如激肽和前列腺素等释放减少，引起血管痉挛，全身细小动脉阻力增加，导致血压升高。

2. 交感神经异常

体内钠过多可使上皮钠通道激活，随之激活肾素－血管紧张素－醛固酮系统（RAAS），产生血管紧张素Ⅰ（Ang Ⅰ），在血管紧张素转化酶（ACE）的活化下形成血管紧张素Ⅱ（Ang Ⅱ）。在 RAAS 中，Ang Ⅱ是最重要的成分，有强烈的收缩血管的作用，其加压作用为肾上腺素的 10~40 倍；而且它可刺激醛固酮的分泌，醛固酮可刺激内源性洋地黄类物质的产生，使交感神经兴奋，血压应激反应增强；而醛固酮本身可促使水钠潴留，并作用于心、肾、中枢和自主神经系统，从而增强它使水潴留和周围血管收缩作用。三方面作用，最终产生高血压。

3. 钠泵转运

钠超负荷可促使下丘脑产生促尿钠排泄因子（natriuretic factor, NF），NF 可以降低肾小管上皮细胞对钠的重吸收，引起利钠效应，同时也使血管平滑肌细胞内的 Na^+ 潴留，Na^+－Ca^{2+} 交换增加，胞外 Ca^{2+} 流入胞内而排出减少。钠超负荷亦使结合钙转变为离子钙，细胞内游离 Ca^{2+} 浓度上升，血管平滑肌收缩，外周血管阻力增加，致血压升高。

二、过度肥胖

肥胖与高血压的关系错综复杂，目前认为主要的相关机制包括：交感神经系统因素和RAAS激活、脂肪细胞因子作用和胃肠道异常等方面。

1. 交感神经系统因素

交感神经系统因素主要表现为去甲肾上腺素释放的增多，去甲肾上腺素可兴奋血管平滑肌 α_1 受体，引起血管收缩，压力负荷增加，从而升高血压。相较于普通高血压患者，部分同时患有肥胖的患者，尤其是女性，由于肥胖导致的外貌及身材问题可能造成焦虑及抑郁等精神心理问题，肥胖与焦虑、抑郁等情绪调节异常的发病率存在互相促进的现象。而这种精神心理问题可能影响饮食睡眠，从而扰乱代谢及内分泌系统，表现为迷走神经控制效果的减弱，而交感神经亢进，昼夜节律破坏，睡眠质量下降，会加剧紧张、焦虑等心理问题，炎症系统激活，血管阻力增加，血压升高。交感神经激活还会造成RAAS激活，导致血管收缩、水钠潴留、血压升高。在脂肪组织中可发现肾素受体、血管紧张素原等全部RAAS成分的表达，表明脂肪组织可单独合成RAAS的所有成分，并进入血液循环增加RAAS的活性。

2. 脂肪细胞因子作用

瘦素是一种由脂肪细胞合成和分泌的激素，其主要生理作用是参与脂肪分解，免疫、炎症反应，糖和胰岛素代谢等。肥胖者可出现"瘦素抵抗"现象，即瘦素分泌增加，但机体对其敏感性降低，因而瘦素无法正常发挥其生理功能，瘦素分泌不足及瘦素抵抗可导致肥胖的发生、发展。在慢性高瘦素血症状态下，瘦素的局部促尿钠排泄作用可被破坏，表现为对水钠的重吸收增加而致水钠潴留，从而导致高血压的发生发展。

血清脂联素是脂肪组织，尤其是内脏脂肪组织分泌最丰富的蛋白产物。脂联素可影响胰岛素敏感性和糖脂代谢，调节血压，抗动脉粥样硬化等。脂联素是体重增加后唯一表达下调的脂肪因子。脂联素是连接肥胖与胰岛素抵抗的介质，肥胖组织的减少可以提高血清脂联素水平，改善胰岛素敏感性。

3. 胃肠道异常

胃肠道异常也是肥胖型高血压发生、发展的重要机制。肥胖患者常存在胃肠道激素分泌增加；胃肠激素可通过肾脏尿钠排泄或经交感神经系统参与血压的调控。

4. 其他

此外，如肥胖伴有的胰岛素抵抗、微血管功能紊乱、食欲素的过度表达、其他脂肪因子（促炎性脂肪因子等）、调节食欲及能量动态稳定的信号转导系统（如神经肽 -Y、肽 YY 等）、肥胖导致的阻塞型睡眠呼吸暂停低通气综合征和高视黄醛蛋白血症等，它们都与肥胖型高血压的病理生理有关，均可在某种程度上解释肥胖高血压的发生。

三、糖尿病和代谢综合征

1. 胰岛素抵抗和胰高血糖素血症

高血压常伴有胰岛素抵抗和胰高血糖素血症、糖代谢和脂肪代谢异常。目前认为胰岛素抵抗和胰高血糖素血症造成血压升高的机制可能有下列几个方面：通过刺激交感神经系统，促进水钠潴留，增加血管平滑肌张力等影响血压，还可抑制前列腺素和前列环素的合成，使外周血管阻力增加、血压升高；胰高血糖素血症促进肾小管对钠的重吸收；胰岛素过多直接或间接通过类胰岛素生长因子刺激动脉壁平滑肌细胞增生和肥大，使小动脉管腔狭窄；影响细胞膜内外离子转运，使细胞内 Na^+ 和 Ca^{2+} 浓度升高从而提高小动脉平滑肌细胞对血管加压物质的反应；胰高血糖素直接作用于血管壁，使其通透性增加，引起间质水肿和钠潴留；胰高血糖素血症还可影响体内脂代谢，促进血管壁的脂肪和脂肪酸的合成，促进动脉粥样硬化，动脉顺应性减低，血管收缩力增强。

2. 高血糖

慢性高血糖可致特异性组织损伤，引起全身微血管、大血管、肌肉组织、脂肪组织、胰腺 β 细胞等结构和功能的改变，引起胰岛素抵抗，导致一系列慢性并发症的发生与发展。高血糖引起血压升高的机制有：高血糖促使糖在近曲小管的重吸收，同时伴随钠的重吸收，增加体内钠的含量，使细胞外液容量增加导致血压升高；高血糖使血浆晶体渗透压升高，从而使血容量增加，导致外周血管阻力增加，血压升高；持续高血糖可与体内结构蛋白和功能蛋白发生非酶促糖基化反应，形成糖基化终末产物（AGEs），AGEs 与其受体结合，通过改变细胞内信号传导、诱导炎症反应、增强氧化应激等作用，引起血管内皮细胞功能紊乱、细胞外基质增生和平滑肌细胞增殖，导致血管收缩增强并加速血管动脉粥样硬化的发展；管壁内被灌注的葡萄糖可增加血管平滑肌细胞对交感神经的反应性，使血管收缩、血压升高；高血糖会引起胰岛素抵抗。

　　此外，糖尿病患者存在 RAAS 活跃和钙代谢异常，都与高血压发生有关。

3. 甲状旁腺

　　在自发性高血压大鼠的血浆中有一种升高血压的因子，可以使正常大鼠的血压产生延迟性升高，这种物质被称为甲状腺高血压因子（PHF），PHF 的产生受低钙饮食刺激，而高钙饮食可抑制其产生。PHF 起源于甲状旁腺，甲状旁腺功能亢进的患者多伴有高血压，另外高血压患者个体具有高 PHF 的循环水平，糖尿病患者血中 PHF 分泌水平增加。

4. 脂代谢异常

　　血脂异常可损害动脉血管内皮功能，而动脉的收缩性在很大程度上受血管功能内皮的调节。当血管内皮功能受损时，对动脉血压也将产生影响，高胆固醇血症与内皮功能异常的相关性已被证实。高胰岛素血症与脂质代谢紊乱相关，如高密度脂蛋白胆固醇（HDL-C）水平降低，甘油三酯（TG）水平升高。血脂代谢异常也与 Ang Ⅱ 和压力感受反射受损有关，从而造成血压升高。

四、钾和其他饮食因素

1. 钾与高血压的关系

钾是维持机体内环境稳态必需的金属元素，在血压维持和调控方面发挥了重要的生物学效应。当机体摄入钾每日少于2.5g时，将增加罹患高血压的风险，将钾摄入量按推荐提高至每日3.5g，可显著降低高血压的患病率，同时由高血压引发的脑卒中的发病率也显著下降。

血管平滑肌细胞外钾水平增高时，促进胞膜上的 Na^+，K^+-ATP 酶及 Na^+，H^+-ATP 酶活性增高，使胞内 Na^+ 和 H^+ 外流增多，Na^+-Ca^{2+} 交换增加，导致 Ca^{2+} 活性降低，血管平滑肌舒张，血管阻力下降；补钾还可抑制 Na^+ 的重吸收，肾小球滤过率增强，促进 Na^+ 排泄，血容量降低，血压下降。钾摄入量提高，可通过激活 Na^+-K^+ 泵和开放 K^+ 通道使血管平滑肌细胞超极化，降低交感神经敏感性，促进血管舒张，血容量降低，进一步降低血压。此外，胞外高钾可减少血管平滑肌细胞的增殖，参与抗动脉粥样硬化的病理生理过程，有一定血管保护作用。

2. 钙与高血压的关系

饮食中钙含量的改变对体循环的血压有很大影响，高血压患者摄取钙量增加则血压下降，摄取钙量减少则血压升高。高血压患者尿钙排量增加，糖尿病患者血糖升高，尿糖排量增加，伴随尿钙流失剧增，导致体钙的流失。

细胞外钙与高血压的发病：血压升高，血浆钙离子浓度降低，钙有膜稳定性能，血钙在高血压发病机制中的作用是因为其不足以维持血管平滑肌细胞膜的稳定性。钙有连接细胞、稳定细胞膜并抑制细胞收缩功能，当钙连接于细胞膜的量减少时，细胞膜对各种刺激更加敏感，维持细胞膜稳定需要充足的钙浓度。

细胞内钙与高血压的发病：高血压患者细胞内钙离子浓

度升高，一方面增加心肌的收缩力，引起心肌收缩增强，动脉收缩痉挛和静脉回流增加；另一方面钙作为细胞内的第二信使，参与去甲肾上腺素、醛固酮及肾素的释放，通过体液调节使外周血管阻力增加，结果均使血压升高。细胞内钙浓度的增加除受通道通透性影响外，还受膜 Ca^{2+}-ATP 酶活性调节，泵出细胞内多余的钙。高血压患者膜 Ca^{2+}-ATP 酶活性降低，胰岛素能增加血管平滑肌细胞内钙内流，使血管平滑肌对扩张血管的因子反应性降低，致血管阻力升高，血压升高进一步促使 Ca^{2+}-ATP 酶活性降低。

3. 镁与高血压的关系和机制

膳食镁量不仅与血压负相关，而且与动脉硬化、冠心病、脑卒中等心脑血管疾病的发病率也呈负相关。与钙一样，食物中的镁在烹饪过程中也会丢失一部分，体内的镁会因应激、饮酒、服用利尿剂等而丢失。

镁与高血压相互联系的可能机制：Mg^{2+} 能阻断交感神经兴奋性，减少焦虑而镇静降压；Mg^{2+} 是促进 K^+ 保持在细胞内，而限制 Ca^{2+}、Na^+ 进入细胞内的一个因素，Mg^{2+} 浓度降低则使较多的 Ca^{2+} 能进入细胞内而使血管平滑肌对一些缩血管物质的反应性加强；细胞内 Mg^{2+} 可激活 Ca^{2+} 泵，并参与神经递质的合成与分泌，能量代谢过程及平滑肌细胞收缩机制中肌球蛋白与肌动蛋白的相互作用；细胞外 Mg^{2+} 也可直接影响血管平滑肌的稳态张力以及对加压物质的敏感性。

五、乙醇（酒精）和心血管疾病

乙醇（酒精）引起血压增高的机制可能与下列机制有关：激活 RAAS，影响血管内皮功能，抑制血管舒张物质等作用使血压升高；乙醇（酒精）可能通过抑制 11β- 羟化固醇脱氢酶 2 型的催化活性，使血浆皮质醇水平升高和醛固酮水平降低，从而导致血压升高；心率的改变，如心率加快、心动周期缩短，心舒张期缩短更显著，流向外周的血量减少，心舒张末期存留于大动脉的血量相对增多，使舒张压升高；血管平滑肌细胞内钙离子或钠增加，可以引起细胞的收缩，使血管阻力增加，血压升高；内皮功能障碍，抑制血管舒张物质如一氧化氮的合成，血压升高；高血压患者确诊后仍长期酗酒，将对心、脑、肝和肾等脏器造成严重损害，靶器官损伤进一步加重高血压。

高血压是心血管疾病，同时其他心血管疾病如冠状动脉粥样硬化性心脏病、血脂异常、心力衰竭、心律失常、心肌疾病、心脏瓣膜病、感染性心内膜炎、主动脉夹层和静脉血栓栓塞等疾病亦可诱发或加重血压升高，其具体机制因疾病差异而不同，但可归结为交感神经异常、水钠潴留、RAAS 的激活、氧化应激和内皮功能障碍等方面。

六、睡眠障碍和阻塞型睡眠呼吸暂停

1. 睡眠缺乏

睡眠不足可导致血压升高，其机制尚不完全明确，可与自主神经和体液因子等方面密切相关：一方面，自主神经系统的昼夜变化与睡眠 - 清醒昼夜节律密切相关，主导血压的变化。长期的睡眠障碍将导致交感神经活动增强，缩血管信号占优势，使小动脉血管收缩，周围血管阻力增加而导致血压升高。另一方面，血压也随儿茶酚胺、血浆肾素活性、Ang Ⅱ、醛固酮以及心钠肽等内源性物质的昼夜变化而波动。

长期的睡眠障碍可导致反复的精神紧张、焦虑、烦躁、激动、恐怖等情绪变化，会使大脑皮层兴奋、抑制平衡失调，以至不能正常调节和控制皮层下中枢的活动，交感神经活动增强，舒缩血管中枢传出以缩血管的冲动占优势，从而使小动脉血管收缩，周围血管阻力增加而导致血压升高。神经系统对血压的调节起着重要的作用。延髓血管运动中枢有加压区、减压区和感受区，在脑桥、下丘脑以及更高级中枢核团的参与下主管血管中枢的调节作用。长期睡眠障碍可能使血管中枢调节功能失调，使各级中枢发放的缩血管冲动增多或各类感受器传入的缩血管信号增强或阻力血管对神经介质反应过度等都可能导致血压的升高。醛固酮等内源性物质的分泌有昼夜规律，清晨或清醒状态下分泌较多，睡眠状态下分泌较少。长期的失眠使机体处于清醒和紧张状态，会使醛固酮分泌增多，引起水钠潴留而导致血压的升高。同时醛固酮分泌增多，会引起 Ang Ⅱ的分泌增多，导致血管的收缩而出现高血压。

2. 阻塞型睡眠呼吸暂停

阻塞型睡眠呼吸暂停低通气综合征（OSAHS）患者同时合并高血压的几率大约为 50%，而原发高血压患者将近 30%伴有睡眠呼吸暂停，两者共患率很高，且血压升高程度与 OSAHS 病程和严重程度呈正相关，OSAHS 越重，血压升高越明显，其具体机制大致分为以下原因：

（1）神经机制 – 交感神经的激活　OSAHS 的反复低氧血症和高碳酸血症直接作用于交感神经的中枢反射区，激活大脑皮层中枢功能发生变化，各种神经递质与活性发生变化，最终促使交感神经系统亢进，刺激儿茶酚胺的分泌，阻力小动脉增强收缩而使血压增高。OSAHS 患者尿儿茶酚胺较高，且间歇性低氧可通过作用外周化学感受器导致 OSAHS 患者白天持续的交感神经兴奋和其血管变化，最终导致血压的升高。OSAHS因夜间反复上呼吸道完全或不完全阻塞造成胸腔压力的改变，通过回心血量的改变，从而刺激颈动脉窦和主动脉体压力感受器引起交感神经兴奋，导致高血压的发生。长期间歇性低氧导致 OSAHS 患者体内交感神经和外周感受器处于长期紧张状态，尽管其体内低氧环境被及时纠正，血压恢复正常，但其外周感受器功能相较于正常人已处于不可逆的受损状态，对于长期处于间歇性低氧状态的患者，升高的血压不能恢复至正常水平。

（2）激素机制 –RAAS 的激活　慢性间歇低氧可通过激活外周化学感受器，反射性增加交感神经系统活化，最终激活

RAAS，生成大量 Ang Ⅱ。同时，RAAS 也可使入球小动脉收缩，降低肾小球滤过率，进一步加重容量后负荷导致血压升高。另一方面，肾上腺皮质球状带分泌醛固酮，通过交感神经末梢突触前膜的正反馈使去加肾上腺素分泌增加，继而导致高血压疾病的发生。

（3）氧化应激　OSAHS 患者缺氧再复氧的过程类似于缺血再灌注损伤反应过程。此过程产生大量过多的活性氧（reactive oxygen species，ROS），细胞与组织内核酸，蛋白质及脂质结构被大量的 ROS 损伤，引起蛋白酶的释放，炎症基因被过度表达，导致全身或局部炎症反应，促使炎症因子 C-反应蛋白（CRP）、白细胞介素 -6（IL-6）和肿瘤坏死因子 α（TNF-α）的释放，造成血管及组织结构及功能改变。机体存在过度氧化应激，必定有抗氧化系统与之对抗，而 OSAHS 患者机体促氧化与抗氧化防御机制多出现失衡状态。因 ROS 产生过多，可导致抗氧化系统能力下降。

（4）内皮功能障碍　高血压发病机制中，内皮功能障碍导致动脉血管的结构和功能变化发挥重要作用，OSAHS 合并高血压患者体内存在内皮功能紊乱，内皮依赖的血管舒张效应均减弱，体内氧化应激致使血管内氧自由基增加，内皮功能损伤，血管壁张力增加，压力反射异常，激活和释放各种血管活性物质，如一氧化氮（NO）、前列环素、内皮素等使血压升高。其中 NO 是内皮细胞产生最重要的舒血管因子，是内皮功能受损较早存在的异常表现，由内皮细胞释放的 NO 合酶（eNOs）作用于 L- 精氨酸，NO 可扩散至血管壁平滑肌细胞激活鸟氨酸环化酶，介导 cGMP 调控的血管舒张。NO 合成的过程是需氧的过程，OSAHS 的低氧可减少 NO 产生，包括氧自由基产生可以增加内皮细胞精氨酸酶 Ⅱ 的活性来减少精氨酸，从而减少 L- 精氨酸产生，也可直接影响血管 NO 的形成，NO 灭活增加，使前列环素释放抑制，造成血管内皮受损，舒张血管效应减低。此外，交感神经的兴奋和氧化应激及炎症因子的产生均会造成血管内皮的损伤，导致促血管生长因子的产生，造成血管内皮机构和功能的改变，氧化应激指标中的 OX-LDL 具有细胞毒性，能够抑制内皮舒张因子、破坏血管内皮细胞的骨架结构，导致血管的屏障功能损害，最终导致高血压的发生。

七、心理压力

1. 交感神经系统

神经调节是影响血压的重要因素之一，在血压的神经调节中，交感神经系统是对抗环境压力的第一道防线，而且在血压调节的反应中极其迅速，可导致血压的迅速升高。长期心理压力和交感神经过度激活被认为与高血压病存在一定联系。当暴露于反复的急性或长期压力和环境压力时，交感神经活动频繁增加，引起儿茶酚胺、去甲肾上腺素和肾上腺素的分泌持续增加，导致血压持续升高。血压的频繁改变直接破坏了血管的顺应性，交感神经系统的过度激活不仅在高血压的发生和发展中起到了重要的作用，而且也是靶器官损伤的重要原因，通过减少心理压力可以降低交感神经活性和血压。

在心理压力大时，交感神经兴奋还可直接和（或）间接激活 RAAS 导致高血压的发生。

2. 交感神经 – 肾上腺髓质系统

大脑皮层在心理压力长期作用下兴奋交感神经，通过交感神经 – 肾上腺髓质系统使肾上腺素和去甲肾上腺素释放增多。肾上腺髓质部直接接受来自脊髓的交感神经节前纤维支配，这些纤维分泌乙酰胆碱，引起肾上腺髓质部释放肾上腺素和去甲肾上腺素进入血液循环。两者对心血管的作用既有共性又有特殊性，这是因为它们与心肌细胞和血管平滑肌细胞膜上不同的肾上腺素能受体结合能力不同所致。肾上腺素为 α、β 肾上腺素能受体激动剂，对心脏作用较强，对血管作用较弱，可使心肌收缩增强，心率加快，心输出量增加，从而使动脉血压升高。而去甲肾上腺素为 α 肾上腺素能受体激动剂，对组织作用受限，对 $β_1$ 受体作用较弱，对 $β_2$ 受体几乎没有作用，故对心脏作用较弱，对血管作用较强，可使全身小动脉强烈收缩，外周阻力显著增加，使动脉血压升高。

3. 下丘脑－垂体－肾上腺皮质轴

心理压力可刺激下丘脑神经内分泌细胞分泌促肾上腺皮质激素释放激素和血管加压素，促肾上腺皮质激素释放激素通过下丘脑－腺垂体－肾上腺皮质轴，使腺垂体促肾上腺皮质激素分泌增加，血管加压素可以协同促肾上腺皮质激素释放激素促进腺垂体促肾上腺皮质激素分泌，随即糖皮质激素分泌也增加。因此，皮质激素被认为是一个常用的衡量下丘脑－腺垂体－肾上腺皮质轴轴活性的指标，并且任何物理刺激（疾病、创伤、发热或心理压力等）均会导致其分泌增加。皮质醇同样也被认为是一种压力激素。糖皮质激素升高血压的机制是多方面的。它可以增加苯乙醇胺 N－甲基转移酶活性，使交感神经系统活性增高，并且抑制儿茶酚胺氧位甲基转移酶的活性，导致血浆中肾上腺素含量增加。它还能影响肾上腺素－α受体的表达，调节儿茶酚胺与受体的相互作用，增强儿茶酚胺类的作用效果。糖皮质激素通过对中枢神经的影响，反向调节促肾上腺皮质激素释放激素、血管加压素的分泌。它还可以抑制前列腺素、缓激肽、5－HT、组织胺的合成，引起血管收缩效应。另外，糖皮质激素分泌增加可以作用于肾脏，可促进肾小管的重吸收，使细胞内液转移到细胞外间隙，导致血容量增加，从而升高血压。

4. 内皮系统

内皮系统中 NO 和内皮素－1 是调节血管平滑肌功能的主要血管活性物质，其中内皮素－1 因其能够使血管收缩和肥厚而被认为与高血压病的发生和发展有关。行为压力在调节内皮素－1 对血管功能副作用中起到了关键性的作用，发现将内皮素－1 清除阻止了实验诱导的内皮功能紊乱。NO 产生减少、灭活速度过快和（或）平滑肌的敏感性减低使得 NO 的有效性减低，这使得内皮素 –1 产生增加，血管收缩增加，导致血压升高，最终发展成高血压病。

5. 免疫、炎症

炎症和适应性免疫在高血压病的发病机制中起到了重要的作用，心理压力减弱了机体的免疫功能，导致细胞因子的产生，最终发展成高血压病。Ang II、高钠、儿茶酚胺和慢性心理压力刺激血压增高，引起 T 淋巴细胞激活，激活了的 T 淋巴细胞进入外周血管和肾脏，最终导致高血压病的发生，但是具体机制尚不清楚。另外，T 淋巴细胞在盐敏感型高血压、与妊娠有关的高血压和与肺相关的高血压中也起到了重要作用。心理压力可以诱导 TNF-α 的分泌，它不仅可以直接损害血管，还可以通过增加血管收缩和减少舒血管物质的释放，引起血管功能紊乱。TNF-α 在慢性心理压力的免疫调节中起到了重要的作用，它的基因多态性影响心理压力的水平，从而变成压力敏感性基因。干扰素 γ 是血管内皮细胞因子的一种，并且与心理压力相关，在慢性心理压力过程中有着重要的作用。干扰素 γ 主要调节细胞免疫，血清干扰素 γ 水平减少表明细胞免疫功能减弱、内分泌失调、自身血压自主调节能力下降，导致高血压的发生。

八、其他

1. 遗传和基因因素

高血压病患者有显著的遗传倾向，存在着遗传缺陷，而遗传缺陷正是相关基因研究的根据。推测参与高血压发病过程的候选基因可能有 5~8 种。血管紧张素原（AGT）基因 M235T 的多态性与 AGT 水平和高血压发病相关。中国汉族人原发性高血压与 Ang II 1 型受体基因 A1166C 的多态性相关。缓激肽 2 受体基因多态性可能与原发性高血压发病和舒张压的增高相关。盐敏感性高血压可能与内收蛋白第 10 外显子 G614T 突变相关。β$_2$肾上腺素能受体基因的 A+1293G 多态性可能与老年高血压相关。黑人高血压发病率明显高于白人，可能与盐敏感性、NO、Ang Ⅱ、胰岛素抵抗、SNS 调节作用、离子转运机制等密切相关。黑人高血压患者血浆中内皮素 −1 水平明显高于白人高血压患者。高血压人群比正常人群盐敏感性比例更高，并与年龄、种族、超重及糖尿病等因素有关。盐敏感性存在遗传机制，盐敏感者长期高盐饮食可导致高血压。

2. 吸烟

烟草中尼古丁刺激交感神经，可使血管收缩，血压升高，吸烟与高血压病的发生可能有关。长期吸烟对血压的影响机制可能是：吸烟可致脂代谢和糖代谢异常，吸烟量与其呈正相关性；长期吸烟可导致血清 E− 选择素、可溶性细胞间黏附分子水平上升及血小板 P− 选择素表达增加，表明内皮细胞和血小板活化与吸烟指数相关；动脉血管内膜损伤，血浆内皮素水平升高。

3.H 型高血压

H 型高血压是指伴有血浆同型半胱氨酸（Hcy）升高的原发性高血压，其中 Hcy 升高是指空腹血浆总 Hcy 浓度水平超过 10μmol/L，将此定义为高同型半胱氨酸血症（HHcy）。我国高血压人群合并高同型半胱氨酸患者比例高达 75%，并明确将降低同型半胱氨酸列为心脑血管疾病危险因素防治重点。一般认为 Hcy 升高血压的机制包括：高浓度 Hcy 可通过氧化应激反应，产生活性氧中间代谢产物如氧自由基、羟自由基等，损伤血管内皮细胞，降低内皮细胞一氧化氮合酶的活性，引起一氧化氮等舒血管物质减少，导致血压升高；高浓度 Hcy 还可过度积聚于内皮下，损伤血管基质，导致血管各蛋白比例失衡，血管重构，血管壁弹性减弱，引起血压升高；高浓度 Hcy 还可通过促进血管平滑肌的增殖分化，使动脉中层增厚，血管舒张功能减退；Hcy 的不断升高，使血管平滑肌内钙离子快速聚集，血管收缩，导致血压升高。

4. 妊娠高血压

妊娠高血压可能是母体和胎盘因素相互作用引起氧化应激，从而引起广泛的内皮细胞功能失调而导致发病。妊娠高血压从临床前期发展到临床期期间，血流动力学出现了显著的改变，RAAS、NO 水平、血小板和内皮细胞的参与。同时在妊娠高血压孕妇中普遍存在一种高血凝状态，血清中存在许多凝血相关因子，脂质失调引起脂质氧化物水平升高等。在妊娠高血压孕妇体内的血液循环中发现滋养层细胞，在死于肺梗死的孕妇肺组织中发现滋养层成分的存在，胎盘与母体因素相互作用，参与妊娠高血压的发病。环境、孕妇年龄、生活习惯、种族、营养水平、妊娠合并一些内科疾病等多种因素都可能参与妊娠高血压的发病。孕妇本身患有高血压、糖尿病、肥胖、胰岛素抵抗等可能增加妊娠高血压发病率。

第四节 高血压病理生理学

一、动脉血压的决定因素

动脉血压主要由五个因素共同决定：心脏每搏输出量、心率、外周阻力、主动脉与大动脉的弹性以及循环血量与血管系统容量的匹配。每个因素不可能孤立存在，其中一个改变必然同时会引起各个其他因素做出相应改变，因此以下讨论影响动脉血压的因素均是在假设其他条件不变的前提下，就单一某因素进行分析。

1. 心脏每搏输出量

是指一侧心室收缩时射出的血量。心脏射血是动脉血压形成的必要条件，而收缩压主要取决于每搏输出量。心室收缩时所释放的能量一部分作为血液流动的动能，推动血液向前流动；另一部分则转化为大动脉扩张所储存的势能，即压强能。在心室舒张时，大动脉发生弹性回缩，将储存的势能再转换成为动能，继续推动血液向前流动。当搏出量增加时，心脏收缩期摄入主动脉的血量增多，动脉管壁所承受的压强也增大，故收缩压明显升高。由于动脉血压升高，血流速度随之加快，在心脏舒张期末存留在大动脉中的血量增加不多，舒张压的升高相对较小，故脉压增大；反之，当搏出量减少时，收缩压的降低比舒张压的降低更显著，故脉压减小。通常情况下，收缩压的高低主要反映每搏输出量的多少。

2. 心率

心率在一定范围内的变化主要影响舒张压。心率加快时，心排血量增加，主动脉内血量增多，收缩压升高，但由于心率增快，心室舒张期明显缩短，因此在舒张期从大动脉流向外周的血量减少，留存在主动脉内的血量增多，致使舒张压明显升高。由于舒张末期主动脉内存留的血量增多，致使心收缩期主动脉内血量增多，收缩压也相应升高，但由于血压升高使血流速度加快，在心收缩期有较多的血液流向外周，使收缩压升高程度较小，故脉压减小。同理，当心率减慢时，舒张压下降较收缩压下降更显著，因而脉压增大。但如果心率过快（超过 180 次 / 分），使心脏舒张期过度缩短，以致心室充盈不足，心排血量减少，动脉血压反而下降。相反，心率过慢（低于 40 次 / 分），心脏舒张期延长，此时心室充盈早已达到极限，即使增加充盈时间也不能增加每搏输出量，故总的心排血量减少，动脉血压下降。

3. 外周阻力

主要是指小动脉和微动脉对血流的阻力。外周阻力使得心室每次收缩射出的血液只有大约 1/3 在心室收缩期流到外周，其余的暂时储存在主动脉和大动脉中，因而使得动脉血压升高。外周阻力以影响舒张压为主。外周阻力增大时，心脏舒张期内血液外流的速度减慢，因而舒张压明显升高。在心脏收缩期，动脉血压升高使得血流速度加快，因而收缩压升高不如舒张压升高明显，故脉压减小。当外周阻力减小时，舒张压和收缩压都减小，但舒张压降低更显著，故脉压加大。通常情况下，舒张压的高低主要反映外周阻力的大小。

4. 主动脉和大动脉的弹性

其对减小动脉血压在心动周期中的波动幅度具有重要意义。心脏收缩射血时，主动脉和大动脉被扩张，可多容纳一部分血液，使得射血期动脉压不会升得过高。当进入舒张期后，扩张的主动脉和大动脉依其弹性回缩，推动射血期容纳的那部分血液流入外周，这一方面可将心室的间断射血转变为动脉内持续流动的血液，另一方面又可维持舒张期血压，使之不会过度降低。老年人由于动脉管壁硬化，管壁弹性纤维减少而胶原纤维增多，导致血管可扩张性降低，大动脉的弹性贮器作用减弱，对血压的缓存作用减弱，因而收缩压增高而舒张压降低，结果使脉压明显加大。

5. 循环血量与血管系统容量的匹配

循环系统需有充足的血液，这是动脉血压形成的前提条件。在有条件的情况下，血容量可通过中心静脉压进行评估。在生理情况下，循环血量与血管系统容量是相匹配的，即循环血量略多于血管系统容量，使之产生一定的循环系统平均充盈压，这是血压形成的重要前提。大失血后，循环血量减少，此时如果血管系统容量变化不大，则体循环平均充盈压将降低，动脉血压便下降。如果血管系统容量明显增大而循环血量不变，也将导致动脉血压下降。

二、交感神经系统活性亢进与高血压

交感神经分布于各个组织器官，与血压调节相关的主要器官是心脏、血管、肾脏和肾上腺。交感神经系统活性亢进时，交感神经末梢释放去甲肾上腺素（NE）增加，由于不同组织器官 NE 受体种类及含量不同，而引起的效应也不相同。

心脏受心交感神经和心迷走神经双重支配，在交感神经系统活动亢进时，NE 释放增加，作用于心肌细胞膜上的 β_1 肾上腺素能受体，导致心率增快、心肌收缩力增强、传导速度增快和心排出量增加，导致血压升高。

　　交感神经支配着大部分血管平滑肌，血管平滑肌细胞有 α 和 β_2 两类肾上腺素能受体，NE 与 α 受体结合可引起血管平滑肌收缩，而与 β_2 受体结合则引起血管平滑肌舒张。而 NE 与 α 受体结合的能力较强，与 β_2 受体结合能力较弱，故交感神经系统亢进时，NE 释放增多，会引起动脉血管收缩、使血管重构，增加外周血管阻力，导致血压升高。而且在微血管中，微动脉的交感神经纤维密度高于微静脉，交感神经纤维兴奋时毛细血管前阻力和毛细血管后阻力的比值将增大，可使毛细血管血压降低，组织液的生产减少且重吸收增加，从而会导致血容量增加，进一步导致血压升高。与此同时，交感神经亢进时，容量血管也会收缩，导致静脉回心血量增加，进一步升高血压。此外，交感节后神经元内还含有神经肽 Y（NPY）等神经肽类物质，多数肽类物质与 NE 共存，且常与 NE 共同释放，现已证实 NPY 比 NE 具有更强的缩血管作用。NPY 主要通过直接收缩血管，且不受 α、β 受体阻滞剂所阻断；可抑制某些介质的血管舒张作用，并呈一定的剂量依赖性；能够促进血管平滑肌的增殖，增加外周血管阻力，通过这三方面升高血压。

　　肾脏由丰富的交感神经支配，在交感神经系统亢进时，入球小动脉与出球小动脉收缩，肾血流量减少，肾小球的滤过减少，导致血容量增加；交感神经刺激肾近球细胞，直接导致肾素释放增多，同时肾小管处 Na^+ 的重吸收增多，体液容量增加，血压升高。

　　肾上腺髓质与交感神经节后神经元在胚胎发生上同源，肾上腺髓质细胞在功能上相当于无轴突的交感神经节后神经元，主要分泌儿茶酚胺类激素，包含肾上腺素、去甲肾上腺素和少量多巴胺。在交感神经系统亢进时，其节前纤维释放乙酰胆碱，肾上腺髓质同时被激活，分泌大量儿茶酚胺类激素，导致心率加快，心肌收缩力增强，心输出量增加，全身血量重新分布，导致血压升高。

三、肾素－血管紧张素－醛固酮系统激活与高血压

在肾小球入球小动脉管壁上，有一个由血管平滑肌细胞组成的器官，称为肾小球旁器，是肾素的合成部位。当肾血流灌注减少引起入球小动脉内压力降低时，肾小球旁器分泌肾素增多。肾素本身无活性，在进入血循环后，可在肝脏、肺脏依次水解为血管紧张素Ⅰ（Ang Ⅰ）、血管紧张素Ⅱ（Ang Ⅱ）、血管紧张素Ⅲ（Ang Ⅲ）等物质，其中 Ang Ⅰ 的缩血管作用很弱；Ang Ⅱ 具有强烈的缩血管效应，并能刺激肾上腺皮质球状带释放醛固酮；Ang Ⅲ 缩血管作用较弱，但能强烈的刺激肾上腺皮质球状带合成和释放醛固酮。

肾素－血管紧张素－醛固酮系统（RAAS）被激活后，可①全身微动脉强烈收缩，增加血管外周阻力；收缩微静脉，增加回心血量和心排出量。②除可直接收缩血管升高血压外，Ang Ⅱ 还可作为一种生长激素，通过促进原癌基因表达，促进平滑肌细胞（SMC）增生、分化，增加外周阻力。③作用于交感神经末梢，使其释放 NE 增多，并能刺激内皮细胞释放内皮收缩因子和抑制内皮舒张因子的生成，增强缩血管效应，增加外周阻力，升高血压。④ Ang Ⅱ 可作用于脑内的某些部位，如第四脑室的后缘区，使交感缩血管活性加强，血压升高。⑤促进醛固酮的释放，促进远曲小管和集合管对钠、水的重吸收，使细胞外液和循环血量增多。⑥促使下丘脑通过垂体后叶释放血管加压素，引起口渴感，增加饮水，且血管加压素在生理浓度下只有抗利尿效应，从而增加血容量。⑦直接作用于肾脏，使肾血管收缩，且出球小动脉收缩较入球小动脉更明显，故流经肾小球处血流减少、肾小球滤过率下降，滤过分数下降，导致皮质血流增加造成对 NaCl 重吸收增加，使尿液生成减少，增加血容量，造成血压升高。

四、血管平滑肌细胞舒缩变化与高血压

高血压主要表现是外周阻力血管张力的持续升高。血管阻力持续升高是由血管舒缩活动异常所致，而血管舒缩活动则取决于平滑肌的收缩与舒张。高血压时血管平滑肌细胞（VSMC）增生，向内膜下迁移，使血管腔变窄，管壁增厚，外周阻力增高。高血压患者的血管对缩血管物质反应性增高，对舒血管物质（如乙酰胆碱等）反应性降低，这主要与平滑肌胞浆游离 Ca^{2+} 浓度增高或者平滑肌及收缩蛋白对 Ca^{2+} 的敏感性增高有关。

血管平滑肌收缩起始于细胞膜兴奋导致的胞内游离 Ca^{2+} 浓度的升高，引起胞内 Ca^{2+} 升高的途径有多种：①平滑肌受到刺激而被激活时，细胞膜除极使胞膜的电压依赖性钙通道开放，胞外 Ca^{2+} 内流增高胞内游离 Ca^{2+} 浓度。②同时内质网与肌质网上的钙离子通道开放，细胞内储存钙也将大量释放入胞浆，导致胞内游离 Ca^{2+} 浓度升高。③细胞膜的钙泵活性下降以及肌质网膜钠钙交换蛋白交换功能失调，导致胞内游离 Ca^{2+} 外排减少，引起胞内游离 Ca^{2+} 浓度升高。

五、内皮功能紊乱与高血压

血管内皮不仅仅是血液与血管平滑肌之间的生理屏障，也是人体最大的内分泌、旁分泌器官，能分泌数种血管活性物质，如一氧化氮（NO）、前列环素（PGI_2）、内皮超极化因子和内皮素（ET）等，而且还是许多血管活性物质的靶器官。血管内皮细胞分泌的 NO 和 PGI_2 作用基本相似均有舒张血管，抗平滑肌增生，抗血小板聚集，阻止血细胞之间及其内皮细胞间的粘连，有利于血流通过。而 ET 的基本作用则相反，可收缩血管，促进平滑肌增生与细胞粘连。血管内皮功能紊乱，主要表现为内皮 NO 水平或活性下调，类花生四烯酸物质代谢异常，和局部肾素 – 血管紧张素系统（RAS）过度激活。

在高血压状态下，血流剪切应力及血流搏动过强刺激血管内皮细胞使其受损，造成 NO 合成释放减少或活性下调。另外，高血压能促进粒细胞、淋巴细胞、血小板等血液循环中的细胞，附着或黏附于内皮细胞上，同样会导致内皮细胞合成 NO 的功能减弱或消失。高血压患者其对抗 NO 作用的内皮收缩因子形成，如 ET、前列腺素 H_2、血栓素 A_2 以及超氧阴离子合成增多，均会拮抗 NO 的作用或加快 NO 的清除。高血压导致的血管壁重构，如平滑肌细胞明显肥大、细胞膜受体密度降低，同样会降低血管内皮依赖性舒张反应减弱。这些内皮功能紊乱既可引起血管的内皮依赖性舒张反应受损从而导致血管痉挛性收缩；又可促进血管平滑肌细胞增殖，甚至纤维化，引起血管壁僵硬，血管阻力增高，从而引起血压进一步升高，两者相互影响，相互促进，导致高血压持续的发展。

体内除了体循环中的 RAAS 外，在血管壁和脑内均存在肾素 - 血管紧张素系统（RAS），在一些研究中，血管壁存在一套完整的 RAS，可以不断地生成 Ang Ⅱ，使局部血管平滑肌收缩。血管壁中 Ang Ⅱ 还可以刺激前列腺素的生成，可拮抗 Ang Ⅱ 的缩血管作用。在局部 RAS 系统过度激活时，血管壁会释放较多的 Ang Ⅱ 引起血管的收缩，导致外周阻力的增加，进一步升高血压。

六、血管重塑与高血压

在高血压时血管壁对血流动力学及体液和局部内分泌因素改变产生一种较长期适应性反应，血管的结构与功能也发生相应的变化的现象称为血管重塑。血管重塑后血管平滑肌细胞会重新排列，血管平滑肌细胞没有明显的增生和肥大，因此血管中层的横截面积基本不变，但血管平滑肌围绕管腔更加紧密的排列，且血管中层平滑肌细胞分层增多，因此血管外径变小，血管内腔会相应变窄，这称为非肥厚性重塑，也称为狭义的血管重塑。然而，在高血压时随着血流动力学的改变，以及刺激血管平滑肌增生肥大的活性物质（如 Ang Ⅱ、ET 等）增多，血管中层的平滑肌细胞间纤维和非纤维性基质不同成分的沉淀形成，既使血管外径变小，又使血管内腔变得狭窄，这种以平滑肌细胞增生和肥大为主要特征的重塑，称为肥厚性重塑，也称为广义性的血管重塑。在实际的血管重塑中，一般两种形式的重塑常常以不同比例和程度在同一血管上共存。随着年龄增长以及各种心血管危险因素，例如血脂异常、血糖升高、吸烟、高同型半胱氨酸血症等，导致血管内皮细胞功能异常，使氧自由基产生增加，NO 灭活增强，血管炎症、氧化应激反应等影响动脉的弹性功能和结构。由于大动脉弹性减退，脉搏波传导速度增快，反射波抵达中心大动脉的时相从舒张期提前到收缩期，出现收缩期延迟压力波峰，可以导致收缩压升高，舒张压降低，脉压增大。阻力小动脉结构（血管数目稀少或壁 / 腔比值增加）和功能（弹性减退和阻力增大）改变，影响外周压力反射点的位置或反射波强度，也对脉压增大起重要作用。

高血压血管重构分为四型：①壁 / 腔比值增大型：这是由于压力增加，使血管壁增厚。②壁 / 腔比值减小型：主要是由于持续的高血流状态致血管扩张。③壁 / 腔比值不变型：主要是由于血流缓慢减少的缘故。④微血管减少型：毛细血管面积减少，血管外周阻力增加。血管重塑后血管管腔狭窄必然使血管阻力增高，同时血管重塑还可造成局部体液的内分泌失调，使某些加压物质增多而升高血压。

七、肥胖、胰岛素抵抗与高血压

肥胖者腹部脂肪增加，在脂肪水解酶作用下使游离脂肪酸释放增加，同时由于末梢胰岛素抵抗时胰岛素分泌增加，两者协同作用产生高胰岛素血症，随之激活了交感神经、钠潴留和血管肥厚，共同结果导致了高血压。

肥胖患者存在高胰岛素血症会导致以下变化：①水钠潴

留：肾小管对钠和水的重吸收增强，失血容量增加。②内皮细胞功能障碍：内皮细胞分泌的内皮素与 NO 失衡，加重高血压的进展。③增高交感神经活性，提高 RAAS 的兴奋性。④ Na^+，K^+-ATP 酶和 Ca^{2+}-ATP 酶活性降低，使细胞对生长因子更敏感，句型 SMC 生长及内移，血管壁增厚等。⑤刺激血管 SMC 增值。以上均会导致血压升高。

胰岛素抵抗是指胰岛素分泌量在正常水平时，刺激靶细胞摄取和利用葡萄糖的生理效应显著减弱；或是靶细胞摄取和利用葡萄糖的生物效应正常进行需要超常量的胰岛素。胰岛素有舒张血管、抗炎、抗凋亡和抗动脉粥样硬化等心血管保护效应，50% 的高血压患者，特别是伴有肥胖的患者，具有胰岛素抵抗和高胰岛素血症。在胰岛素抵抗时，内皮细胞产生多种血管活性物质的能力减弱，从而导致内皮细胞依赖的舒张血管作用减弱，同时引起交感神经系统激活，均会导致血压升高。胰岛素抵抗时，在不同部位血管的平滑肌细胞有四种钾离子通道的功能受损，使细胞膜无法去极化，导致血管收缩或增加血管对缩血管物质的敏感性，增加血管外周阻力。胰岛素抵抗时，使肾上腺素能 α 受体激活，导致血管收缩，血压升高。在正常情况下，胰岛素能拮抗 RAAS 系统主要效应物质 Ang Ⅱ 的缩血管作用。胰岛素抵抗时，胰岛素自身的作用减弱，胰岛素刺激内皮细胞合成 NO 减少，不能抑制 Ang Ⅱ 的收缩血管平滑肌作用，导致血压升高。胰岛素抵抗时，尤其在交感活性增强及 RAAS 系统活性增高时，近曲小管对钠的重吸收增加，肾小球滤过率下降，水钠潴留，引起血压升高。

参考文献

［1］Mills KT, Stefanescu A, He J. The global epidemiology of hypertension［J］. Nature Reviews Nephrology. 2020, 16（4）：

223-237.

［2］王萍，介建政. 高血压流行病学［J］. 中国社区医师，2001，17（8）：11-12.

［3］刘力生. 中国高血压防治指南 2010［J］. 中华高血压杂志，2011（8）.

［4］赵冬. 中国成人高血压流行病学现状［J］. 中国心血管杂志，2020，25（6）：513-515.

［5］刘皋林，陶霞. 高血压治疗的药物经济学概述［J］. 中国药学杂志，2005，39（2）：81-84.

［6］孙利华. 药物经济学. 第 3 版［M］. 北京：中国医药科技出版社，2015.

［7］Jan Basile. 成人高血压概述［DB/OL］. up to date，2022.

［8］Stephen Textor. 继发性高血压的评估［DB/OL］. up to date，2022.

［9］Schwotzer N，Burnier M，Maillard M，et al. Sex and body mass index modify the association between leptin and sodium excretion：a cross-sectional study in an African population［J］. Am J Hypertens，2019，32（11）：1101-1108.

［10］Lavie CJ，Arena R，Alpert MA，et al. Management of cardiovascular diseases in patients with obesity［J］. Nat Rev Cardiol，2018，15（1）：45-56.

［11］中国高血压防治指南修订委员会，高血压联盟（中国），中华医学会心血管病学分会中国医师协会高血压专业委员会，等. 中国高血压防治指南（2018 年修订版）［J］. 中国心血管杂志，2019，24（1）：24-56.

［12］Imperatore R，Palomba L. Role of orexin-A in hypertension and obesity［J］. Curr Hypertens Rep，2017，19（4）：34.

［13］Wade KH，Kramer MS，Oken E，et al. Prospective associations between problematic eating attitudes in mid-childhood and the future onset of adolescent obesity and high blood pressure [J]. Am J Clin Nutr, 2017, 105: 306-312.

[14] 潘长玉. 糖尿病与高血压 [J]. 中华内分泌代谢杂志, 1996, 9(4): 243.

[15] Lewanczuk RZ, Wang J,Zhang ZR, et al. Effect of spontaneously hypertensive rat plasma on blood pressure and tail artery calcium uptake in normotensive rats [J]. Am J Hypertens, 1989, 2(1): 26-31.

[16] Engelmann MD, Svendsen JH. Inflammation in the genesis and perpetuation of atrial fibrillation [J]. European Heart Journal, 2005, 26(20): 2083-2092.

[17] Young DB, Lin H, McCabe RD. Potassium's cardiovascular protective mechanisms[J]. Am J Physiol, 1995, 268(4Pt2): R825-837.

[18] James SK, Oldgren J, Lindbäck J, et al. An acute inflammatory reaction induced by myocardial damage is superimposed on a chronic inflammation in unstable coronary artery disease[J]. American Heart Journal, 2005, 149(4): 619-626.

[19] Kitsis RN, Jialal I. Limiting myocardial damage during acute myocardial infarction by inhibiting C-reactive protein [J]. New England Journal of Medicine, 2006, 355(5): 513-515.

[20] Asanin M,Perunicic J,Mrdovic I,et al. Prognostic significance of new atrial fibrillation and its relation to heart failure following acute myocardial infarction [J]. European Journal of Heart Failure, 2005, 7(4): 671-676.

[21] Waldecker B. Atrial fibrillation in myocardial infarction complicated by heart failure: cause or consequence? [J]. European Heart Journal, 1999, 20(10): 710.

[22] Parashar S, Langberg JJ, Vaccarino V, et al. Elevated BNP predicts new onset atrial fibrillation complicating acute

myocardial infarction: analysis of the TRIUMPH registry [J]. J Am Coll Cardiol, 2010, 55(10): A7.E61.

[23] Karabag Y, Rencuzogullari I, Cagdas M, et al. Association between BNP levels and new-onset atrial fibrillation [J]. Herz, 2017, 22(3): 1-7.

[24] Bisbal F, Gómezpulido F, Cabanasgrandío P, et al. Left Atrial Geometry Improves Risk Prediction of Thromboembolic Events In Patients with Atrial Fibrillation [J]. Journal of Cardiovascular Electrophysiology, 2016, 27(7): 804.

[25] 李海聪, 杨毅玲, 张铁忠. 改善睡眠障碍有助于降血压 [J]. 中华高血压杂志, 2007, 15(4): 294-298.

[26] 王先梅, 杨丽霞. 原发性高血压发病机制的研究进展 [J]. 西南国防医药杂志, 2005, 15(1): 98-100.

[27] Faith MS, Butryn M, Wadden TA, et al. Evidence for prospective associations among depression and obesity in population based studies [J]. Obes Rev, 2011, 12(5): e438-e453.

[28] Haddy FJ, Vanhoutte PM, Feletou M. Role of potassium in regulating blood flow and blood pressure [J]. Am J Physiol Regul Integr Comp Physiol, 2006, 290(3): R546-R552.

[29] 王建枝, 钱睿哲. 病理生理学 [M]. 北京: 人民卫生出版社, 2018.

[30] 步宏, 李一雷. 病理学 [M]. 北京: 人民卫生出版社, 2018.

[31] 王庭槐. 生理学 [M]. 北京: 人民卫生出版社, 2018.

[32] 葛均波, 徐永健, 王辰. 内科学 [M]. 北京: 人民卫生出版社, 2018.

[33] 葛均波, 徐永健, 王辰. 实用高血压学 [M]. 北京: 科学出版社, 2007.

[34] 陈志彦, 徐明, 高炜. 高血压血管重构的力学调控机制

研究进展［J］. 生理科学进展. 2017, 48（1）: 77-81.

［35］李婧雯，张晓卉，尹新华. 肥胖相关高血压的研究进展
［J］. 临床与病理杂志. 2020, 40（4）: 1006-1011.

［36］王旭开，蔡鹏. 胰岛素抵抗是高血压的原因抑或结果
［J］. 中华高血压杂志. 2020, 28（4）: 302-307.

第二章 临床表现和诊断

第一节 临床表现

一、临床症状

　　大多数高血压患者起病缓慢、渐进，一般缺乏特殊的临床表现，约 1/5 患者无症状。高血压具有起病较隐匿、病情发展慢、病程长等特点，仅在测量血压时或发生心、脑、肾等严重并发症时才被发现。患者多为中年后起病，有家族史者发病年龄可较小。常见症状多无临床特异性，如头晕、头胀痛、耳鸣、颈项板紧、心悸、失眠、四肢麻木或乏力等症状，呈轻度持续性。在劳累、精神紧张、情绪波动时可加重，也可出现视力模糊、鼻出血等较重症状。症状与血压水平有一定的关联，典型的高血压头痛在休息或去除上述因素后，血压恢复正常时症状即可消失。

　　高血压介导的靶器官损害（HMOD），指由血压升高引起的动脉血管系统和（或）其供应的器官在结构和功能上的改变；受累器官包括脑、心脏、肾脏、中央及外周动脉和眼；可出现相应的临床表现。高血压引起的头痛可能是由于颈动脉系统血管扩张，其脉搏振幅增高所致，或引起脑血管意外所致；高血压引起的头晕可分为暂时性或持续性，伴有眩晕者与内耳迷路血管性障碍有关，经降压药物治疗后也可减轻。长期高血压会增加左心室负担，左心室因代偿而逐渐肥厚、扩张，严重者可发展为心力衰竭，出现气促、气短、心悸、水肿等表现。高血压可促进动脉粥样硬化，引起冠状动脉粥样硬化性心脏病者的心绞痛或心肌梗死。肾脏具有强大的代偿功能，早期可无明显临床症状，持续血压升高或合并糖尿病、心力衰竭者可有尿蛋白、尿少、水肿、夜尿、血尿等表现，随着肾脏功能进一步恶化，最终进入尿毒症期。长期高血压可致视网膜小动脉痉挛、眼底动脉硬化，视盘水肿，眼底出血，出现视物模糊等症状。高血压造成的动脉硬化可累及大血管，出现间歇性跛行等症状。

二、体格检查

血压可随季节、昼夜、情绪等因素而波动，主要特点有：冬季血压较高，夏季较低；夜间血压较低，清晨起床活动后血压迅速升高，形成血压晨峰现象；情绪激动时血压较高，平静时较低；在家自测血压值一般低于诊所血压值。仔细的体格检查有助于高血压的诊断，并且有助于发现高血压介导的器官损害和（或）继发性高血压。检查应包括：

循环系统和心脏：周围血管搏动（特别是颈静脉搏动/压力）、血管杂音（颈动脉、腹部、股动脉）、桡动脉延迟、外周水肿等为常见的体征。血管杂音表示血管腔内血流紊乱，与血管腔大小、血流速度、血液黏度等因素有关，提示血管有狭窄、不完全阻塞或代偿性血流增多、加快。血管杂音常出现于颈部、背部两侧肋脊角、上腹部脐两侧、腰部肋脊角等。心脏听诊可有主动脉瓣区第二心音亢进、收缩期杂音或收缩早期喀喇音；当心脏扩大时二尖瓣听诊区可有收缩期杂音，同时注意脉率、节律、心尖冲动等。肾动脉狭窄的血管杂音，大多具有舒张期成分，常向腹部两侧传导，于脐旁两侧可闻及血管杂音。

其他器官或系统：肾脏增大、颈围＞40cm（阻塞型睡眠呼吸暂停）、甲状腺增大、体重指数升高/腰围增大、脂肪沉积、皮肤妊娠纹（库欣综合征）。

三、高血压急症

高血压急症是指血压突然和显著升高，同时伴有急性HMOD。靶器官损害包括视网膜、脑、心脏、大动脉和肾脏。这种情况需要快速检查诊断并立即降低血压，以避免发生进行性器官衰竭，降血压治疗的选择主要取决于靶器官损害的类型，通常需要静脉治疗。高血压急症的具体临床表现：

①急进型高血压（恶性高血压）：多见于年轻人，舒张压常超过140mmHg。恶性高血压是急进型高血压的最严重阶段。病理上以肾小动脉纤维样坏死为特征，发病机制尚不清楚，部分患者激发于严重肾动脉狭窄。临床表现为头痛、视物模糊、眼底出血、渗出和视盘水肿，伴有肾脏损害，持续蛋白尿、血尿与管型尿。病情进展迅速，预后很差，病死率高，如不及时有效降压治疗，常易出现肾衰竭、脑卒中或心力衰竭。

②高血压脑病：在无其他原因情况下，血压严重升高并伴有嗜睡、癫痫发作、皮质盲和昏迷。

③高血压血栓性微血管病：在无其他原因情况下，与溶血和血小板减少症相关的严重血压升高，并通过降压治疗得到改善。

④高血压急症的其他表现：严重血压升高伴有脑出血、急性脑卒中、急性冠脉综合征、心源性肺水肿、动脉瘤或动脉夹层以及严重的子痫前期或子痫。

无急性HMOD但血压明显升高的患者不被视为高血压急症，而被称为高血压亚急症。

第二节　并发症

一、高血压危象

高血压危象包括高血压急症及亚急症。高血压急症是指发生在原发性或继发性高血压患者病程中的一种特殊临床现象，在某些诱因作用下使周围小动脉发生暂时性强烈痉挛，血压突然和显著升高，同时伴有急性进行性心、脑、肾、视网膜、大动脉等重要的靶器官功能不全及实验室相关检查异常表现的一种临床综合征，无靶器官急性损伤者则为高血压亚急症。危象发生时，临床表现可有突然头痛、头晕、视物不清或失明；恶心、呕吐、心慌、面色苍白或潮红；两手抖动、烦躁不安；严重的可出现失语、心绞痛、尿混浊，也可出现抽搐、昏迷。病情险恶，发展迅速，可导致死亡。

目前多数学者认为是由于高血压患者在诱发因素的作用下，血液循环中肾素、血管紧张素Ⅱ，去甲基肾上腺素和精氨酸加压素等收缩血管活性物质骤然升高，引起肾脏出入球小动脉收缩或扩张，这种情况若持续性存在，除了血压急剧增高外还可导致压力性多尿，继而发生循环血容量减少，又反射性引起上述收缩血管活性物质的生成和释放增加，从而加重肾小动脉收缩。以脑和肾脏损害最为明显，可引起小动脉内膜损伤和血小板聚集，导致血栓素等有害物质进一步释放形成血小板血栓，引起组织缺血缺氧，毛细血管通透性增加，并伴有微血管内凝血点状出血及坏死性小动脉炎，有动脉硬化的血管特别易引起痉挛并加剧小动脉内膜增生，形成病理性恶性循环。此外，交感神经兴奋性亢进和血管加压性活性物质过量分泌不仅会引起肾小动脉收缩，也会引起全身周围小动脉痉挛，导致外周血管阻力骤然增高，使血压进一步升高。

二、高血压脑病

高血压脑病是指血压突然升高超过脑血流自动调节的阈值（中心动脉压大于140mmHg）时，脑组织血流灌注过多，毛细血管压力过高，渗透性增强，导致脑水肿和颅内压增高的病理生理改变，严重者可导致脑疝形成，引起的一系列暂时性脑循环功能障碍的临床表现，如弥漫性严重头痛、呕吐、意识障碍、精神错乱，甚至昏迷、局灶性或全身抽搐。高血压脑病的特点为血压升高时收缩压和舒张压均升高，而以舒张压升高为主。

其发生机制目前主要有两种学说。①过度调节或小动脉痉挛学说：正常情况下，脑血管随血压变化而舒缩，血压升高时，脑部血管收缩；血压下降时，脑血管扩张。当血压急剧升高时，可造成脑膜及脑细小动脉持久性痉挛，使流入毛细血管的血流量减少，缺血和毛细血管通透性增高，血液内水分外渗增加，可导致脑水肿和颅内压增高，在此基础上可发生坏死性小动脉炎、斑点状出血或多发性小栓塞，引起脑血液循环急性障碍和脑功能损伤。②自动调节破裂学说：脑血管通常随血压变化而扩张或收缩，以保持脑血流量的相对稳定。直接测量脑膜血管的直径和用放射性核素间接测量人脑血流量，均能说明血压下降时脑膜血管扩张，血压升高时则收缩。正常人当平均动脉压（MAP）在60~120mmHg之间时脑血流量是恒定的。血压明显上升，如MAP ≥ 180mmHg时，自动调节机制破坏，原先收缩的脑血管（血压升高时收缩）由于不能承受过高的压力而突然扩张，产生所谓被动性扩张现象，结果脑血管过度灌注，脑血流量增加，血浆渗透压增高，渗入血管组织周围而导致脑水肿和颅内高压。

三、脑血管病

高血压引起的脑血管病包括脑出血、脑血栓形成、腔隙性脑梗死、短暂性脑缺血发作等，也称为脑卒中或中风。患者多于清晨醒来时突然发现口角歪斜、言语不清、偏瘫、失语等，这是由于睡眠时血压比白天低、血流缓慢、血小板和纤维蛋白容易沉积而形成血栓造成的；或是由于情绪激动后突然出现剧烈头痛、头晕恶心、呕吐，意识不清，其原因血压突然升高，脑血管破裂出血所致。

高血压促发脑卒中的原因有：①血压水平的升高和反复的波动是发生脑出血的重要诱因；②加重和加速脑动脉粥样硬化进程，使管腔变小、血流减慢逐渐形成血栓；③硬化后的血管比较脆弱，又因小动脉瘤形成，血压的经常波动容易发生痉挛而形成血栓或破裂出血；④血压升高及波动可使包括脑在内的全身小动脉痉挛，致脑组织血供减少，而反复发生的痉挛，又可引起脑组织点状出血、水肿，进而联合成片，导致大量出血。

四、心力衰竭

有研究显示 70% 的心力衰竭由高血压所致。由于长期的血压增高可导致以左室肥厚为主要特征的心脏结构改变，临床上可见心脏肥厚、心脏扩大。长期的高血压可导致心肌细胞过度肥大，退行性变化，毛细血管相对密度下降等改变，心肌细胞变性坏死，纤维化和代偿功能降低，最终导致心肌代偿功能失调，出现心脏的收缩和舒张功能降低从而发生心力衰竭。临床上早期无症状，可逐渐出现劳累性呼吸困难、夜间阵发性呼吸困难等，若血压短时间内突然升高，可诱发急性左心功能衰竭，表现为突发气喘、呼吸困难，不能平卧，伴大汗、四肢冰冷等，降低血压后症状可逐渐缓解。

五、肾功能衰竭

高血压导致肾纤维化、萎缩、肾动脉硬化，进一步引起肾缺血，最终导致肾功能衰竭。高血压引起的肾血管改变主要是指叶间动脉以上的肾动脉分支血管的病变，引起肾组织慢性缺血性改变，由此引起肾间质广泛纤维化。肾脏的早期损害是出现蛋白尿，部分患者最终可进入慢性肾衰。高血压引起肾脏损害的机制仍有争议，传统观点认为，血压升高是整个病理损伤过程中的关键因素，而新观察结果显示，肾缺血损伤可能具有更重要的作用，其作用途径除与肾素有关外，还与内皮细胞的功能完整性，转化生长因子 $-\beta$（TGF-β）和血小板衍生生长因子 $-\beta$（PDGF-β）有关。

六、主动脉夹层

主动脉夹层是心血管疾病的灾难性危重急症，如不及时诊治，48 小时内死亡率可高达 50%，两周内死亡率达到 70%~80%。该病是主动脉内的血液经内膜撕裂口流入囊性变性的中层，形成夹层血肿，随血流压力的驱动，逐渐在主动脉中层内扩展，是主动脉中层的解离过程。临床特点为急性起病，突发剧烈疼痛、休克和血肿压迫相应的主动脉分支血管时出现脏器缺血症状。高血压、动脉粥样硬化和增龄为主动脉夹层的重要促发因素，约 3/4 的主动脉夹层患者有高血压，60~70 岁的老年人发病率较高。

七、冠状动脉粥样硬化性心脏病

冠心病与高血压之间存在非常强的交互作用，占急性心肌梗死原因的 25%~30%。临床及尸检资料均表明，高血压患者动脉粥样硬化发病率明显增高。60%~70% 的冠状动脉粥样硬化患者有高血压，高血压患者本病较血压正常者高 3~4 倍。收缩压和舒张压升高都与本病密切相关。这可能是由于高血压时，动脉壁承受较高的压力，内皮细胞损伤，LDL-C 易于进入动脉壁，并刺激平滑肌细胞增生，引发动脉粥样硬化。

第三节 临床评估与诊断

一、高血压诊断标准和要求

1. 血压测量

在临床和人群防治工作中，主要采用诊室血压测量和诊室外血压测量，诊室外血压包括动态血压监测（ABPM）和家庭血压监测（HBPM）。在医疗机构，所有高血压患者都需做诊室血压测量，由医护人员在标准条件下按统一规范进行测量。但由于诊室血压测量的次数较少，血压又具有明显波动性，需要数周内多次测量来判断血压升高情况，如有条件，应进行 ABPM 或 HBPM。鼓励患者做 HBPM 有助于增强患者的健康参与意识，改善患者治疗依从性，适合患者长期血压监测。随着血压遥测技术和设备的进展，基于互联网的家庭血压远程监测和管理可望成为未来血压管理新模式。有条件的医疗机构可配备 ABPM 设备，采用无创自动血压测量仪器，监测全天血压水平，有指征的患者需做该项检测。

（1）测量方式

①诊室血压：以诊室血压作为确诊高血压的主要依据。

②家庭自测血压：作为患者自我管理的主要手段，也可用于辅助诊断。

③动态血压监测：有条件的基层医疗卫生机构可采用，作为辅助诊断及调整药物治疗的依据。

（2）测量仪器

①基层医疗卫生机构选择经认证的上臂式医用电子血压计，定期校准。

②袖带的大小适合患者上臂臂围，袖带气囊至少覆盖 80% 上臂周径，常规袖带长 22~26cm，宽 12cm，上臂臂围大者（＞32cm）应换用大规格袖带。

（3）测量方法

规范测量"三要点"：设备精准、安静放松、位置规范。

①设备精准：选择经认证合格的上臂式医用电子血压计，定期校准。

②安静放松：去除可能有影响的因素（测量前30分钟内禁止吸烟、饮咖啡或茶等，排空膀胱），安静休息至少5分钟。测量时取坐位，双脚平放于地面，放松且身体保持不动，不说话。

③位置规范：上臂中点与心脏处于同一水平线上；袖带下缘应在肘窝上2.5cm（约两横指）处，松紧合适，可插入1~2指为宜。

（4）注意事项

①首诊测量双上臂血压，以后通常测量读数较高的一侧。若双侧测量值差异超过20mmHg，应转诊并排除锁骨下动脉狭窄的可能。

②每次门诊测量两次，间隔1~2分钟，取两次的平均值记录。如果两次差异＞10mmHg，则测量第3次，取后两次的平均值记录。随访期间如果首次测量＜140/90mmHg，则不需要额外测量。

2. 高血压的诊断

高血压定义为：在未使用降压药物的情况下，非同日3次测量诊室血压，收缩压（SBP）≥140mmHg和（或）舒张压（DBP）≥90mmHg。SBP≥140mmHg和DBP＜90mmHg为单纯收缩期高血压。患者既往有高血压史，目前正在使用降压药物，血压虽然低于140/90mmHg，仍应诊断为高血压。ABPM的高血压诊断标准为：24小时平均SBP/DBP≥130/80mmHg；白天≥135/85mmHg；夜间≥120/70mmHg。HBPM的高血压诊断标准为≥135/85mmHg，与诊室血压的140/90mmHg相对应。若首诊收缩压≥180mmHg和（或）舒张压≥110mmHg，伴有急性症状者建议立即转诊；无明显症状者，排除其他可能的诱因，并安静休息后复测仍达此标准，即可确诊，建议立即给予药物治疗。诊断不确定，或怀疑"白大衣高血压"或"隐蔽性高血压"，有条件的可结合动态血压监测或家庭自测血压辅助诊断；无条件的，建议转诊。反复出现的诊室血压升高，而诊室外的动态血压监测或家庭自测血压正常，为白大衣高血压；相反，诊室血压正常，诊室外血压升高，为隐蔽性高血压。因血压升高而就诊的人群中，大约 10%~30% 为白大衣高血压，约 10%~15% 为隐蔽性高血压。

不同血压测量方法的评价和高血压的诊断标准，见表 2-1。

表 2-1　不同血压测量方法的评价和高血压的诊断标准

血压测量方法	作用	诊断标准
诊室血压测量	诊断高血压、进行血压水平分级以及观察降压疗效的常用方法	SBP ≥ 140mmHg 和（或）DBP ≥ 90mmHg
ABPM	主要用于医疗机构；诊断白大衣高血压、隐蔽性高血压和单纯夜间高血压；观察异常的血压节律与变异；评估降压疗效、全时间段（包括清晨、睡眠期间）的血压控制	24 小时平均 SBP ≥ 130mmHg 和（或）DBP ≥ 80mmHg；白昼 SBP ≥ 135mmHg 和（或）DBP ≥ 85mmHg；夜间 SBP ≥ 120mmHg 和（或）DBP ≥ 70mmHg
HBPM	用于一般高血压患者的自我家庭血压监测，以便鉴别白大衣高血压、隐蔽性高血压和难治性高血压；评估血压长时变异，辅助评价降压疗效，预测心血管风险与预后等	SBP ≥ 135mmHg 和（或）DBP ≥ 85mmHg

注：SBP：收缩压；DBP：舒张压；1mmHg=0.133kPa；ABPM：动态血压监测；HBPM：家庭血压测量

二、高血压的评估

高血压评估的目的是评估心血管疾病发病风险、靶器官损害及并存的临床情况。它是确定高血压治疗策略的基础，建议初诊及以后每年评估 1 次。评估具体内容包括病史、体格检查及实验室检查等各方面，着重于靶器官损害情况，对患者的治疗及预后都有帮助。

1. 了解病史

全面详细了解患者病史，包括以下内容：

①家族史：询问患者有无高血压家族史以及心血管疾病家族史。

②病程：初次发现或诊断高血压的时间、场合，了解血压最高水平。

③高血压药物治疗史：说明既往及目前使用的降压药物种类、剂量、疗效及有无不良反应。

④高血压相关的心脑血管疾病的病史：如卒中或一过性脑缺血、冠心病、心力衰竭、心房颤动、外周血管病、糖尿病、痛风、血脂异常、肾脏疾病和性功能异常等症状和治疗情况。

⑤临床症状：表现各异，部分高血压患者并无特异性症状。询问是否有头痛、头晕、恶心、颈项强直以及夜尿多、无力、发作性软瘫等；阵发性头痛、心悸、多汗；打鼾伴有呼吸暂停和胸闷气短等可疑继发性高血压的症状。

⑥生活方式：盐、酒及脂肪的摄入量，吸烟及饮酒情况、体力活动量，体重变化及睡眠习惯等。

⑦心理社会因素：包括家庭情况、工作环境、工作和生活经历事件、文化程度以及有无精神创伤等。

2. 体格检查

主要包括测量血压、脉率、BMI、腰围及臀围，听诊注意心脏心音及心率和心律，血管杂音（颈动脉、肾动脉、腹主动脉等），检查四肢动脉搏动和神经系统体征等。

3.实验室检查

主要包括以下：

①基本项目：血生化（血钾、血钠、空腹血糖、血脂、血尿酸和肌酐）、外周血常规、尿液分析（尿蛋白、尿糖和尿沉渣镜检）、心电图等。

②推荐项目：尿白蛋白，肌酐比值、尿蛋白定量、糖化血红蛋白、口服葡萄糖耐量试验、血高敏 CRP、超声心动图、颈动脉 B 型超声、眼底以及 x 线胸片等。

③选择项目：肾脏 / 肾动脉和肾上腺成像、血醛固酮 / 肾素比值、血游离甲氧基肾上腺素等。主要涉及基层医院不能做，但临床需要依此进行风险分层的检查以及与继发性高血压有关的检查，一般建议到上级医院检查。

第四节 分类与分层

一、根据血压水平分类

目前，我国采用正常血压范围为 SBP < 120mmHg 和 DBP < 80mmHg，SBP 120~139mmHg 和（或）DBP 80~89mmHg 为正常高值，SBP ≥ 140mmHg 和（或）DBP ≥ 90mmHg 为高血压。根据我国的相关流行病学研究，血压水平 120~139/80~89mmHg 的人群，十年心血管风险比血压水平 110/75mmHg 的人群增加 1 倍以上。根据血压升高的水平，又进一步将高血压分为 1 级、2 级和 3 级（见表 2-2）。

表 2-2 血压水平分类和定义

分类	SBP（mmHg）	DBP（mmHg）
正常血压	< 120 和	< 80
正常高值	120~139 和（或）	80~89

续表

分类	SBP（mmHg）	DBP（mmHg）
高血压	≥ 140 和（或）	≥ 90
1 级高血压（轻度）	140~159 和（或）	90~99
2 级高血压（中度）	160~179 和（或）	100~109
3 级高血压（重度）	≥ 180 和（或）	≥ 110
单纯收缩期高血压	≥ 140 和	< 90

注：SBP：收缩压；DBP：舒张压

二、根据心血管发病风险分层

高血压是影响心血管事件发生和预后的独立危险因素，但是并非唯一的决定性因素，大部分高血压患者还有血压升高以外的心血管危险因素。因此，高血压患者的诊断和治疗不能只根据血压水平，必须对患者进行整体的心血管综合风险的评估及分层。这样更有利于确定启动降压治疗的时机，优化降压治疗方案，确立更合适的血压控制目标和进行患者的综合管理。

《中国高血压防治指南（2018 年修订版）》中根据以往我国高血压防治指南实施情况和有关研究进展，对心血管危险因素作了以下修订：将高同型半胱氨酸血症的诊断标准改为≥高同 μmol/L；将心房颤动列入伴发的临床疾病；将糖尿病分为新诊断与已治疗但未控制两种情况，分别根据血糖（空腹与餐后）与糖化血红蛋白的水平来区分风险（见表 2-3）。在具体分层中，新增加了血压水平 130~139/85~89mmHg 范围，仍延续以往指南内容将高血压患者按心血管风险水平分为低危、中危、高危和很高危 4 个等级（见表 2-4）。

表 2-3 影响高血压患者心血管预后的危险因素

心血管危险因素	靶器官损害	伴发临床疾病
• 高血压（1~3 级） • 男性 > 55 岁；女性 > 65 岁 • 吸烟或被动吸烟 • 糖耐量受损（2 小时血糖 7.8~11.0mmol/L）和（或）空腹血糖异常（6.1~6.9mmol/L） • 血脂异常 TC ≥ 5.2mmol/L（200mg/dl）或 LDL-C ≥ 3.4mmol/L（130mg/dl）或 HDL-C < 1.0mmol/L（40mg/dl） • 早发心血管病家族史（一级亲属发病年龄 < 50 岁） • 腹型肥胖（腰围：男性 ≥ 90cm，女性 ≥ 85cm）或肥胖（BMI ≥ 28kg/m^2） • 高同型半胱氨酸血症（≥ 15μmol/L）	• 左心室肥厚 心电图：Sokolow-Lyon 电压 > 3.8mV 或 Cornell 乘积 > 244mV·ms 超声心动图 LVMI：男 ≥ 115g/m^2，女 ≥ 95g/m^2 • 颈动脉超声 IMT ≥ 0.9mm 或动脉粥样斑块 • 颈-股动脉脉搏波速度 ≥ 12m/s（＊选择使用） • 踝/臂血压指数 < 0.9（＊选择使用） • 估算的肾小球滤过率降低［eGFR 30~59ml/（min·1.73m^2）］或血清肌酐轻度升高：男性 115~133μmol/L（1.3~1.5mg/dl），女性 107~124μmol/L（1.2~1.4mg/dl） • 微量白蛋白尿 30~300mg/24h 或白蛋白/肌酐比 ≥ 30mg/g（3.5mg/mmol）	• 脑血管病 脑出血 缺血性脑卒中 短暂性脑缺血发作 • 心脏疾病 心肌梗死史 心绞痛 冠状动脉血运重建 慢性心力衰竭 心房颤动 • 肾脏疾病 糖尿病肾病 肾功能受损包括 eGFR < 30ml/（min·1.73m^2） 血肌酐升高：男性 ≥ 133μmol/L（1.5mg/dl） 女性 ≥ 124μmol/L（1.4mg/dl） 蛋白尿（≥ 300mg/24h） • 外周血管疾病 • 视网膜病变 出血或渗出 视盘水肿 • 糖尿病 新诊断： 空腹血糖 ≥ 7.0mmol/L（126mg/dl） 餐后血糖 ≥ 11.1mmol/L（200mg/dl） 已治疗但未控制： 糖化血红蛋白（HbA1c）：≥ 6.5%

注：TC：总胆固醇；LDL-C：低密度脂蛋白胆固醇；HDL-C：高密度脂蛋白胆固醇；LVMI：左心室重量指数；IMT：颈动脉内膜中层厚度；BMI：体质指数

表 2-4　血压升高患者心血管风险水平分层

其他心血管危险因素和疾病史	血压（mmHg）			
	SBP 130~139 和（或）DBP 85~89	SBP 140~159 和（或）DBP 90~99	SBP 160~179 和（或）DBP 100~109	SBP ≥ 180 和（或）DBP ≥ 110
无	低危	低危	中危	高危
1~2 个其他危险因素	低危	中危	中 / 高危	很高危
≥ 3 个其他危险因素，靶器官损害，或 CKD 3 期，无并发症的糖尿病	中 / 高危	高危	高危	很高危
临床并发症，或 CKD ≥ 4 期，有并发症的糖尿病	高 / 很高危	很高危	很高危	很高危

注：CKD：慢性肾脏疾病

参考文献

［1］中国高血压防治指南修订委员会. 中国高血压防治指南 2018 年修订版［J］. 心脑血管病防治, 2019, 19（1）: 1-44.

［2］中华医学会. 高血压基层诊疗指南（实践版·2019）［J］. 中华全科医师杂志, 2019, 18（8）: 723-731.

［3］陆再英, 谢毅, 钟南山. 内科学［M］. 8 版. 北京: 人民卫生出版社, 2013.

［4］王清，牟燕．心血管系统疾病［M］．北京：人民卫生出版社，2012.

［5］《2020 国际高血压学会全球高血压实践指南》解读［J］．中国医学前沿杂志（电子版）．2020，12（5）：54-60.

［6］中华医学会．中国中青年高血压管理专家共识［J］．中华高血压杂志．2020，28（4）：316-324.

［7］国家心血管病中心．国家基层高血压防治管理指南 2020 版．https：//www.nccd.org.cn/News/Information/Index/1090，2020-12.

第三章 治疗

第一节 治疗原则

一、治疗目标

高血压治疗的根本目标是降低高血压的心、脑、肾与血管并发症发生和死亡的危险。鉴于高血压是一种心血管综合征，即往往合并有其他心血管危险因素、靶器官损害和临床疾病，应根据高血压患者的血压水平和总体风险水平，决定改善生活方式和给予降压药物的时机与强度；同时干预检出的其他危险因素、靶器官损害和并存的临床疾病。鉴于我国高血压患者的并发症以脑卒中为主，仍然没有根本改变的局面，因此在条件允许的情况下，采取强化降压的治疗策略。

应尽可能在 3 个月内达到降压目标，基本标准是血压下降 ≥ 20/10mmHg，最好应 < 140/90mmHg。根据患者的具体情况设定个体化血压目标值。

治疗方案的选择和应用的强度应权衡长期获益和患者耐受性，避免或减少由于患者耐受不良所导致的停药。对高危和很高危患者采取强化干预措施，以及对无严重合并症的亚临床靶器官损害的患者采取积极干预措施逆转靶器官损害有其合理性，但对于低中危的血压正常高值人群给予降压药物治疗目前尚缺乏以预后终点为研究目标的临床试验证据。

虽然一些研究显示，老年高血压患者较一般高血压患者的血压目标更高，但近期的一些研究亚组分析也显示更低的血压目标（SBP < 130mmHg）对老年人群有益，应注意年龄增高并不是设定更高降压目标的充分条件，对于老年患者，医生

应根据患者合并症的严重程度，对治疗耐受性及坚持治疗的可能因素进行评估，综合决定患者的降压目标。

二、健康认识

一些患者血压升高是由于紧张或者身体征状，如头痛；一些患者焦虑后会血压升高，如白大衣高血压。但是，大多数原发性高血压患者无论紧张与否，血压均升高。有些患者应告知他所患疾病的病因，也应告知患者血压升高与紧张或头痛无必然联系。更重要的是，患者应知道血压升高不常有症状出现，但是可造成长期后果，需要进行长期治疗。否则，患者仅在自己觉得血压升高或有压力时服用降压药。

患者有时认为减少压力即可降压，而无需用药，但是，并没有实验证实减少压力有效。对慢性疾病的看法可以导致压抑或使健康状况恶化。因此，和患者探讨疾病，来判断他们对健康的认识和看法，帮助他们了解病因和控制血压的升高是非常重要的。

还有一个荒诞的说法是，治疗高血压可导致疲劳、无生气和性功能失调。实际上，临床研究表明，结果是相反的。积极药物治疗的患者生活质量比安慰剂组高。资料显示 27% 的高血压男性患有阳痿，虽然许多高血压合并阳痿的患者认为，阳痿是药物的副作用，但实际上阳痿很可能是由于阴茎动脉改变（可能是动脉粥样硬化）导致的，也可能是由于血压下降本身所致。

三、患者教育

完整的高血压患者教育包括疾病的了解，疾病的治疗，积极的治疗和高血压相关并发症。许多方法都可以使用，但是，任何方法都需要患者和医疗人员的良好交流（表3-1）。医疗人员可以是医生、护士、助理医生、临床药师、营养师、运动训练师等。一些联合健康系统使用团队方法来实施高血压的疾病管理计划，他们将不同治疗计划联合进行。面对面交流和电话交流是高血压患者教育中最有效的。

表 3-1 患者教育

患者 / 医生讨论
建立正确的血压目标
血压水平不能依据患者症状判定
治疗是一种控制，而不是治愈高血压
长期治疗对控制血压是必要的
治疗不能在无医生同意前停止
解释潜在的不良反应与药物治疗和高血压无关
患者可以描述自己的诊断
鼓励患者讨论自己的用药问题和副作用
教育患者和提高治疗依从性这是医生的职责
提出广泛的问题，为达到目标给予不断的鼓励
动员患者家人或护理人员参与治疗过程
提供变化的患者愿意接受的治疗计划
简化治疗计划，最好一天一次或两次给药
使治疗尽可能经济
给予口头和书面的药物作用和用法
给予行动不便患者帮助（如邮寄、随访、邮件或电话予以提醒）
与不能继续服用药物或者失访患者联系
与其他卫生保障人员联系（如药师和护士）

因为不是所有患者均可使用同一方法，因此每个患者的

健康教育原则也不同。例如一些患者可能只有在进行了自身的血压监测后才能理解。这种在患者和医生之间的教育过程应持续在整个治疗过程中。当然，不是治疗中的所有方面都需要讨论，仔细选择患者需要的文字和口头上的信息，使患者不因得知过多的信息而受到惊吓。此外，患者的需要在不同时间是有变化的，需要不同的教育策略。

四、治疗效果

1. 一般人群

许多安慰剂的对照试验明确表明，治疗高血压可减少并发症的发生。第一个大规模试验 Veterans Administration（VA）研究，入选标准是男性，舒张压在 115~119mmHg，这一实验由于效果明显，提前结束。研究结果显示治疗组可明显减少脑出血、心肌梗死、心力衰竭、眼底病变和肾功能不全。其他研究是在较轻的高血压患者（舒张压 90~109mmHg）进行的降压治疗评价，研究结果显示降压治疗可减少卒中、缺血性心脏病、慢性心力衰竭（CHF）、高血压恶化或进展和死亡的发生。研究结果受益非常明显，因此用长期的安慰剂对照研究评价致残率和死亡率是不道德的。

2. 老年人群

由于老年人群中进行高血压药物治疗的副作用对照研究的风险较大，因此重要的里程碑式的研究多为年轻高血压患者的安慰剂对照研究。也有一些研究针对老年人，年龄 60~74 岁，证实降压治疗可以明显降低卒中、冠心病（CAD）、心力衰竭（HF）和心血管疾病（CVD）的发生。

3. 单纯收缩期高血压

单纯收缩期高血压（ISH）指收缩压升高和舒张压正常，收缩压 ≥ 140mmHg 而舒张压 < 90mmHg，单纯收缩期高血压已经成为 65 岁以上的最常见高血压类型。曾经认为 ISH 患者需要较高的 SBP 以满足心脑的灌注，治疗 ISH 可致使 DBP 过

低，不利于器官灌注，当然目前已经得出 ISH 可以降低 CVD 的风险。

所有降压药（除直接血管扩张药外）可通过不同机制减缓左心室肥厚（LVH）；对于肾功能受损患者，血压控制可以减缓肾衰竭的进展；降压治疗可逆转许多眼底病变，尤其是糖尿病患者。

第二节　高血压治疗

一、非药物治疗——生活方式干预

生活方式干预是降压治疗的第一线，可以增强降压治疗的效果，进而减少心血管风险。生活方式干预在任何时候对任何高血压患者（包括正常高值者和需要药物治疗的高血压患者）都是合理、有效的治疗。生活方式的干预见表 3-2。

表 3-2　干预生活方式治疗高血压

调节	建议
减轻体重	维持正常体重，BMI 18.5~23.9kg/m²
合理膳食	吃富含全谷物、水果、蔬菜、多不饱和脂肪和乳制品的饮食
限钠	钠不超过 2.4g/d（≤ 100mEq 或氯化钠< 6g/d）
运动	增加运动，中等强度（每周 4~7 次，至少每次 30~60 分钟）
饮酒	建议不饮酒。如饮酒，则应少量并选择低度酒，避免饮用高度烈性酒
戒烟	敦促戒烟并制定规范的个体化的戒烟计划
减轻精神压力	保持心理平衡，必要时心理干预和药物干预

1. 减轻体重

推荐将体重维持在健康范围内（BMI：18.5~23.9kg/m², 男性腰围＜90cm, 女性＜85cm）。建议所有超重和肥胖患者减重, 超重患者每减少1kg体重, 收缩压和舒张压分别减少2.5和1.5mmHg。一项减重试验观察发现患者减少体重10kg, 收缩压减少5~20mmHg。减重相似的高血压患者血压比正常人下降更多。

控制体重, 包括控制能量摄入、增加体力活动和行为干预。在膳食平衡的基础上减少每日总热量摄入, 控制高热量食物（高脂肪食物、含糖饮料和酒类等）的摄入, 适当控制碳水化合物的摄入；提倡进行规律的中等强度的有氧运动、减少久坐时间。此外, 行为疗法, 如建立节食意识、制定用餐计划、记录摄入食物种类和重量、计算热量等, 对减轻体重有一定帮助。对于综合生活方式干预减重效果不理想者, 推荐使用药物治疗或手术治疗。对特殊人群, 如哺乳期妇女和老年人, 应视具体情况采用个体化减重措施。减重计划应长期坚持, 速度因人而异, 不可急于求成。建议将目标定为一年内体重减少初始体重的5%~10%。

2. 合理膳食

合理膳食模式可降低人群高血压、心血管疾病的发病风险。建议高血压患者和有进展为高血压风险的正常血压者, 饮食以水果、蔬菜、低脂奶制品、富含食用纤维的全谷物、植物来源的蛋白质为主, 减少饱和脂肪和胆固醇摄入。DASH饮食富含新鲜蔬菜、水果、低脂（或脱脂）乳制品、禽肉、鱼、大豆和坚果, 少糖、含糖饮料和红肉, 其饱和脂肪和胆固醇水平低, 富含钾镁钙等微量元素、优质蛋白质和纤维素。严格遵循DASH饮食的高血压患者与服用抗高血压药物的患者降压效果相当。DASH饮食可分别降低高血压患者SBP 11.4mmHg, DBP 5.5mmHg, 一般人群可降低SBP 6.74mmHg, DBP 3.54mmHg, 高血压患者控制热量摄入,血压降幅更大。低钠饮食与 DASH 饮食相结合，可显著降低血压。依从 DASH 饮食不仅降低体重，还可减少胆固醇含量，能够有效降低冠心病和脑卒中风险。

3. 限钠

钠盐可显著升高血压以及高血压的发病风险，适度减少钠盐摄入可有效降低血压。高血压患者应该限制钠的摄入，但是高血压患者对限制钠的摄入的效果也有差异。临床随机试验发现，每日钠摄入 ≤ 2.4g 可使收缩压降低 2~8mmHg。所有人群中，糖尿病患者、黑人和老年人对限制钠摄入反应最好。钠盐摄入过多和（或）钾摄入不足，以及钾钠摄入比值较低是我国高血压发病的重要危险因素。

我国居民的膳食中 75.8% 的钠来自于家庭烹饪用盐，其次为高盐调味品。随着饮食模式的改变，加工食品中的钠盐也将成为重要的钠盐摄入途径。为了预防高血压和降低高血压患者的血压，钠的摄入量减少至 2.4g/d（6g 氯化钠）。所有高血压患者均应采取各种措施，限制钠盐摄入量。主要措施包括：①减少烹调用盐及含钠高的调味品（包括味精、酱油）。②避免或减少含钠盐量较高的加工食品，如咸菜、火腿、各类炒货和腌制品。③建议在烹调时尽可能使用定量盐勺，以起到警示的作用。

增加膳食中钾摄入量可降低血压。主要措施为：①增加富钾食物（新鲜蔬菜、水果和豆类）的摄入量。②肾功能良好者可选择低钠富钾替代盐。不建议服用钾补充剂（包括药物）来降低血压。肾功能不全者补钾前应咨询医生。

4. 运动

研究表明，定期的有氧和抵抗运动可能对高血压的预防和治疗都是有益的。适度有氧运动（步行、慢跑、骑自行车、瑜伽或游泳）30 分钟，每周 5~7 天或 HIIT（高强度间歇训练），其中涉及交替短时间的激烈活动与随后的恢复期的较轻的活动。力量训练也可以帮助降低血压，每周 2~3 天进行阻力或强度练习。

经常运动的人可降低血压 4~9mmHg。有规律的运动有助于减轻体重、减少高血压的发病和有助于心血管病的恢复。有氧运动平均降低 SBP 3.84mmHg，DBP 2.58mmHg。队列研究发现，高血压患者定期锻炼可降低心血管死亡和全因死亡风险。大多数患者能够安全地进行有氧运动，但是一些合并较严重心血管疾病的患者，在增加运动前必须征得医生的同意。因此，建议非高血压人群（为降低高血压发生风险）或高血压患者（为降低血压），除日常生活的活动外，每周 4~7 天，每天累计 30~60 分钟的中等强度运动（如步行、慢跑、骑自行车、游泳等）。运动形式可采取有氧、阻抗和伸展等。以有氧运动为主，无氧运动作为补充。运动强度须因人而异，常用运动时最大心率来评估运动强度，中等强度运动为能达到最大心率［最大心率（次/分）=220– 年龄］的 60%~70% 的运动。

5. 适量饮酒

饮酒、血压、高血压患病率和 CVD 风险之间存在正线性关联。许多患者不能理解酒摄入的限制。虽然有些资料表明，每日少量饮酒可保护心血管，但是，过量饮酒会显著增加高血压的发病风险，且其风险随着饮酒量的增加而增加，过量的酒精摄入可升高血压，降低药物疗效，增加卒中风险，每日饮酒 3~4 杯的患者与不饮酒相比，收缩压增加 3~4mmHg，舒张压增加 1~2mmHg。饮酒患者与不饮酒患者，舒张压增加更多。限制饮酒可使血压降低，建议高血压患者不饮酒。适当的饮酒应少量并选择低度酒，避免饮用高度烈性酒。男性每日酒精摄入量不超过 25g，女性不超过 15g，白酒、葡萄酒、啤酒摄入量应分别少于 50ml、100ml、300ml。酒精的计算方法大致为：白酒中所含酒精的比例略低于酒的度数，如 39°白酒的酒精含量为 32.5%；葡萄酒的酒精含量约 13%~15%；啤酒的酒精含量在 4% 左右，按此计算，男性饮酒的酒精量不超过 25g，即葡萄酒小于 100~150ml，或啤酒小于 250~500ml，或白酒小于

25~50ml；女性减半，孕妇不饮酒。

6. 戒烟

吸烟是心血管病和癌症的主要危险因素之一，并且已经被证明可增加心血管疾病致残率和总死亡率，戒烟可减少CVD发生率。被动吸烟显著增加心血管疾病风险。虽然吸烟不会引起血压的升高，但是却可降低降压药物的疗效（如β受体阻滞剂）。戒烟的益处显而易见，因此，医师应强烈建议并督促高血压患者戒烟。询问每位患者每日吸烟数量及吸烟习惯等，并用清晰、强烈、个性化的方式建议其戒烟；评估吸烟者的戒烟意愿后，帮助吸烟者在1~2周的准备期后采用"突然停止法"开始戒烟；指导患者应用戒烟药物对抗戒断症状，如尼古丁贴片、尼古丁咀嚼胶（非处方药）、盐酸安非他酮缓释片和伐尼克兰；对戒烟成功者进行随访和监督，避免复吸。

7. 减轻精神压力，保持心理平衡

精神紧张可激活交感神经从而使血压升高。慢性压力在晚年与高血压有关，精神压力增加的主要原因包括过度的工作、生活压力以及病态心理，包括抑郁症、焦虑症、社会孤立和缺乏社会支持等。医生应对高血压患者进行压力管理，开展"双心"服务，指导患者进行个体化认知行为干预。必要情况下采取心理治疗联合药物治疗缓解焦虑和精神压力，主要适用于焦虑障碍的药物包括苯二氮䓬类（阿普唑仑、劳拉西泮）和选择性5-羟色胺受体激动剂（丁螺环酮、坦度螺酮）。建议患者到专业医疗机构就诊，避免由于精神压力导致血压波动。

8. 其他

减少在低温和空气污染环境中的暴露。对于缺少循证医学证据的保健品、替代疗法或中草药需慎用。

二、药物治疗：降压药物的分类

（一）利尿剂

1. 概述

利尿剂用于降压治疗已逾半个世纪。多项临床研究证实，此类药物降压效果好，价格低廉，且可显著降低心血管事件的发生率和总死亡率。因此，国内外降血压相关指南均充分肯定了利尿剂在降压治疗中的地位，此类药物尤其适用于老年高血压、单纯收缩期高血压或伴心力衰竭患者，也是难治性高血压的基础药物之一。其不良反应与剂量密切相关，故通常应采用小剂量。临床应用最多的药物为噻嗪类利尿剂，以此为基础组成的单片固定复方制剂有助于提高降压疗效，减少不良反应，改善患者依从性，因而受到越来越多的关注。

2. 分类

常用的主要包括袢利尿剂、噻嗪类利尿剂及保钾利尿剂。

（1）袢利尿剂：主要作用于髓袢升支粗段髓质部，选择性地抑制 NaCl 的重吸收，导致外髓部渗透梯度难以形成，影响尿液浓缩过程，而且不易导致酸中毒，其利尿作用强大，属于强效利尿剂。临床常用药物包括呋塞米、布美他尼、托拉塞米。

（2）噻嗪类利尿剂：该类药物作用于远曲小管始端，减少 NaCl 和水的重吸收，属于中效利尿剂，作用温和而持久。根据化学结构不同又分为噻嗪型利尿剂和噻嗪样利尿剂，后者持续作用时间更长。噻嗪型利尿剂的基本化学结构由苯并噻二嗪环和磺酰胺基组成，目前常用药物为氢氯噻嗪。噻嗪样利尿剂化学结构不同于噻嗪型利尿剂，但含有磺酰胺基，包括氯噻酮、吲达帕胺及美托拉宗。噻嗪样利尿剂早期通过利尿，减少血容量而降压，长期使用是通过扩张血管降压，且为降压的主要作用。

（3）保钾利尿剂：分为两类，一类抑制远曲小管和集合管的 Na^+-H^+ 共同转运体，抑制 Na^+ 重吸收并减少 K^+ 分泌，其作用不依赖醛固酮，代表药物包括氨苯蝶啶和阿米洛利。另一类为醛固酮受体拮抗剂，可与醛固酮受体结合，竞争性拮抗醛固酮的排钾保钠作用，代表药物包括螺内酯和依普利酮。上述两类药物利尿作用较弱，属于低效能利尿剂。

3. 用药原则

（1）主要适应人群：利尿剂适用于大多数无禁忌证的高血压患者的初始和维持治疗，尤其适合老年高血压、难治性高血压、心力衰竭合并高血压、盐敏感性高血压、原发性醛固酮增多症患者等患者。

①老年高血压：老年收缩期高血压（SHEP）研究是一项大规模、多中心、随机双盲的安慰剂对照试验，旨在评价氯噻酮对老年高血压患者卒中及其他重要临床事件的预防作用。结果显示氯噻酮可显著降低卒中、非致死性心力衰竭及心肌梗死的发生率。高龄老年高血压研究（HYVET）也发现，80 岁以上的高血压患者接受以吲达帕胺缓释片为基础、必要时加用培哚普利的降压方案显著降低了全因死亡率和致死性卒中的发生率，并显著减少了致死性和非致死性心力衰竭的发生。由于老年高血压患者对盐更敏感，且常表现为低肾素活性，因此利尿剂更适合老年高血压患者。

②难治性高血压：益格鲁－斯堪的纳维亚心脏终点试验－降压分支研究（ASCOT-BPLA）是一项迄今为止规模最大、在高血压且至少合并其他 3 项危险因素人群中评价不同降压治疗方案长期有效性的临床研究，其难治性高血压亚组分析包括 1411 例患者，在已使用 3 种降压药物的基础上加用螺内酯（平均剂量为 25mg），中位治疗时间为 1.3 年，结果显示：治疗后患者血压降低 21.9/9.5mmHg，并显著提高达标率。美国心脏协会（AHA）2008 年发表的难治性高血压诊断、评估和治疗的声明指出：未应用利尿剂或利尿剂剂量不足是导致难治

性高血压的原因之一，增加利尿剂剂量是控制难治性高血压的主要手段，难治性高血压患者液体容量负荷重，利尿剂尤其是长效利尿剂的合理应用对血压控制至关重要。

③心力衰竭合并高血压：心力衰竭是高血压的常见并发症，不论是急性心力衰竭还是慢性心力衰竭失代偿期均伴有水钠潴留，袢利尿剂和噻嗪类利尿剂具有利尿排钠作用，可有效缓解症状，因而心力衰竭是利尿剂的强适应证。对于高血压合并心力衰竭患者，特别是轻微液体潴留患者，各国指南均推荐噻嗪类利尿剂作为治疗首选。如单独使用噻嗪类利尿剂不能控制液体潴留，则改用或加用袢利尿剂。噻嗪类利尿剂和袢利尿剂作用部位不同，联用可以增加利尿效果。

④高盐摄入与盐敏感性的高血压：我国居民平均食盐摄入量显著高于 WHO 建议的标准，并且我国人群中盐敏感者更多，占 15%~42%。高血压患者中 50%~60% 为盐敏感者，有高血压家族史的成人中盐敏感者占 65%，青少年中盐敏感者占 45%。黑人、老年人、停经女性、糖尿病、肥胖及代谢综合征患者中盐敏感者比例较高。盐敏感性高血压是高血压的一种特殊类型，属于难治性高血压。盐敏感性高血压患者的血压水平与食盐摄入量的关系更为密切，因而更应严格控制食盐的摄入量。对于此类患者，利尿剂、CCB 可作为首选治疗药物，盐摄入 > 12 g/d 的高血压患者可以考虑优先使用低至中剂量的噻嗪类利尿剂，同时由于高盐饮食可激活局部组织 RAAS，因此也可联合应用 ACEI 或 ARB。

⑤其他适用人群：低肾素型高血压、黑人高血压、肥胖人群的高血压患者应用利尿剂也具有良好的降压效果。

（2）临床用药注意事项：痛风患者禁用噻嗪类利尿剂，高血钾与肾衰竭患者禁用醛固酮受体拮抗剂。此外，长期大剂量应用利尿剂单药治疗时还需注意其导致电解质紊乱、糖代谢异常、高尿酸血症、体位性低血压等不良反应的可能性。利尿剂较少单独使用，常作为联合用药的基本药物使用。研究表明，联合应用小剂量利尿剂与其他降压药物（如 ACEI、ARB 或 CCB）较足量单药治疗降压效果更明显，且不良反应小，临床获益多。利尿剂能够加强其他抗高血压药物的降压疗效，优势互补。这种强化作用依赖于利尿剂减少体液容量以及预防其他降压药物应用后液体潴留作用。利尿剂与 β 受体阻滞剂联合应用可能增加糖尿病易感人群的新发糖尿病风险，因此，应尽量避免这两种药物联合使用。如两种药物联用时血压仍未达标，则需换用另外两种药物或联用三种药物，此时推荐使用有效剂量的 ACEI 或 ARB、CCB 及利尿剂联用。

严重肾功能不全，特别是终末期肾病患者，应用噻嗪类利尿剂治疗时降压效果差，此时可选用呋塞米等袢利尿剂。利尿剂单药大剂量长期应用时不良反应（特别是电解质紊乱与血糖、血脂、嘌呤代谢紊乱）的发生率较高，故一般不建议采取此种用药方式。单药治疗推荐使用中小剂量。小剂量利尿剂与 ACEI、ARB 或 CCB 联用可改善降压效果并降低不良反应的发生风险。

4. 单药应用与联合治疗方案推荐

对于适于利尿剂治疗的高血压患者，一般以中小剂量（如氢氯噻嗪 12.5~25mg 或吲达帕胺 1.25mg 或 1.5mg）作为初始治疗剂量。若中小剂量噻嗪类利尿剂治疗未能使血压达标，不建议继续增加剂量，应在此基础上加用 ACEI、ARB 或 CCB。由于少数患者接受噻嗪类利尿剂治疗时可能发生低血钾，故需注意监测血钾水平的变化，可在开始用药 2~4 周后检测血液电解质。若患者无低血钾表现，此后每年复查 1~2 次即可。联合应用利尿剂与 ACEI、ARB 治疗可降低低血钾发生率。痛风是噻嗪类利尿剂治疗的禁忌证。对于无痛风病史的单纯性高尿酸血症患者，不建议将利尿剂作为首选治疗药物，可将利尿剂作为其他种类药物治疗后血压不能达标时的二线或三线治疗药物。

2013 年欧洲高血压学会（ESH）、欧洲心脏病学会（ESC）

指南指出，利尿剂与 ACEI、ARB 或 CCB 联用为理想的治疗方案。利尿剂与 CCB 联用方案更适于低肾素型高血压，如多数老年高血压患者。美国成人高血压管理指南（JNC8）、美国心脏协会（AHA）、美国心脏病学学会（ACC）、美国疾病预防控制中心（CDC）科学建议和美国高血压学会（ASH）、国际高血压学会（ISH）指南均认为噻嗪类利尿剂与 ACEI、ARB 及 CCB 所组成的联合方案是合理的，而前者应作为难治性高血压的基础用药。常用利尿剂的单药应用见表 3-3。

表 3-3　常用利尿剂的单药应用

中文通用药名	英文药名	达峰时间（h）	半衰期（h）	常用剂量
氢氯噻嗪	hydrochlorothiazide	4	9~10	12.5~25mg，qd
苄氟噻嗪	bendrofluazide	6~12	9	5~15mg，qd
氯噻酮	chlortalidone	2	35~50	25~100mg，qd
吲达帕胺	Indapamide	1~2	14~18	1.25~2.5mg，qd
阿米洛利	Amiloride	6~10	6~9	5~10mg，qd
螺内酯	Spironolactone	48~72	13~24	10~40mg，qd~bid

（二）钙通道阻滞剂（CCB）

1. 概述

钙通道阻滞剂又称钙拮抗剂，钙通道是细胞膜上对钙离子具有高度选择性通透能力的亲水性孔道。钙离子通过钙通道进入细胞内，参与细胞跨膜信号传导过程，介导兴奋 – 收缩偶联和兴奋 – 分泌偶联、维持细胞正常形态和功能完整性、调节血管平滑肌的舒缩活动等。一旦细胞内钙超载，将导致一系列病理生理过程，如高血压等。在治疗高血压的药物中，CCB 已经应用于临床多年，其卓越的降压疗效、广泛的联合降压潜能、优越的心脑血管保护作用使其在当今的抗高血压治疗、降低心脑血管发病率及死亡率方面占据了重要地位。

2.分类

（1）根据与血管和心脏的亲和力分类　根据 CCB 与动脉血管和心脏的亲和力及作用比将其分为二氢吡啶类 CCB 与非二氢吡啶类 CCB，二氢吡啶类 CCB 主要作用于动脉，而非二氢吡啶类 CCB 包含苯烷胺类（如维拉帕米）和苯噻嗪类（如地尔硫䓬），其血管选择性差，对心脏具有负性变时、负性传导及负性变力作用。见表 3-4。

表 3-4　3 种钙通道阻滞剂心血管效应比较

	负性肌力	负性频率	冠脉扩张	外周血管扩张
维拉帕米	+	++	+++	++
硝苯地平	-	-	+++	+++
地尔硫䓬	+	+	+++	+

注：+：增强；-：无

（2）根据与钙通道亚型的亲和力分类　根据 CCB 与钙通道亚型的亲和力不同将其分为 L 型、L/N 型或 L/T 型（双通道）及 L/N/T 型（三通道）CCB。

①L 型钙通道大量存在于体内心肌细胞、窦房结、房室结、骨骼肌、血管平滑肌细胞及神经元等组织中，介导长时间的钙离子内流并且具有失活缓慢的特点，其在心脏兴奋 - 收缩偶联及冲动传导等方面发挥重要作用，同时影响血管平滑肌的紧张度。二氢吡啶类、苯烷胺类及苯噻嗪类 CCB 均能抑制 L 型钙通道的开放，从而达到外周血管扩张、动脉血压降低的作用。

②T 型钙通道控制自主活性细胞（如心脏起搏细胞或丘脑神经元）的激活、激素分泌的调节及组织生长和发育，其在肾小球出、入球小动脉上均有分布，故具有阻滞 T 型钙通道的 CCB 可以同时扩张出、入球小动脉，降低肾小球内压力，

作用类似于 RAAS 抑制剂。

③ N 型钙通道主要分布于交感神经系统，可以阻断去甲肾上腺素的释放。研究发现，能够选择性阻滞 N 型钙通道的二氢吡啶类 CCB 可以在控制血压的同时不引起交感神经兴奋，且不增加心率，甚至对伴有左室肥厚的高血压患者的左室舒张功能有明显的改善作用。另外，N 型钙通道也同时分布于出、入球小动脉处，通过阻断 N 型钙通道同时扩张出、入球小动脉，降低肾小球内压力。

④同时能阻断 L 型钙通道与 T 型钙通道的马尼地平和同时能阻断 L 型钙通道和 N 型钙通道的西尼地平均为双通道 CCB，而同时能阻断 L、T、N 型钙通道的贝尼地平为三通道 CCB。

（3）根据药动学和药效学特点分类 根据 CCB 在体内的药动学和药效学特点将每一亚型的药物分为第一、二、三代。第一代 CCB 多为短效，生物利用度低，药物血浆浓度波动大，用药后导致血管快速扩张和交感神经系统激活，易引起反射性心动过速、心悸和头痛（如硝苯地平片）；由于此类药物的半衰期短、清除率高，作用持续时间短，使其对血压的控制时间短，很难实现 24 小时内有效覆盖。第二代 CCB 通过改革为缓释或控释剂型而使药动学特性有明显的改善（如硝苯地平控释片，以独特的胃肠膜控制技术和零级释放模式使药物 24 小时均匀释放，保证了药物治疗的长效性和平稳性）。第三代 CCB 包括长血浆半衰期的氨氯地平、左旋氨氯地平以及长组织半衰期的乐卡地平和拉西地平，长组织半衰期 CCB 与血管平滑肌细胞膜的磷脂双分子层紧密结合，具有"膜控"特点，血压下降速度平缓，波动小，血压降低呈平稳趋势；第三代 CCB 均具有起效平缓、作用平稳、持续时间久、抗高血压谷峰比值高的特点，因此患者血压波动小。一般来说第二代的硝苯地平控释片和第三代的 CCB 都具有一天一次、有效平稳降压的作用。见表 3-5。

表 3-5　常用 CCB 的单药应用

中文通用药名	英文名	达峰时间（h）	消除半衰期（h）	常用剂量
硝苯地平	Nifedipine	0.5~1	1.7~3.4	10~30mg，tid
硝苯地平缓释	Nifedipine sustained release	1.6~4	1.7~3.4	10~20mg，bid
硝苯地平控释	Nifedipine controlled release	首剂达峰 6~12 小时，连续服药血浆药物浓度波动小	1.7~3.4	30~60mg，qd
尼群地平	Nitrendipine	1~2	10~22	10~20mg，tid
尼莫地平	Nimodipine	1~1.5	1.1~1.7	30~60mg，qd
佩尔地平	Perdipine	14.2~16.9	7.6~8.6	40mg，bid
氨氯地平	Amlodipine	6~12	35~50	2.5~10mg，qd
左旋氨氯地平	Levamlodipine	6~12	35~50	2.5~5mg，qd
拉西地平	Lacidipine	0.5~1.5	12~15	4~8mg，qd
乐卡地平	Lercanidipine	1.5~3	8~10	10~20mg，qd
非洛地平	Felodipine	2.5~5	11~16	5~10mg，qd
西尼地平	Cilnidipine	2.8~3.7	5.2~8.1	5~10mg，qd
贝尼地平	Benidipine	0.8~1.1	0.9~1.7	2~12mg，qd
马尼地平	Manidipine	1~4	3.9~7.9	10~20mg，qd
地尔硫䓬	Diltiazem	1~2	3.5	30~90mg，bid~tid
地尔硫䓬缓释	Diltiazem sustained release	6~11	3.5	90mg，qd~bid
维拉帕米缓释	Verapamil sustained release	5~7	12	120~240mg，qd~bid

注：CCB：钙通道阻滞剂

3. 用药原则

（1）适应证：CCB 降压疗效强，药效呈剂量依赖性，适用于轻、中、重度高血压，其中二氢吡啶类 CCB 优先选用的人群包括：

①容量性高血压（如老年高血压、单纯收缩期高血压及低肾素活性或低交感活性的高血压）患者。大量的临床循证研究和临床实践证实，CCB 降压作用不受高盐饮食影响，尤其适用于生活中习惯高盐摄入和盐敏感性高血压患者。

②合并动脉粥样硬化的高血压（如高血压合并稳定性心绞痛、颈动脉粥样硬化、冠状动脉粥样硬化及高血压合并周围血管病）患者。CCB 通过影响钙离子生理活动和亲脂性高的特性而影响动脉粥样硬化进展的多个环节，多项大型临床研究均证实 CCB 在临床抗高血压的同时能够延缓动脉血管壁上的动脉粥样硬化病变进展，国内外多部高血压指南均确定 CCB 在抗高血压的同时具有抗动脉粥样硬化作用。

非二氢吡啶类 CCB 的药理特点包括松弛血管平滑肌、扩张血管及负性肌力、负性变时作用，故此类药物更适用于高血压合并心绞痛、高血压合并室上性心动过速及高血压合并颈动脉粥样硬化患者。

（2）禁忌证：二氢吡啶类 CCB 可作为一线降压药用于各组年龄段、各种类型的高血压患者，疗效的个体差异较小，只有相对禁忌证，无绝对禁忌证。

①二氢吡啶类 CCB 具有明确的血管扩张作用，短、中效 CCB 在降压的同时会出现反射性心率加快。相对禁忌用于高血压合并快速性心律失常患者。

②由于非二氢吡啶类 CCB 的心脏亲和性及其对心肌、窦房结功能、房室传导的负性肌力和负性传递作用，维拉帕米与地尔硫䓬应禁用于二至三度房室传导阻滞患者，并相对禁用于心力衰竭患者。

（3）临床用药注意事项

①CCB 扩张血管降压，短、中效 CCB 在扩血管的同时，由于血压下降速度快，会出现反射性交感激活、心率加快及心肌收缩力增强，使血流动力学波动并抵抗其降压作用，故应尽量使用长效制剂，以达到平稳持久有效的降压效果，同时不良反应小，患者耐受性好，依从性高。

②非二氢吡啶类 CCB（维拉帕米与地尔硫草）有明显的负性肌力作用，应避免用于左室收缩动脉又扩张静脉，同时 CCB 产生的踝部水肿可被 ACEI 或 ARB 消除。

③钙通道阻滞剂与血浆蛋白结合率高，用药时应注意药物间的相互作用。如能提高地高辛的血药浓度，延长西咪替丁的半衰期等。

（三）血管紧张素 Ⅱ 受体拮抗剂

1. 概述

ARB 是继 ACEI 后对高血压及心血管病等具有良好疗效的作用于 RAAS 的一类降压药物。虽然 ARB 与 ACEI 降压和心血管保护作用有许多相似之处，但因 ARB 作用于 Ang Ⅱ 受体水平，可以更充分、更直接地阻断 RAAS，避免了"Ang Ⅱ 逃逸现象"，具有较好的降压效果，并且作用持久。ARB 几乎无 ACEI 的干咳、血管神经性水肿等不良反应，患者治疗依从性更高。现 ARB 已成为一线降压药物，在临床广泛应用。

2. 分类

（1）二苯四咪唑类：如氯沙坦、厄贝沙坦、替米沙坦、坎地沙坦、阿利沙坦等。

（2）非二苯四咪唑类：如伊贝沙坦。

（3）非杂环类：如缬沙坦等。

ARB 类均有苯丙咪唑环，但每种药物因对咪唑环的修饰各不相同，导致理化特性不同，如脂溶性、组织穿透性、对 Ang Ⅱ 1 型（AT1）受体 /Ang Ⅱ 2 型（AT2）受体亲和力等存在差异，因此，不同 ARB 的半衰期和降压效果也有所不同，如替米沙坦以特异的异芳香基团修饰，使该药具有较强的脂溶性和组织穿透性，与 AT1 受体亲和力更高，对 Ang Ⅱ 拮抗性更强，具有强效、长效（半衰期为 24 小时）、安全等特点。详见表 3-6。

表 3-6 常用 ARB 的单药应用

中文通用药名	英文名	达峰时间（h）	消除半衰期（h）	常用剂量
氯沙坦	Losartan	3~4	6~9	50~100mg,qd
缬沙坦	Valsartan	2	9	80~160mg,qd
厄贝沙坦	Irbesartan	1~1.5	11~15	150~300mg,qd
坎地沙坦	Candesartan	3~4	9	4~16mg,qd
替米沙坦	Telmisartan	0.5~1	> 20	40~80mg,qd
奥美沙坦	Olmesartan	1~2	13	20~40mg,qd
依普沙坦	Eprosartan	1~3	5~7	600~1200mg,qd
阿利沙坦	Alisartan	1.5~2.5	10	80~240mg,qd

注：ARB：血管紧张素Ⅱ受体拮抗剂

3. 用药原则

（1）适应证：ARB 降压药效呈剂量依赖性，但不良反应并不随剂量增加而增加，适用于轻、中、重度高血压患者。ARB 通过有效拮抗 Ang Ⅱ 与 AT1 受体结合引起的各种有害作用，增加了 Ang Ⅱ 和 AT2 受体结合所产生的有益效应，同时也使 Ang Ⅱ 转化为 Ang 1~7，发挥心血管保护作用。因此，ARB 除了降压作用外，还具有保护心血管和肾脏及改善糖代谢的作用，优先选用的人群包括高血压合并左室肥厚（如坎地沙坦）、高血压合并心功能不全、高血压合并心房颤动、高血压合并冠心病、高血压合并糖尿病肾病（如厄贝沙坦）、高血压合并微量白蛋白尿或蛋白尿、高血压合并代谢综合征及不能耐受 ACEI 的患者。

（2）禁忌证

① ARB 可致畸，禁用于妊娠高血压患者。

② ARB 扩张肾小球出球小动脉，导致肾小球滤过率（GFR）下降，肌酐和血钾水平升高，高血钾或双侧肾动脉狭窄患者禁用。

（3）临床用药注意事项

① ARB 扩张肾小球出球小动脉作用强于扩张肾小球入球小动脉，使肾小球滤过压下降，肾功能减退，GFR 降低，血肌酐和血钾水平升高。因此，对慢性肾脏病（CKD）4 期或 5 期患者，ARB 初始剂量减半并严密监测血钾、血肌酐水平及 GFR 的变化。血肌酐水平 ≥ 265μmol/L（3mg/dl）者，慎用 ARB。

②单侧肾动脉狭窄患者使用 ARB 应注意患侧及健侧肾功能变化。

③急性冠状动脉综合征（ACS）或心力衰竭患者先从小剂量 ARB 开始（约常规剂量的 1/2），避免首过低血压反应，逐渐增加至患者能够耐受的靶剂量。

④对高钾血症和肾损害患者，避免使用 ARB+ACEI，尤其是 ARB+ACEI+ 醛固酮受体拮抗剂（螺内酯）。

⑤ ARB 致咳嗽的发生率远低于 ACEI，但仍有极少数患者出现咳嗽。

（四）血管紧张素转化酶抑制剂（ACEI）

1. 概述

ACE 是一种非特异的酶，可使 Ang Ⅰ 转化为强效缩血管物质——Ang Ⅱ，并催化缓激肽等肽类扩血管物质的降解，导致血压升高、交感活性增强等一系列病理生理过程。ACEI 是通过竞争性地抑制 ACE 而发挥降压作用的一类药物。自 20 世纪 80 年代上市以来，大量循证医学证据均显示该类药物对于高血压患者具有良好的靶器官保护和心血管终点事件预防作用，ACEI 以其显著的降压作用及广泛的应用范围成为基础降压药物之一。

2. 分类

（1）根据与 ACE 分子表面锌原子相结合的活性基团分类 根据活性基团的不同将其分为巯基（–SH）类（如卡托普利等）、羧基（–COOH）类（如依那普利等）以及磷酸基（–POO–）类（如福辛普利）。其中，羧基类 ACEI 的组织亲和力较高，作用更久，而巯基类和磷酸基类 ACEI 的组织亲和力相对较低。与抑制血浆 ACE 相比，抑制不同组织（如血管、肾脏、心脏）中的 ACE，能更好地发挥 ACEI 的药理学作用。

（2）根据药物药动学分类 根据 ACEI 代谢途径的不同分为经肝与肾双途径排泄［如福辛普利、群多普利（中国未上市）］和经肾单途径排泄（其余 ACEI）。肾功能异常时，肾素释放增多，Ang II 增加，后者可选择性收缩出球小动脉以维持肾小球灌注压，而 ACEI 将阻断这一过程，这可能会造成 GFR 下降及血肌酐水平升高。故对于肾功能异常患者具备 ACEI 适应证时，应密切观察其肾功能的动态变化。各类 ACEI 制剂的作用机制大致相同，故总体上可能具有类效应，但不同制剂与组织中 ACE 结合的亲和力不同，药动学特性也存在差别，可能导致药物组织浓度的明显差异和不同的临床结果。但这些差异的临床相关性尚未得到证实，对 ACEI 的选择和剂量应以临床试验结果为基础。详见表 3–7。

表 3-7　常用 ACEI 的单药应用

中文通用药名	英文药名	达峰时间（h）	消除半衰期（h）	常用剂量
卡托普利	Captopril	1~1.5	2	12.5~75mg，tid
依那普利	Enalapril	1	11	5~40mg，qd
贝那普利	Benazepril	2~4	11	5~40mg，qd
咪达普利	Imidapril	2	8	2.5~10mg，qd
赖诺普利	Lisinopril	6~8	12	5~40mg，qd
培哚普利	Perindopril	2~5	30~120	4~8mg，qd
雷米普利	Ramipril	1	13~17	2.5~10mg，qd
群多普利	Trandolapril	1	16~24	1~4mg，qd
福辛普利	Fosinopril	3	12	10~40mg，qd

注：ACEI：血管紧张素转化酶抑制剂

3. 用药原则

（1）适应证：适用于 1、2、3 级高血压。高血压药物的疗效主要体现在血压下降，且可以根据患者靶器官损害情况以及合并临床疾病的差异，选择不同药物进行个体化治疗可进一步保护靶器官。ACEI 主要适用于下列高血压患者：

①合并左室肥厚和有心肌梗死病史的患者。ACEI 是通过降低心室前、后负荷，抑制 Ang Ⅱ 的增生作用和交感神经活性等途径逆转心肌梗死后患者的心室重构，并可轻度逆转心肌肥厚程度和改善舒张功能。

②合并左室功能不全的患者。ACEI 可减轻心脏后负荷，抑制 RAAS 激活。临床研究显示，ACEI 能够改善左室功能异常，并降低慢性心力衰竭患者的病死率和复发性心肌梗死的发生风险。

③合并代谢综合征、糖尿病肾病、CKD、蛋白尿或微量白蛋白尿的患者。ACEI 能够降低肾血管阻力，增加肾脏血流。临床研究证实，ACEI 能够预防糖尿病患者微量白蛋白尿进展为大量蛋白尿，有效减少尿白蛋白排泄量，延缓肾脏病变的进展。

④合并无症状性动脉粥样硬化或周围动脉疾病或冠心病高危的患者。ACEI 能够延缓动脉粥样硬化的进展，阻止血管平滑肌细胞的迁移与增生，减少炎性细胞的激活与积聚，并增加一氧化氮和前列环素的生成，拮抗 Ang Ⅱ 诱导的血小板凝集。

（2）禁忌证

ACEI 具有良好的耐受性，但仍可能出现罕见而危险的不良反应，其禁忌证如下：

绝对禁忌证：①妊娠：ACEI 可影响胚胎发育，育龄女性使用 ACEI 时应采取避孕措施，计划妊娠的女性应避免使用 ACEI；②血管神经性水肿：可引起喉头水肿、呼吸骤停等严重不良反应，危险性大，临床一旦怀疑为血管神经性水肿，患者应终身避免使用 ACEI；③双侧肾动脉狭窄：可因急性肾缺血肾小球灌注压不足而引起急性肾损伤；④高钾血症（＞6.0mmol/L）：ACEI 抑制醛固酮的分泌而导致血钾水平升高，较常见于慢性心力衰竭、肾功能不全以及补充钾盐或联用保钾利尿剂患者。

相对禁忌证：①血肌酐水平显著升高（＞265μmol/L）；②高钾血症（＞5.5mmol/L）；③有症状的低血压（＜90mmHg）：多见于心力衰竭，血容量不足等 RAAS 激活的患者；④有妊娠可能的女性；⑤左室流出道梗阻的患者。

（3）临床用药注意事项

①尽量选择长效制剂以平稳降压，同时避免使用影响降压效果的药物，如大部分非甾体抗炎药（其中阿司匹林剂量≥300mg 时）、激素等。

②应用 ACEI 治疗前应检测血钾、血肌酐水平及估算肾小球滤过率（estimated glomerular fifiltration rate，eGFR）。由小剂量开始给药，在患者可耐受的前提下，逐渐上调至标准剂量。治疗 2~4 周后应评价疗效并复查血钾、肌酐水平及 eGFR。若发现血钾水平升高（＞5.5mmol/L）、eGFR 降低＞30% 或肌酐水平升高＞30% 以上，应减小药物剂量并继续监测，必要时停药。

③出现干咳、低血压等不良反应时应积极处理，避免引起患者治疗依从性下降。

④若单药治疗对血压控制不佳，则应考虑加量或采用联合治疗方案，禁止 ACEI 与 ARB 联合使用。

（五）β 受体阻滞剂

1. 概述

β 受体阻滞剂自 20 世纪 60 年代被用于降压治疗，1984 年首次被 JNC3 推荐为起始降压药物，之后被众多国家高血压指南推荐为首选降压药物，广泛用于治疗高血压。然而，近 10 年来，随着临床研究的不断深入，β 受体阻滞剂的降压地位受到挑战，JNC8 和 2014 日本高血压学会（Japanese Society of Hypertension，JSH）不再推荐其为首选降压药物，而 2016 年加拿大指南不建议老年高血压患者首选 β 受体阻滞剂。2016 ESH《心率加快高血压患者管理共识声明》指出，对于伴心率加快且有相关症状的高血压患者，没有证据表明应用减慢心率的药物治疗是不安全的，因此仍可考虑应用 β 受体阻滞剂。不同的高血压指南对 β 受体阻滞剂的推荐虽不一致，但真实地反映了 β 受体阻滞剂对指导临床治疗的必要性。

2. 分类

（1）根据受体选择性不同分类

①非选择性 β 受体阻滞剂：竞争性阻断肾上腺素 β_1 和 β_2 受体，进而导致对糖脂代谢和肺功能的不良影响；阻断血管上

的 β_2 受体，相对兴奋 α 受体，增加周围动脉的血管阻力。代表药物为普萘洛尔。该类药物在临床已较少应用。

②选择性 β_1 受体阻滞剂：特异性阻断 β_1 肾上腺素受体，对 β_2 受体的影响相对较小。代表药物为比索洛尔、美托洛尔和阿替洛尔，是临床常用的 β 受体阻滞剂。

③有周围血管舒张功能的 β 受体阻滞剂：能通过阻断 α_1 受体，产生周围血管舒张作用，此类药物具有 β 和 α 受体双重阻滞作用，因此能部分抵消彼此的不良反应，减少或消除由于 β 受体阻断而导致的外周血管收缩和糖脂代谢。奈必洛尔通过激动 β_3 受体而增强一氧化氮的释放，产生周围血管舒张作用。常用的 α、β 受体阻滞剂包括：阿罗洛尔，卡维地洛（这两种药物 α 和 β 受体阻滞作用之比分别为 $1:8$ 和 $1:10$），拉贝洛尔 [α 和 β 受体阻滞作用之比分别为 $1:3$（口服）、$1:6.9$（静脉）]。其中阿罗洛尔的作用较强，对高血压患者体内 α 和 β 受体有均衡的阻断作用，可抑制血管收缩紧张度上升所致的末梢血管收缩，表现出良好的降压效果，故其口服降压疗效优于其他两药。卡维地洛有更多的心力衰竭治疗证据。拉贝洛尔有口服和静脉制剂，可用于妊娠相关高血压患者和高血压急症、围术期禁食期间高血压患者的降压治疗。

（2）根据药动学特征分类

①脂溶性 β 受体阻滞剂：如美托洛尔，组织穿透力强，半衰期短。进入中枢神经系统，可能是导致该药中枢不良反应的原因之一。主要经肝脏代谢。

②水溶性 β 受体阻滞剂：如阿替洛尔，组织穿透力较弱，很少通过血脑脊液屏障。经肾脏排泄。

③水脂双溶性 β 受体阻滞剂：如比索洛尔、阿罗洛尔，既有水溶性 β 受体阻滞剂的首过效应低的特点，又有脂溶性 β 受体阻滞剂口服吸收率高的优势，中度透过血脑脊液屏障。详见表 3-8。

表 3-8　常用 β 受体阻滞剂的单药应用

中文通用药名	英文名	达峰时间（h）	消除半衰期（h）	常用剂量
普萘洛尔	Propranolol	1~1.5	2~3	20~90mg,bid~tid
阿替洛尔	Atenolol	2~4	6~10	12.5~50mg,qd~bid
拉贝洛尔	Labetalol	1~2	5.5	50~100mg,q12h，最大 600mg
比索洛尔	Bisoprolol	3~4	10~12	2.5~10mg,qd
酒石酸美托洛尔	Metoprolol Tartaric	1~2	3~4	50~100mg,bid
琥珀酸美托洛尔（缓释剂）	Metoprolol（succinate）	3~7	12~24	47.5~190mg,qd
卡维地洛	Carvedilol	1	6~7	12.5~50mg,bid
阿罗洛尔	Arotinolol	2	10~12	10~20mg,bid
奈必洛尔	Nebivolol	0.5~2	12~19	5mg,qd

3. 用药原则

β 受体阻滞剂通过拮抗交感神经系统的过度激活、减慢心率、抑制过度的神经激素和 RAAS 的激活而发挥降压作用，同时还通过降低交感神经张力、预防儿茶酚胺的心脏毒性作用，保护心血管系统。

（1）适应证：尤其适用于合并快速性心律失常、冠心病、慢性心力衰竭、主动脉夹层、交感神经活性增高及高动力状态的高血压患者。

①高血压合并快速性心律失常：大多数心房颤动患者心室率增快，β 受体阻滞剂适用于合并心房颤动、窦性心动过速患者，减慢心室率。β 受体阻滞剂甚至能预防心力衰竭患者心房颤动的发生。

②高血压合并交感神经活性增高：β受体阻滞剂尤其适合有心率加快等交感活性增高表现的高血压患者。可单用或与其他降压药物联用以控制血压。优化的联合方案为β受体阻滞剂＋长效二氢吡啶类CCB。CCB具有的扩张血管和轻度增加心率作用，可抵消β受体阻滞剂的收缩血管和减慢心率作用。在高血压治疗中，心率应作为一项重要的监测指标，常规监测心率并给予控制。

③高血压合并冠心病：β受体阻滞剂可减少心肌耗氧量、改善心肌缺血和心绞痛症状、减轻室壁张力而减少心肌重构、延长舒张期而改善心肌灌注、减少心血管事件。因此，国内外冠心病指南均指出β受体阻滞剂是治疗冠心病的推荐药物，尤其是合并心绞痛、心肌梗死及心力衰竭患者。2012年《非ST段抬高急性冠状动脉综合征诊断和治疗指南》建议，若无禁忌证均应使用β受体阻滞剂（Ⅰ，A）。2015年《急性ST段抬高型心肌梗死诊断和治疗指南》指出，若无禁忌证，24小时内常规应用β受体阻滞剂并长期使用（Ⅰ，B）。2012美国AHA稳定型冠心病指南建议β受体阻滞剂应用于合并心力衰竭（Ⅰ，A）、心肌梗死及心绞痛患者（Ⅰ，B），对于高血压合并冠心病患者降压治疗可优选ACEI或β受体阻滞剂。对于高血压合并冠心病患者，在控制血压的同时应减慢静息心率至50~60次/分；治疗后进行中等量活动时，心率应较静息增加少于20次/分。严重心绞痛患者如无心动过缓症状，心率可降至50次/分。

④高血压合并心力衰竭：收缩性心力衰竭是高血压患者血压控制欠佳的严重并发症。3项慢性收缩性心力衰竭的大型临床试验（MERIT-HF、CIBIS Ⅱ、COPERNICUS）分别显示：β受体阻滞剂使死亡率降低34%~35%，心源性猝死下降41%~44%，提示β受体阻滞剂长期治疗能改善心力衰竭患者的临床状况，降低住院率和死亡率。国内外心力衰竭指南均推荐收缩性心力衰竭患者使用β受体阻滞剂。建议所有高血

压合并慢性收缩性心力衰竭患者均应使用β受体阻滞剂，且需终身使用，除非有禁忌证或不能耐受。纽约心脏病协会（NYHA）心功能Ⅱ级和Ⅲ级病情稳定患者、NYHA心功能Ⅰ级B阶段患者（LVEF < 40%），可以立即使用，心功能Ⅳ级患者病情稳定后可使用。目标心率为55~60次/分。

⑤高血压合并主动脉夹层：建议首选β受体阻滞剂，达到减慢心率和降压的目的，以减少主动脉病变处的层流剪切力损伤。急性期建议静脉使用β受体阻滞剂，目标心率< 60次/分。

（2）禁忌证：不适宜首选β受体阻滞剂的人群包括：有卒中倾向及心率< 80次/分的老年人、肥胖者、糖代谢异常者、卒中患者、间歇性跛行者、严重慢性阻塞性肺疾病患者。禁用于合并支气管哮喘、二度及以上房室传导阻滞及严重心动过缓的高血压患者。

（3）临床用药注意事项

①β受体阻滞剂对高血压患者卒中的影响存在争议。在与其他降压药物的比较研究中并未显示出β受体阻滞剂的卒中事件减少，这主要归因于β受体阻滞剂降低中心动脉收缩压和脉压的能力较弱。然而既往研究主要来源于阿替洛尔，在高龄老年高血压治疗中，此药在降低心率的同时还可增加中心动脉压和主动脉压力增强指数等。不同的β受体阻滞剂对中心动脉压的影响不同，β_1高选择性的β受体阻滞剂以及有血管舒张功能的β受体阻滞剂甚至降低中心动脉压。β_1高选择性的β受体阻滞剂（如比索洛尔和美托洛尔）或兼有血管舒张作用的β受体阻滞剂（如阿罗洛尔、卡维地洛或奈必洛尔）可作为优先推荐使用，不建议老年高血压和卒中患者首选β受体阻滞剂，除外有β受体阻滞剂使用强适应证。

②对于合并心力衰竭的高血压患者，β受体阻滞剂均应从极小剂量起始，如比索洛尔1.25mg，每日1次；美托洛尔缓释片12.5mg，每日1次；美托洛尔平片6.25mg，每日2~3次；卡维地洛3.125mg，每日2次。如患者能耐受，每隔2~4周将

剂量加倍，直至达到心力衰竭治疗所需要的目标剂量或最大耐受剂量。临床试验的最大日剂量：比索洛尔 10mg，美托洛尔缓释片 200mg，美托洛尔平片 150mg，卡维地洛 50mg，但需依据患者的耐受情况决定。目标剂量的确定一般以心率为准。

③使用常规剂量 β 受体阻滞剂血压未达标，而心率仍 ≥ 80 次 / 分的单纯高血压患者可增加 β 受体阻滞剂用量。

④对不适宜的人群，但临床存在交感激活以及心率加快（合并严重肥胖的代谢综合征或糖尿病）的高血压患者，需评估后使用 β 受体阻滞剂，并监测血糖、血脂的变化。建议使用比索洛尔、琥珀酸美托洛尔、阿罗洛尔、卡维地洛或奈必洛尔。定期进行血压和心率的评估，有效进行血压和心率的管理，以最大限度地保证患者使用的依从性和安全性。

（六）α 受体阻滞剂

1. 概述

α 受体为传出神经系统受体，α 受体阻滞剂可以选择性地与 α 肾上腺素受体结合，其本身不激动或较弱激动肾上腺素受体，能阻滞相应的神经递质及药物与 α 受体结合，产生抗肾上腺素作用。在抗高血压药中，α 受体阻滞剂已经用于临床多年。目前临床常用的主要是作用于外周的 α 受体阻滞剂包括特拉唑嗪、哌唑嗪、多沙唑嗪、乌拉地尔等。

2. 分类

（1）根据作用特性与分布分类 α 受体主要分为 α_1 和 α_2 两种亚型，α_1 受体主要分布于血管平滑肌（如皮肤、黏膜血管以及部分内脏血管），激动时引起血管收缩；α_1 受体也分布于瞳孔辐射肌，激动时瞳孔辐射肌收缩，瞳孔扩大。α_2 受体主要分布于去甲肾上腺素能神经的突触前膜上，激动时可使去甲肾上腺素释放减少，对其产生负反馈调节作用。根据 α 受体阻滞剂对受体亚型的选择性不同，可将其分为三类：非选择性 α 受体阻滞剂、选择性 α_1 受体阻滞剂、选择性 α_2 受体阻滞剂。

目前用于临床的 α_2 受体阻滞剂为育亨宾，主要作为实验研究中的工具药，并可用于治疗男性性功能障碍和糖尿病患者神经病变，不作为抗高血压药。非选择性 α 受体阻滞剂包括酚苄明、酚妥拉明、妥拉唑林、吲哚拉明等，这类药物在降压的同时阻滞了突触前膜的 α_2 受体，可以促进去甲肾上腺素释放，导致心率加快，部分对抗了阻断突触后 α_1 受体所引起的降压效应。这一不足之处限制了此类药物的临床应用，除用于嗜铬细胞瘤引起的高血压以外，一般不用于其他高血压患者。选择性 α_1 受体阻滞剂以哌唑嗪为代表，还包括特拉唑嗪、多沙唑嗪、布那唑嗪、曲马唑嗪及乌拉地尔，这类药物对 α_1 受体有较高选择性阻断作用，对突触前膜的 α_2 受体无明显作用，故在降压的同时无明显加快心率作用，其中乌拉地尔虽同时有阻滞 α_2 受体的作用，但作用较弱，主要以阻滞 α_1 受体为主。

（2）根据药物作用持续时间分类：根据药物作用持续时间的不同可将 α 受体阻滞剂分为两类。一类是能够与儿茶酚胺互相竞争受体而发挥 α 受体阻滞作用的药物，由于与 α 受体结合不甚牢固，起效快但维持作用时间短，称为短效 α 受体阻滞剂，又称竞争性 α 受体阻滞剂，如酚妥拉明、妥拉唑林。另一类则与 α 受体以共价键结合，结合牢固，具有受体阻断作用强、作用时间长等特点，称为长效类 α 受体阻滞剂，又称非竞争型 α 受体阻滞剂，如酚苄明、哌唑嗪。

3. 用药原则

（1）适应证　α_1 受体阻滞剂一般不作为治疗高血压的一线药物，该药的最大优点是没有明显的代谢不良反应，可用于糖尿病、周围血管病、哮喘及高脂血症的高血压患者。

多沙唑嗪、曲马唑嗪较特拉唑嗪脂溶性差，与 α_1 受体的亲和力仅为哌唑嗪的 1/2 或更少，特拉唑嗪血压下降缓和，作用时间长，直立性低血压较少，通常可维持 24 小时持续降压，对于利尿剂、β受体阻滞剂、CCB、ACEI、ARB等足量或联合应用后，仍不能满意控制血压的患者，可考虑联合应用选择性 $α_1$ 受体阻滞剂。

目前兼有 α 和 β 受体阻滞作用的药物正在临床上逐渐开始应用，一方面通过 $α_1$ 受体阻滞作用使外周血管扩张、血管阻力下降，降低血压，同时防止交感神经张力反射性增加，在降低血压和肾脏血管阻力的同时不减少肾血流量和 GFR；另一方面通过非选择性阻断 β 受体，可减慢心率、抑制心肌收缩力、减少心排血量等。此类药物的降压作用在低剂量时主要为 β 受体阻滞，高剂量时则主要为 $α_1$ 受体阻滞。因此，α、β受体阻滞剂在高血压治疗中具有良好的应用前景。

（2）禁忌证

①体位性低血压患者禁用。

②冠心病、胃炎、溃疡病、肾功能不全及心力衰竭患者慎用。

（3）不良反应　α 受体阻滞剂常见不良反应为体位性低血压、心动过速、鼻塞等，也可引起恶心、呕吐、腹痛、诱发或加剧消化道溃疡，少数患者出现嗜睡、乏力等中枢抑制症状。

（4）临床用药注意事项

① 2003 年前欧洲高血压指南中，α 受体阻滞剂还位于一线降压药物，但在 2007 年和 2013 年欧洲高血压指南及 JNC8 中，α 受体阻滞剂已退出一线降压药物之列。所以，α 受体阻滞剂一般不作为高血压的一线降压药物，对于利尿剂、CCB、ACEI、ARB 等足量应用后，仍不能满意控制血压的患者，可考虑联合应用 α 受体阻滞剂。

②由于 α 受体阻滞剂常见恶心、呕吐、腹痛等胃肠道症状，所以高血压合并胃炎、溃疡病患者慎用。

③ α 受体阻滞剂在应用过程中可能出现体位性低血压，建议患者初始用药时于睡前服用。服药过程中需监测立位血压，预防体位性低血压的发生。

4. 单药应用与联合治疗方案推荐

（1）如患者血压不能被很好地控制，α受体阻滞剂可与β受体阻滞剂、ACEI、ARB、CCB、利尿剂联合应用，但一般不作为首选，常在一线降压药物联用后血压仍不达标时使用。

（2）与β受体阻滞剂联合用于嗜铬细胞瘤患者降压治疗时，应注意用药顺序：先使用α受体阻滞剂，后使用β受体阻滞剂；停药顺序为：先停用β受体阻滞剂，后停用α受体阻滞剂。

（3）为怀疑是原发性醛固酮增多症的患者进行肾素检查前需停用利尿剂4周，停用β受体阻滞剂、ACEI、ARB、CCB 2周，停药期间的替代降压药物可选择特拉唑嗪、维拉帕米。

常用α受体阻滞剂的单药应用，详见表3-9。

表3-9　常用α受体阻滞剂的单药应用

中文通用药品	英文药名	达峰时间（h）	半衰期（h）	常用剂量
特拉唑嗪	Terazosin	1	12	1~5mg，qd
多沙唑嗪	Doxazosin	2~3	19~22	1~8mg，qd~bid
多沙唑嗪控释片	Doxazosin XR	8~9	22	4~8mg，qd
哌唑嗪	Prazosin	1~3	2~3	6~15mg，bid~tid

（七）中枢 α_2 受体激动剂

1. 概述

交感神经系统在高血压发病中具有重要作用。在高血压中枢调节过程中，压力感受器发放的冲动投射至延髓腹外侧核、孤束核，通过调节交感神经传出冲动而调节血压。既往认为，在中枢神经系统中仅存 α_2 受体，传统中枢性降压药通过刺激 α_2 受体导致交感神经传出活动下降而降压。最新研究发现，α_2 受体主要存在于孤束核与蓝斑核，腹外侧核主要是 $I1-$

咪唑啉受体，刺激该受体不仅引起交感神经传出活动下降，也有排水排钠利尿作用，并协同降压。通常将作用于这两类受体的中枢交感神经系统降压药物称为中枢性降压。

2. 分类

（1）根据作用中枢不同受体分类　根据作用中枢受体不同，将中枢性降压药分为 α_2 肾上腺素能受体激动剂、咪唑啉 I1 受体激动剂。

①在体内 α_2 受体主要分布于延髓心血管中枢、孤束核、迷走核及外周交感神经末梢突触前和突触后膜。中枢 α_2 受体兴奋产生下列 4 种效应：a. 交感神经发放冲动减少，心率减慢，血管平滑肌舒张；b. 机体出现嗜睡状态；c. 唾液分泌减少；d. 生长激素分泌增加。代表性药物包括可乐定、甲基多巴，其他包括胍法辛、胍那苄。

②在体内非肾上腺素能的咪唑啉 I1 受体激动剂，I1 受体主要分布于脑干腹前外侧、海马、下丘脑、纹状体等处，且位于神经元细胞膜上。I1 受体兴奋后，抑制外周交感神经，导致外周血管舒张，排钠排水，发挥降压作用。代表药物包括利美尼定、莫索尼定。

（2）根据药动学和药效学分类　根据中枢性降压药在体内的药动学和药效学特点分类如下：

①第一代中枢性降压药（非选择性）：作用于肾上腺素能 α 受体，以可乐定为例，主要用于治疗中、重度高血压，生物利用率低，40%~60% 以原药形式通过尿液排泄。

②第二代中枢性降压药（选择性）：作用于 I1- 咪唑啉受体，以利美尼定为例，近来发现其对 I1 受体的选择性较 α_2 受体高 2.5 倍。

3. 用药原则

（1）适应证

①第一代中枢性降压药（如可乐定）：很少作为一线用药，通常与其他降压药物联用。主要用于中、重度高血压患

者，也用于偏头痛、严重痛经、绝经后高血压及青光眼患者，亦可用于高血压急症以及阿片类药物成瘾时的快速戒除。目前，国内有可乐定透皮贴片用于治疗儿童注意缺陷多动障碍。

②第二代中枢性降压药（如利美尼定）：与其他药物联用作为一线降压药物，也可用于治疗难治性高血压。该药对心脏血流动力学的影响较小，可用于缓解吗啡成瘾后的戒断症状。

（2）不良反应

①第一代中枢性降压药主要作用于 α_2 肾上腺素能受体如甲基多巴，常见不良反应包括：水钠潴留所致的下肢水肿、乏力、口干、头痛，以初始或增量时明显，临床相对多见；药物热、嗜酸性细胞增多、肝功能异常，可能属于免疫反应或过敏反应；精神改变如抑郁、焦虑、梦呓、失眠等；性功能减退、腹泻、乳房增大、恶心、呕吐、晕倒等；其他：包括肝损害、溶血性贫血、白细胞或血小板减少、帕金森病样表现。

②第二代中枢性降压药主要选择性作用于 I 1－咪唑啉受体，避免了兴奋肾上腺素能 α 受体引起的不良反应，因此不良反应少而轻微，偶有口干、乏力、胃痛、心悸、头晕、失眠等，极少产生胃肠道不适，个别患者出现皮肤过敏反应。

（3）注意事项和用法用量

①第一代中枢性降压药：如可乐定，在下列患者中慎用：脑血管病患者；冠状动脉供血不足患者；近期心肌梗死患者；窦房结或房室结功能低下患者；雷诺病患者；血栓闭塞性脉管炎患者；有精神抑郁史者；慢性肾功能障碍者，其血浆半衰期达 40 小时。用法用量：口服给药剂量为每次 0.6mg，2.4mg/d。轻、中度高血压患者：起始每次 0.075~0.1mg，2 次 / 天；间隔 2~4 天后可按需每天递增 0.075~0.2mg，维持量为每次 0.075~0.2mg，2~4 次 / 天。严重高血压需紧急治疗时：起始剂量为 0.2mg，以后每小时 0.1mg，直至舒张压控制或用药总量达 0.7mg 时可用维持量。

②第二代中枢性降压药：莫索尼定和利美尼定均作用于

咪唑啉受体，临床研究证实，口服利美尼定 1mg 的降压作用持续 12 小时左右，剂量增至 2mg 后降压效果可维持 16 小时左右，剂量增加至 3mg 后时间延长至 20 小时左右，表明在安全浓度范围内，降压效果与剂量呈正相关。用药后极少出现体位性低血压，头晕、恶心症状也较少见。利美尼定常规用量为 1mg/d 或 1mg/2d，稳定用药 4~6 周后逐渐减量至低剂量维持。莫索尼定与利美尼定疗效相似，另有研究表明服用莫索尼定 6 个月，左心室肥大逆转率约为 75%。

常用中枢性降压药的单药应用，详见表 3-10。

表 3-10　常用中枢性降压药单药应用

中文通用药品	英文药名	达峰时间（h）	半衰期（h）	常用
可乐定	Clonidine	3~5	12~16	0.075~0.1mg，bid
甲基多巴	Methyldopa	4~6	1.7	250mg，tid
利美尼定	Rilmenidine	1.5~2	8	1mg，bid
莫索尼定	Moxonidine	1.0	2	0.2~0.4mg，qd

4. 方案推荐

（1）常与其他降压药物配合作为二、三线治疗用药。由于不良反应明显，且与剂量相关，现已少用。

（2）主要用于治疗轻、中度及难治性高血压，第二代中枢性降压药克服了第一代降压药的许多不良反应，对血流动力学的影响相对较小，现多与其他降压药物联用，作为降压治疗的联合用药。

（3）推荐甲基多巴为妊娠高血压的首选降压药物。

（八）固定复方制剂

1. 传统固定复方制剂

（1）概述：绝大多数高血压患者血压达标，需要 2 种或 2

种以上药物。固定复方制剂采用不同机制的降压药联合，具有协同降压和减少不良反应的作用；而且固定剂量、固定配伍的单片复方制剂还能提高患者对治疗的依从性，减少治疗费用。

传统固定复方制剂是相对于 20 世纪 70 年代后问世的一批新型降压药。20 世纪 50 年代，国外即有了用于治疗高血压的复方制剂；而国内最早复方制剂的研发是在 20 世纪 60 年代中期，采用国产的传统降压药制成各种复方制剂，如上海市高血压研究所邝安堃研究团队最早研发的复方降压片（复方利血平片），填补了国内固定复方制剂的空白，建立和推广了联合治疗的理念，这在国内高血压治疗领域具有非常重要的引领作用；后来又陆续研发了一系列固定复方制剂如复方利血平氨苯蝶啶片、珍菊降压片等，这些药物在国内高血压治疗领域中亦具有举足轻重的作用。时至今日，这些固定复方制剂仍在特定区域或人群中发挥着治疗高血压的作用。

（2）分类：固定复方制剂无统一分类，只是人为地将其分为传统固定复方制剂和新型固定复方制剂。传统固定复方制剂的主要成分为氢氯噻嗪（噻嗪类利尿剂）、可乐定（中枢性降压药）、利血平（外周交感神经阻滞剂）及肼屈嗪（单纯血管扩张剂）；其他包括镇静、中药、钙镁钾制剂及维生素等辅药成分。

（3）用药原则

①适应证：主要适用于轻、中度高血压患者，此药在基层和经济欠发达地区的高血压患者中应用较多。传统固定复方制剂中，除噻嗪类利尿剂外，其他主要降压成分均不是目前高血压指南推荐的常用降压药。但基于心血管获益主要来自于降压本身这一理念，传统固定复方制剂具有明确的降压疗效，且价格低廉。所以，传统固定复方制剂仍作为降压治疗的一种选择，适用于轻、中度高血压患者，亦可用于难治性高血压的三线、四线药物治疗。对于轻度高血压患者，可以使用传统固定复方制剂单药作为初始治疗，也可与其他新型降压药联合治疗

中、重度高血压，如与 ARB、ACEI 或 CCB 等联合。因传统固定复方制剂大多含噻嗪类利尿剂，所以，与 RAAS 抑制剂联用可以增强降压疗效。

传统固定复方制剂在国内使用时间较长，积累了一些临床经验，也开展了一些临床观察。尤其是国家"十五"攻关课题通过采用临床随机对照研究，证实复方利血平氨苯蝶啶片治疗原发性高血压有效且具有安全性；复方降压片、珍菊降压片的临床应用也证明其降压疗效肯定，且价格低廉；可以与一些新型长效降压药物联用，增加疗效，不良反应少。但其他几种传统固定复方制剂的临床观察极少。总体来看，传统固定复方制剂尚缺乏科学、规范、大规模的临床试验，尤其缺乏与新型降压药"头对头"、并以降低心血管硬终点事件风险为目标的随机对照试验。因此，未来期待有更多循证证据进一步证明传统固定复方制剂具有良好的心血管保护作用。

②传统固定复方制剂的不良反应和禁忌证：a. 含有利血平的固定复方制剂：利血平主要是因促进胃酸分泌、抑制中枢神经及耗竭交感神经末梢儿茶酚胺而引起不良反应，尤其当长期、大剂量服用时，不良反应发生的风险增加。所以，溃疡病（消化道出血）患者及抑郁或有自杀倾向者应禁用；其他不良反应包括鼻塞、嗜睡、心动过缓，应慎与单胺氧化酶抑制剂联用。b. 含有可乐定的固定复方制剂：可乐定属中枢交感神经抑制剂，抑郁及有自杀倾向者慎用或禁用；其他不良反应包括口干、便秘、嗜睡，也不宜与单胺氧化酶抑制剂联用。c. 含有双肼屈嗪的固定复方制剂：除长期、大剂量服用时可能引起狼疮样皮肤改变外，双肼屈嗪为单纯血管扩张剂，可反射性交感兴奋，心率加快，心肌收缩力增强，故不稳定型心绞痛患者应慎用。d. 含有氢氯噻嗪的固定复方制剂：氢氯噻嗪促进尿钠钾的排泄，减少尿酸分泌，故可引起电解质紊乱［低钾血症和（或）低钠血症及高尿酸血症］，甚至发生痛风。

③注意事项：a. 剂量不宜过大，以免发生不良反应。应选

用小剂量或常规剂量；当血压不达标时，因其不良反应相对较多，故不建议增加剂量，最好选择联用其他不同机制的降压药。b. 应了解复方制剂中的主要成分，以规避其相对或绝对禁忌证。复方制剂中常有 1~2 种或以上的主要成分，使用前应了解各成分及其主要的不良反应和禁忌证，避免盲目、不恰当地使用，以及不合理地联合其他降压药，如珍菊降压片联合吲达帕胺（2 种排钾利尿剂联用）、复方利血平片联合 β 受体阻滞剂（2 种药物均减慢心率）等。c. 传统固定复方制剂之间不宜联合，因其主要成分大都相同或相似，联合应用非但不能增加降压疗效，反而使不良反应叠加。如复方利血平片与珍菊降压片联用，利血平与可乐定均具有中枢抑制和减慢心率作用。因此，两药联用可增加抑郁及自杀的风险。

（4）单药应用与联合治疗方案推荐

①传统固定复方制剂的单独应用：尽管大多数传统固定复方制剂缺乏循证依据，其药物组分又大多不是高血压指南推荐的常用降压药，但其价格低廉，能有效降压，故在经济欠发达地区仍可以作为无明显靶器官损害的轻、中度高血压患者降压治疗的一种选择。

②传统固定复方制剂与其他降压药的联合：因传统固定复方制剂的主要成分为噻嗪类利尿剂及其他 3、4 线用药，如外周交感神经阻滞剂利血平、单纯血管扩张剂双肼屈嗪、中枢性降压药可乐定等，所以，传统固定复方制剂可与其他常用的新型降压药联合用于单药降压未达标者，或用于难治性高血压的联合治疗，如在应用 ARB、ACEI、CCB 等治疗时，血压不达标者可加用传统固定复方制剂，如珍菊降压片、复方利血平氨苯蝶啶片、复方降压片等，其降压作用肯定，且具有价格低廉的优势。

总之，传统固定复方制剂降压疗效和安全性均较好，尤其价格低廉，因此在我国基层临床应用仍很普遍。但是，在传统固定复方制剂的主要降压成分中，除利尿剂外，均不是高血压指南推荐的常用降压药，对靶器官保护及改善预后的循证依据不足。因此，传统固定复方制剂主要是满足某些高血压人群的治疗需求；其次，可作为现代高血压药物治疗的一项补充。

2. 新型固定复方制剂

（1）概述：新型固定复方制剂是相对于我国传统的以血管扩张剂和噻嗪类利尿剂等为主要组成成分的传统固定复方制剂而言。近年来，国内外开发上市的新型固定复方制剂主要包括以抑制 RAAS 的药物（ACEI 或 ARB）与噻嗪类利尿剂和（或）二氢吡啶类 CCB 为主组成的 2 种或 3 种药物的单片复方制剂。目前我国市场上尚无 3 种降压药物组成的新型固定复方制剂。

（2）分类：目前尚无明确分类，临床应用主要分为两种类型，即 RAAS 抑制剂与噻嗪类利尿剂组成的固定复方制剂和 RAAS 抑制剂与二氢吡啶类 CCB 组成的固定复方制剂。我国市场上还有降压药物与调脂类药物或叶酸组成的单片复方制剂，但这些药物属于多效片类型，不属于单纯的降压药物。

（3）应用证据：目前，使用新型单片复方制剂治疗高血压观察长期预后的研究尚缺乏。因此，支持此类药物在临床应用的证据主要源于使用包含不同组分自由联合组成的治疗方案的临床试验，如 LIFE、VALUE、FEVER 及 CHIEF 研究等，且这些研究不但可以证明这样的联合治疗策略可以更有效地降低血压，还证明其对于有效降低心脑血管事件是有益的。单片复方制剂的治疗方案有助于提高患者的治疗依从性和血压的长期控制，但这样的治疗方法是否能有减少心血管终点事件，目前的证据只是来源于部分观察性研究。这些研究显示，与自由联合治疗比较，长期采用固定复方制剂的药物治疗组患者在血压达标率和事件方面获益更多。

（4）应用原则：应根据患者的初始血压水平、适应证及患者的耐受程度选择药物，同时需要考虑治疗的费效比。新诊断的 2 级以上高血压患者（收缩压 $\geq$ 160mmHg 或舒张压

≥ 100mmHg），超过目标血压 20/10mmHg 的高血压患者，可在起始治疗时即使用单片复方制剂。目前正在接受降压药物治疗但尚未使用单片复方制剂者，可考虑根据患者血压水平换用或加用复方降压药物。血压水平在 140~159/90~99mmHg 的 1 级高血压患者可直接换用单片复方制剂；而血压＞160/100mmHg 的 2 级或 2 级以上高血压患者也可选择在单药治疗的基础上加用合适的复方降压药物。目前国内上市的多效丸类药物分别有降压药物＋他汀类与降压药物＋叶酸的固定复方制剂，用于高血压患者并作为心脑血管病的一级预防药物。

应根据患者病情选择复方降压药物的种类，既要考虑患者血压升高的类型，也要充分考虑患者的并发症等情况。已接受降压治疗的患者，治疗过程中出现过的各种不良反应是选择复方降压药物的重要依据，如服用 ACEI 出现咳嗽的患者应选择 ARB 复方制剂；使用 CCB 出现踝部水肿的患者则应选择利尿剂组成的复方制剂；相反，如有痛风、肌酐水平较高或明显低血钾倾向则应尽可能避免选择噻嗪类利尿剂组成的复方制剂。

在使用单片复方制剂后血压仍不能控制时，可选择增加复方制剂的用量，也可以加用第 3 种降压药物，即 RAAS 抑制剂、CCB 与噻嗪类利尿剂 3 种药物联合使用。单纯的 1 级高血压不宜应用新型单片复方制剂作为初始治疗；合并多种临床疾病的虚弱人群或高龄老年患者，出于安全性考虑，选择新型单片复方制剂宜慎重。使用新型单片复方制剂时需要综合考虑价格因素，其中包括医保支付及患者的承受能力，评估长期治疗和诊断的综合费用。

（5）方案推荐

① ACEI/ARB＋噻嗪类利尿剂的固定复方制剂：噻嗪类利尿剂的不良反应是激活 RAAS，导致不利于降压，而与 ACEI/ARB 联用则抵消此不利因素。此外，由于 ACEI 和 ARB 可使

血钾水平略有上升，从而能够防止噻嗪类利尿剂长期应用所致的低血钾等不良反应。ARB/ACEI＋噻嗪类利尿剂联合治疗有协同作用，有利于改善降压效果。目前，此类药物的组方中噻嗪类利尿剂含量较低，如氢氯噻嗪低于 12.5mg，吲达帕胺低于 1.25mg，以避免低血钾及其他代谢不良反应的发生。

②二氢吡啶类 CCB＋ACEI/ARB：前者具有直接扩张动脉作用，后者通过阻断 RAAS，既扩张动脉，又扩张静脉，故两药具有协同降压作用。二氢吡啶类 CCB 常见的不良反应是踝部水肿，可被 ACEI 或 ARB 消除。CHIEF 研究表明，小剂量长效二氢吡啶类 CCB＋ARB 初始联合治疗高血压，可明显提高血压控制率。此外，ACEI 或 ARB 也可部分阻断 CCB 所致的反射性交感神经张力增加和心率加快的不良反应。新型固定复方制剂的组合成分、剂量、用法及不良反应，详见表 3-11。

表 3-11 新型固定复方制剂在高血压治疗中的
常用剂量及不良反应

中文通用药品	主要成分（mg）	循证医学证据	用药方法	不良反应
氯沙坦钾/氢氯噻嗪	氯沙坦钾/氢氯噻嗪（50/12.5,100 /12.5,100/25）	LIFE	qd	偶见血管神经性水肿，血钾异常
缬沙坦/氢氯噻嗪	缬沙坦/氢氯噻嗪（80/12.5,160/12.5）	VALUE	qd	偶见血管神经性水肿，血钾异常
厄贝沙坦/氢氯噻嗪	厄贝沙坦/氢氯噻嗪（150/12.5,300/12.5）		qd	偶见血管神经性水肿，血钾异常
替米沙坦/氢氯噻嗪	替米沙坦/氢氯噻嗪（40/12.5,80/12.5）		qd	偶见血管神经性水肿，血钾异常

续表

中文通用药品	主要成分（mg）	循证医学证据	用药方法	不良反应
奥美沙坦/氢氯噻嗪	奥美沙坦/氢氯噻嗪（20/12.5）	CHRYSANT	qd	偶见血管神经性水肿，血钾异常
贝那普利/氢氯噻嗪	贝那普利/氢氯噻嗪（10/12.5）	ACCOMPLISH	qd	咳嗽，偶见血管神经性水肿，血钾异常
培哚普利/吲达帕胺	培哚普利/吲达帕胺（4/1.25）	PROGRESS ADVABCE HYVET	qd	咳嗽，偶见血管神经性水肿，血钾异常
缬沙坦/氨氯地平	缬沙坦/氨氯地平（80/5）		qd	头痛，踝部水肿，偶见血管神经性水肿
氨氯地平/贝那普利	氨氯地平/贝那普利（5/10）	ACCOMPLISH	qd	头痛，踝部水肿，偶见血管神经性水肿
赖诺普利/氢氯噻嗪	赖诺普利/氢氯噻嗪（10/12.5）		qd	咳嗽，血钾异常
依那普利/氢氯噻嗪	依那普利/氢氯噻嗪（5/12.5）		qd	咳嗽，偶见血管神经性水肿，血钾异常
尼群地平/阿替洛尔	尼群地平/阿替洛尔（10/20,5/10）		bid	头痛，踝部水肿，支气管痉挛，心动过缓
氨氯地平/阿托伐他汀	氨氯地平/阿托伐他汀（5/10）	ASCOT	qd	同原药
依那普利/叶酸	依那普利/叶酸（10/0.8,10/0.4）	CSPPT	qd	同原药

（九）国产创新药

1. 复方利血平氨苯蝶啶片

复方利血平氨苯蝶啶片（商品名：降压 0 号）是由华润

双鹤生产的我国自主研发的第一代国产固定复方制剂。自20世纪70年代开始应用于临床降压治疗，其在降压有效性和安全性方面积累了较为广泛的临床经验。我国高血压患者人数众多，大量高血压人群分布于社会经济发展相对滞后的地区和农村地区，降压治疗的长期性应顾及药物经济学。复方利血平氨苯蝶啶片以其有效、安全、价廉及依从性好的优势，至今仍是我国基层最常用的降压药物之一。

（1）药理学 复方利血平氨苯蝶啶片的主要降压成分及主要药理学参数见表3-12。

表3-12 复方利血平氨苯蝶啶片各组分药理学特点

药物成分	英文药品	每片含量（mg）	达峰时间（h）	半衰期（h）
氢氯噻嗪	Hydrochlorothiazide	12.5	4	15
氨苯蝶啶	Triamterene	12.5	6	1.5~2
硫酸双肼屈嗪	Dihydralazine sulfate	12.5	1~2	2~3
利血平	Reserpine	0.1	2~4	25~128

（2）创新点 根据高血压联合治疗的基本原则，结合当时可用降压药物种类和国情特点，复方利血平氨苯蝶啶片采用优选法指导药物配伍，并经反复对比试验，筛选出疗效最佳、安全性最高的配方。4种有效降压成分的合理低剂量配伍体现了降压作用增强、不良反应减少的特点，因此极大地提高了患者长期治疗的有效性和安全性。此外，由于组分中氢氯噻嗪和利血平的清除半衰期较长，血药浓度达到稳定状态后，该固定复方制剂可每日一次给药，发挥长效降压作用，有效克服多药联用带来的服药负担，提高患者长期治疗的依从性。另一方面，氢氯噻嗪引起的血钾下降可被氨苯蝶啶消减；利血平和硫酸双肼屈嗪可能造成的水钠潴留可因利尿剂的作用得以减轻；应用血管扩张剂和利尿剂后可能产生的反射性交感激活可被交

感抑制剂利血平拮抗等。就其优化联合的理论而言，对后期新型复方制剂的研发具有重要的启示作用。我国传统固定复方制剂在 20 世纪 70 年代的创新性研发并普及于临床实践，是对当代高血压治疗学的重要贡献。

（3）药物作用　复方利血平氨苯蝶啶片 4 种有效成分的降压作用机制各不相同。其中氢氯噻嗪为噻嗪类利尿剂，作用于肾脏远曲小管，通过抑制肾小管对钠的重吸收从而增加钠在肾脏的排出，减少水钠潴留，降低容量负荷；并通过降低全身和动脉血管平滑肌钠负荷水平，减少血管平滑肌细胞钠－钙交换，降低钙负荷和外周血管阻力，从而降低血压，加之血管舒张和顺应性改善，能够增强其他降压药物的降压作用。氨苯蝶啶为保钾利尿剂，与氢氯噻嗪联用可以增强利尿效果，并能减少血钾下降的不良反应。硫酸双肼屈嗪为血管扩张剂，能够进入动脉血管平滑肌细胞，引起血管扩张而发挥降压作用。利血平是一种具有中枢和外周双重作用的交感神经抑制剂，通过影响中枢神经和外周交感神经末梢去甲肾上腺素的储存和释放而发挥降压作用。在新型降压药物问世之前的相当长的一段时期内，上述各种降压药物成分的单药或联合治疗在高血压的治疗中发挥了主导作用，有效降低了高血压人群卒中和心血管事件的发生风险。

（4）临床效果及安全性　复方利血平氨苯蝶啶片在我国高血压人群降压治疗中已积累了较多临床证据。国内多项临床研究结果显示其降压作用确切，对各型高血压的近期治疗达标率可达 60% 以上，1~3 年降压达标率可达 80% 以上。在老年高血压研究中治疗 1 年后的降压达标率可达 90% 以上。复方利血平氨苯蝶啶片与其他种类降压药物的降压疗效相似。多数轻、中度高血压患者单用复方利血平氨苯蝶啶片即可达到降压目标，部分中、重度高血压或难治性高血压患者联合其他种类降压药物后大部分可降压达标。复方利血平氨苯蝶啶片每日一次给药，降压作用基本可维持 24 小时，对夜间高血压（非杓型）和清晨高血压的降压作用明确。

复方利血平氨苯蝶啶片长期应用的不良反应主要有头胀、乏力、鼻塞、消化道反应等。不良反应部分源于其组分如利血平、血管扩张剂及利尿剂，但由于每种成分均属低剂量，如利血平剂量仅为 0.1mg，仅为其单药常用剂量的 1/5~1/3；双肼屈嗪剂量仅为 12.5mg，远低于引起血压过度下降、心动过速、诱发心绞痛或狼疮综合征等不良反应时的较大剂量（> 200mg/d），因此不良反应发生率并不高于其他种类降压药物。氢氯噻嗪 12.5mg/d 低剂量应用则对水电解质和代谢无明显影响，且其降低血钾的作用也可为另一组分保钾利尿剂氨苯蝶啶所抵消。此外，未见复方利血平氨苯蝶啶片在基层大样本人群降压治疗研究中引起痴呆等认知功能障碍的相关报道。

（5）规格和用法 规格见表 3-12。单独用于治疗轻、中度高血压，推荐剂量为每日 0.5~1 片。重度高血压、单独应用不能降压达标或难治性高血压患者可与二氢吡啶类 CCB、ACEI 或 ARB 联用。禁用于对其中任何成分过敏、活动性消化道溃疡、抑郁症、严重肾功能不全、妊娠期或哺乳期女性。长期应用建议监测心率、血电解质、血尿酸及糖脂代谢指标。

2. 尼群洛尔片

尼群洛尔片是由尼群地平与阿替洛尔组成的低剂量固定复方制剂，为国家一类抗高血压新药（注册分类化学药品 1.5 类）。该药于 2009 年获得新药证书，并由江苏吉贝尔药业股份有限公司独家生产上市。尼群洛尔片是国内唯一由 CCB 和 β 受体阻滞剂组成的低剂量固定复方制剂。

（1）药理作用 尼群地平为二氢吡啶类 CCB，血管选择性较强，可抑制血管平滑肌和心肌的跨膜钙离子内流，扩张冠状动脉及肾小动脉等全身血管，产生降压作用。阿替洛尔为选择性 β_1 受体阻滞剂，不具有膜稳定作用和内源性拟交感活性，但不抑制异丙肾上腺素的支气管扩张作用，其降压与减少心肌耗氧量的机制与普萘洛尔相同。尼群地平与阿替洛尔两种组分作用机制互补协同，不良反应互相消减，避免了单药剂量大所导致的不良反应。CCB 的扩张血管作用可以抵消 β 受体阻滞剂的收缩血管作用，CCB 在扩张血管降压的同时引起反射性心率加快，可以被 β 受体阻滞剂减慢心率的作用抵消。

（2）降压特点　心率是反映交感神经兴奋性的一项重要指标。心率加快、心肌收缩力加强，容易引起心脏左室肥厚，而左室肥厚的高血压患者猝死率明显增加，因此在控制血压的同时需要对心率进行管理。尼群洛尔片在这方面具有独特优势，Ⅳ期临床研究表明患者治疗后心率平均下降 7 次 / 分。不同访视结果显示，从第 2 周开始直至研究结束，心率持续下降；治疗 1 个月后，心率下降值趋于缓和稳定，尼群洛尔片尤其适用于高血压伴高心率患者。

ABPM 结果显示 24 小时血压曲线明显分离，收缩压和舒张压的谷峰比分别为 0.51 和 0.60，表明尼群洛尔片可长效降压。大规模人群研究提示从第 2 周起，收缩压和舒张压与入组时相比下降，即差异具有显著性。

（3）临床疗效及安全性　一项多中心、开放设计、应用尼群洛尔片治疗的 2997 例社区轻、中度原发性高血压患者的为期 6 个月的研究结果表明，男性和女性患者收缩压分别下降（22.7 ± 12.4）mmHg 和（23.0 ± 12.6）mmHg，舒张压分别下降（12.6 ± 8.6）mmHg 和（12.5 ± 8.9）mmHg；男性和女性治疗总有效率分别为 88.1% 和 88.0%，控制率分别为 84.2% 和 87.9%。男性和女性心率平均下降（7 ± 9）次 / 分。总胆固醇、甘油三酯、高密度脂蛋白胆固醇水平均显著下降。治疗期间共计 5.47% 的患者发生不良反应，多数为轻、中度不良反应。

（4）药物规格

①规格 1：每片含尼群地平 5mg，阿替洛尔 10mg。

②规格 2：每片含尼群地平 10mg，阿替洛尔 20mg。

（5）尼群洛尔片应用推荐

低剂量单片复方制剂尼群洛尔片，每日一次，方便服用，药物经济性显著，提高患者依从性，符合我国高血压患者防治需求。

3. 阿利沙坦酯

阿利沙坦酯（商品名：信立坦™）是由我国自主研发的原化学药品 1.1 类口服抗高血压药物，属于非肽类 AT1 受体拮抗剂，具有全新的化学结构。阿利沙坦酯是我国第一个自主研发的 ARB，深圳信立泰药业股份有限公司已申请到 7 项化学专利，填补了我国抗高血压药物研究和开发领域的空白。

（1）临床药理学

①主要药效学：阿利沙坦酯经大量存在于胃肠道的酯酶代谢产生活性代谢产物 EXP-3174。EXP-3174 与 AT1 受体选择性结合，阻断任何来源或任何途径合成的 Ang Ⅱ 所产生的相应的生理作用。

②主要药动学：阿利沙坦酯口服吸收较好，活性代谢产物 EX-P3174 的达峰时间为 1.5~2.5 小时，半衰期约为 10 小时。在 60~240mg 剂量范围内，C_{max} 与药物剂量的比例关系成立；AUC_{last} 随剂量的增加而增加，单次口服本品 80、120、240mg 的 EXP-3174 AUC_{last} 分别为 1.33、2.62 和 4.43h·mg/L；单次口服阿利沙坦酯 240mg 和氯沙坦钾 100mg 代谢生成的 EXP-3174 的 AUC_{last} 相似。活性代谢产物在血浆中无明显蓄积，与人血浆蛋白结合率大于 99.7%，表观分布容积可达 766L，血浆表观清除率为 44L/h，肾清除率为 1.4L/h。在人血浆和尿液中未检测到原形药物，原形和活性代谢产物经三通道排泄：约 80% 经粪便排泄，剩余的经胆汁和尿排泄。

（2）创新点　其原创点在于口服后原药不经过肝脏代谢，在体内经胃肠道酯酶代谢产生活性代谢产物 EXP-3174，不需经肝脏 CYP 代谢。

（3）临床效果　目前已有的临床研究表明阿利沙坦酯可有效降低轻、中度高血压患者的血压，服药 2 周明显起效，血压降幅达 13.8/8.7mmHg，收缩压下降幅度显著高于氯沙坦

50mg，4 周降压作用达最大，达标率高达 55.5%。中低危原发性高血压患者为期 56 周的长期研究结果表明，阿利沙坦酯治疗 8 周后有效率高于 70%，治疗 24~56 周时有效率维持在80% 以上。ABPM 研究表明阿利沙坦酯具有长效、平稳的降压作用，可有效降低白天、夜间及 24 小时收缩压和舒张压，且谷峰比值大于 60%。

（4）安全性　目前已有的临床研究表明阿利沙坦酯的耐受性较好，一般不良反应轻微且短暂，大多以头晕和头痛为主，可自行缓解或对症处理后缓解。

（5）禁忌证　对本品任何成分过敏者禁用；妊娠期及哺乳期妇女禁用。

（6）药物相互作用　阿利沙坦酯体内代谢不经过 CYP，减少了药物相互作用发生的可能性。但与其他抑制 Ang Ⅱ 及其作用的药物相同，须慎重与锂剂、引起血钾水平升高的药物等联用。

（7）用法与用量　对大多数患者，通常起始和维持剂量为每日 1 次，每次 240mg。治疗 4 周可达到最大降压效果。食物会降低本品的吸收，建议不与食物同时服用。

（8）制剂与规格　阿利沙坦酯片：80mg；240mg。

4. 马来酸依那普利叶酸片

马来酸依那普利叶酸片（商品名：依叶片）是 2008 年中国国家食品药品监督管理局批准上市的 1.5 类原创单片复方制剂，由深圳奥萨制药有限公司研发和生产，获得化合物发明专利。2010 年被列入国家医保目录（乙类），2013 年进入国家基本药物目录。

（1）药理学　马来酸依那普利叶酸片口服吸收后其活性成分依那普利和叶酸分别发挥作用。其中，依那普利口服后在体内快速而完全水解为依那普利拉，主要通过 RAAS 发挥降压作用。叶酸可作用于蛋氨酸循环，其一碳单位转化为甲基可使同型半胱氨酸（homocysteine，Hcy）再甲基化生成蛋氨酸。因此，外源性补充叶酸能够促进 Hcy 甲基化过程，降低血浆 Hcy 水平，同时缓解机体低叶酸水平状态。

（2）适应证 马来酸依那普利叶酸片为目前国内外唯一治疗伴有血浆 Hcy 水平升高的原发性高血压的上市药物。其中依那普利降低血压，叶酸降低血浆 Hcy 水平、升高叶酸水平。

用法用量：根据血压控制情况选择不同规格的马来酸依那普利叶酸片。通常推荐起始剂量为每日 5mg/0.4mg，根据患者的反应调整给药剂量，可逐渐调至每日 10mg/0.8mg。肝肾功能异常患者和老年患者酌情减量或遵医嘱。

（3）原创点

①国内首个作用于多靶点，具有同时降压、降低 Hcy 水平、提高叶酸水平等特点的单片复方制剂；独有控制卒中风险的最佳叶酸剂量——0.8mg/d。

②具有确凿的、中国人群的循证医学证据：针对我国高血压人群自身特点，较单纯降压更能够有效控制卒中、肾脏病及高尿酸血症的发生风险。

（4）开发背景 我国是卒中发病大国，卒中是我国居民首位死亡原因。高血压是导致卒中的最重要危险因素，中国高血压人群最主要的特征之一是约 75% 的患者伴有 Hcy 水平升高。Hcy 与血压、心脑血管事件呈正相关，且显著影响降压药物疗效。我国人群研究显示，高血压合并 Hcy 水平升高显著增加卒中发病风险达 11.7 倍。亚甲基四氢叶酸还原酶（MTHFR）是 Hcy 代谢过程关键酶之一，MTHFR 基因 C677T 位点突变导致酶的耐热性和活性下降，是导致人群 Hcy 中度升高的主要因素之一。Casas 等组织的纳入 111 项研究的 Meta 分析表明，TT 基因型人群较 CC 基因型人群 Hcy 水平高约 $1.93\mu mol/L$（95%CI：1.38~2.47），相应卒中风险增加 26%（OR：1.26；95%CI：1.14~1.40）；而在中国汉族人群中，TT 基因型患者卒中风险增加了 1.55 倍（OR：1.55；95%CI：1.26~1.90），表明该基因多态性对中国人群的卒中易患性具有更强的修饰效应。同时，在中国高血压人群中，与 CC 基因型比较，TT 基因型人群恶性肿瘤风险增加 86%（HR：1.86；95%CI：1.07~3.22）。同时，一系列 Meta 分析结果显示，叶酸可以降低 11% 的卒中发病风险；叶酸剂量为 0.8mg 疗效更佳。另有研究表明，ACEI 与叶酸在降低心血管病风险方面存在协同作用。因此，在降压的同时降低 Hcy 水平，对防治我国高血压所致卒中的发生和死亡均具有重要意义，将是减轻我国当前卒中沉重疾病负担的重要策略。

（5）临床疗效和安全性　注册临床试验结果显示，马来酸依那普利叶酸片 10.8mg 组、马来酸依那普利叶酸片 10.4mg 组、依那普利组降低血压或降低 Hcy 水平的有效率分别为 65.1%、59.6% 及 45.8%，2 个马来酸依那普利叶酸片治疗组的有效率均显著优于依那普利组；同时，马来酸依那普利叶酸片各种不良事件发生率与依那普利类似，表明马来酸依那普利叶酸片可以安全、有效地降低轻、中度原发性高血压患者的血压和 Hcy 水平。另有研究显示，马来酸依那普利叶酸片降低 Hcy 的疗效也显著优于降压药物和市售叶酸的联合用药，显示该复方药物在服药依从性、药物搭配、制剂工艺方面均具有优势。马来酸依那普利叶酸片安全性、耐受性均良好，与相同剂量的依那普利类似。马来酸依那普利叶酸片自上市以来，使用患者已达数百万例，国家药监部门和生产企业均未收到药品说明书所载之外的严重不良事件报告。

（6）循证证据

①卒中：中国卒中一级预防研究（China Stroke Primary Prevention Trial，CSPPT）是一项多中心、随机、双盲对照临床试验。该研究共纳入了 20702 例原发性高血压患者，随机给予马来酸依那普利叶酸片 10.8mg 或依那普利 10mg 每日 1 片治疗，允许根据指南合并其他降压药物控制血压，观察时间为 4.5 年（中位数）。结果表明：与以依那普利为基础的降

压治疗方案相比，以马来酸依那普利叶酸片为基础的降压治疗方案可进一步显著降低 21% 的首发卒中风险（HR：0.79；95%CI：0.69~0.93；P=0.003）、20% 的复合心血管事件风险（心血管死亡、心肌梗死及卒中 3 项之和）（HR：0.80；95%CI：0.69~0.92；P=0.002）和 24% 的缺血性卒中风险（HR：0.76；95%CI：0.64~0.91；P=0.002）；两组间不良事件发生率均无显著差异。进一步分析表明，随着 Hcy 水平的升高，马来酸依那普利叶酸片降低卒中发生风险的疗效增加，高血压患者在 Hcy < 10μmol/L 时未见显著获益，而在 Hcy10~15μmol/L（HR：0.78；95%CI：0.63~0.98）和 ≥ 15μmol/L（HR：0.74；95%CI：0.57~0.98）时，马来酸依那普利叶酸片较单纯降压均可进一步显著降低卒中发生风险；同时，马来酸依那普利叶酸片较单纯降压可以降低 31% 胆固醇水平升高导致的卒中风险（HR：0.69；95%CI：0.56~0.84），降低 34% 糖尿病人群卒中风险（HR：0.66；95%CI：0.46~0.97）。

②肾脏病：与单纯降压相比，马来酸依那普利叶酸片能够降低高血压患者 21% 的肾脏病进展风险（OR：0.79；95%CI：0.62~1.00），降低基线合并 CKD 患者 56% 的肾脏病进展风险（OR：0.44；95%CI：0.26~0.75）；降低 51% 高蛋白尿导致的死亡风险；降低基线合并糖尿病患者 52% 新发蛋白尿风险（OR：0.48；95%CI：0.29~0.81）。

③高尿酸血症：与单纯降压相比，马来酸依那普利叶酸片可以显著降低高血压患者尿酸水平，降低 11% 新发高尿酸血症的发病风险（OR：0.89；95%CI：0.79~0.99），提高 31% 高尿酸血症的控制率（OR：1.31；95%CI：1.01~1.70）。

④针对基因分型的血压管理：马来酸依那普利叶酸片降低 TT 基因型人群 Hcy 水平的效果显著优于 CC 基因型人群。CSPPT 显示，在非 TT 基因型人群，马来酸依那普利叶酸片降低 18% 卒中风险（HR：0.82；95%CI：0.68~0.99），而在 TT 基因型人群疗效升高至 28%（HR：0.72；95%CI：0.53~0.97）；

在 TT 基因型且叶酸不足人群，马来酸依那普利叶酸片显著降低 53% 恶性肿瘤风险（HR：0.47；95%CI：0.24～0.94）。同时，TT 基因型由于遗传性 Hcy 升高和叶酸降低，对其损伤更为敏感，在较低 Hcy 水平及相对较高叶酸水平即可观察到明显损伤，需要更强化的生活方式干预和更高剂量的叶酸干预。

（7）药物规格　马来酸依那普利叶酸片的药物活性成分为依那普利和叶酸，有下述 3 种规格（表 3-13）。

表 3-13　马来酸依那普利叶酸片药物规格

序号	规格	批准文号
1	马来酸依那普利 10mg/ 叶酸 0.8mg	国药准字 H20103723
2	马来酸依那普利 10mg/ 叶酸 0.4mg	国药准字 H20103724
3	马来酸依那普利 5mg/ 叶酸 0.4mg	国药准字 H20103783

5. 左旋氨氯地平

左旋氨氯地平是我国拥有独立知识产权的抗高血压药物，于 1999 年获得全球首个上市，属于国家 1.3 类创新药。经过系列基础与临床研究证实了该类药物在防治高血压和心血管病中的可靠作用。

（1）药学部分

①左旋氨氯地平是降压药物中的手性药物。手性药物是以单一对映体使用，以达到减小剂量、降低不良事件发生风险和人体对药物代谢及清除负担的目的。1992 年美国 FDA 要求外消旋体药物必须以光学纯的单一对映体上市应用。我国药监部门也同样作出了类似规定。我国自主研发的第一个手性降压药物左旋氨氯地平是由施慧达药业集团（吉林）有限公司通过手性拆分技术，去除了氨氯地平中的右旋成分，首次得到了纯净左旋体并获得化合物发明专利和知识产权，以"苯磺酸左旋氨氯地平（施慧达）"命名上市。2003 年由石药集团通过改

变酸根的方法生产出第二个手性左旋体氨氯地平药物，称为"马来酸左旋氨氯地平（玄宁）"，并获得知识产权。这两种药物均为我国制药工业研发的具有专利权和自主知识产权的创新药物。

②左旋氨氯地平的药学特征：

药效学特征：苯磺酸左旋氨氯地平和马来酸左旋氨氯地平降压作用是右旋体的 1000 倍，是 1∶1 外消旋体的 2 倍，右旋体几乎无降压作用，在敏感患者个体可引起头痛、肢端水肿、面部潮红等症状，但弱于消旋体的苯磺酸氨氯地平。

药动学特征：服用外消旋体氨氯地平后，左旋体半衰期明显长于右旋体，前者为 50.6 小时，后者为 35.5 小时，且左旋体吸收优于右旋体。终末消除半衰期健康者约为 35 小时，高血压患者延长为 50 小时，老年患者延长为 65 小时，肝功能受损者延长为 60 小时，肾功能不全者不受影响。

（2）药理作用及临床循证

①降压疗效：通过手性药物拆分技术去除右旋体的左旋氨氯地平有效地保留了外消旋体氨氯地平的降压作用。

我国一项《苯磺酸左旋氨氯地平与苯磺酸氨氯地平治疗原发性轻中度高血压的随机、双盲平行研究》显示，苯磺酸左旋氨氯地平 2.5mg 与苯磺酸氨氯地平 5mg 降压作用相似，两种药物治疗的总有效率分别为 84.91% 和 77.45%。同时观察发现药物漏服 24 小时和 48 小时后，仍能保持血压低于 140/90mmHg，提示药物有长效持久的降压作用。另一《马来酸左旋氨氯地平与苯磺酸氨氯地平治疗轻中度原发性高血压》研究显示，马来酸左旋氨氯地平降压平稳、长效、安全，不仅可以有效控制 24 小时血压，还可抑制清晨高血压。由于专利保护方面的原因，目前关于左旋氨氯地平在国际上的临床应用研究主要集中于包括韩国、印度在内的亚洲国家。

我国研究显示，苯磺酸左旋氨氯地平的降压幅度和降压有效率至少等同于其他常用降压药物。苯磺酸左旋氨氯地平与卡托普利、美托洛尔、卡维地洛或氢氯噻嗪等降压药物联合应用时，可以进一步提高降压效果。国家"十一五"高血压综合防治项目的亚课题《左旋氨氯地平对血压控制不良患者微量白蛋白尿逆转作用》研究结果显示，苯磺酸左旋氨氯地平联合 AT1 受体拮抗剂，在血压达标的同时还可明显减少微量白蛋白尿；关于非杓型老年高血压患者的研究显示，不论是白昼还是夜晚服用苯磺酸左旋氨氯地平，均可较好地纠正夜间的高负荷血压，提高夜间血压达标率，控制血压变异性。国家"十二五"新药创制科技重大专项《马来酸左旋氨氯地平与苯磺酸氨氯地平治疗高血压的比较效果研究》（LEADER 研究）针对中国高血压患者进行了大样本、多中心、前瞻性比较研究，探索适合我国的抗高血压药物治疗方案，研究显示，马来酸左旋氨氯地平与进口苯磺酸氨氯地平疗效相当，而药物安全性和药物经济学具有差异化优势，马来酸左旋氨氯地平不良反应少。在控制血压变异性方面，左旋氨氯地平（2.5~5mg，1次/天）优于拉西地平（4~8mg，1次/天）。

②靶器官保护作用：左旋氨氯地平（不论是苯磺酸氨氯地平，还是马来酸氨氯地平）单独或与其他降压药物联合应用，在有效降压的同时，均有逆转左心室肥厚、降低白蛋白尿、保护肾功能的作用。在改善动态动脉硬化指数、保护血管内皮功能方面进行了相应的临床观察，确定了左旋氨氯地平的器官保护作用。

（3）耐受性与安全性　左旋氨氯地平在有效保留外消旋氨氯地平降压药理效果的同时，使服药剂量减少了 50%，降低治疗相关的不良反应发生率，使其具有更好的安全性和耐受性。与外消旋氨氯地平相比，左旋氨氯地平在治疗过程中，患者水肿和面部潮红等不良反应发生率较低，且依从性高，耐受性更好。应用氨氯地平、硝苯地平缓、控释片及非洛地平缓释片出现水肿的患者，改用左旋氨氯地平后下肢水肿不良反应发生率降低。

（4）临床推荐

①适应证：主要用于高血压与冠心病心绞痛的治疗。对于轻度高血压患者，可首选左旋氨氯地平单药治疗。对于难治性高血压或具有其他高危因素者，可与一种或多种其他降压药物联合应用，以保证血压达标。

②用药方法：通常口服起始剂量为 2.5mg，每日 1 次，最大剂量为 5mg，每日 1 次。瘦小者、体质虚弱者、老年患者或肝功能受损者起始剂量为 1.25mg，每日 1 次，若 1~2 周后血压达标不理想或心绞痛症状控制不满意，可逐渐增加治疗剂量至最大剂量。肾功能不全对本品的药动学特点无显著影响，不被血液透析清除，故可用于不同程度的肾功能不全患者，血液透析患者无需调整剂量。老年患者用药剂量与一般成年人相同，但开始治疗时应由小剂量开始，若患者能够耐受可逐渐增加至治疗剂量。

（5）左旋氨氯地平作为民族创新药，能够高质量降压，保护靶器官，而且价格更合理。截至 2022 年 2 月，已公开发表的左旋氨氯地平学术论文有 9294 篇，至今已拥有 56 项国内发明专利，12 项国际发明专利，为高血压领域的治疗奠定了基础。

三、药物治疗：降压药物联合治疗

联合应用降压药物已成为降压治疗的基本方法。为了达到目标血压水平，大部分高血压患者需要使用 2 种或 2 种以上降压药物。

1. 联合用药的适应证

血压 ≥ 160/100mmHg 或高于目标血压 20/10mmHg 的高危人群，往往初始治疗即需要应用 2 种降压药物。如血压超过 140/90mmHg，也可考虑初始小剂量联合降压药物治疗。如仍不能达到目标血压，可在原药基础上加量，或可能需要 3 种甚至 4 种以上降压药物。CHIEF 研究表明，初始联合治疗对国人心血管中高危的中老年高血压患者有良好的降压作用，可明显提高血压控制率。

2.联合用药的方法

两药联合时，降压作用机制应具有互补性，同时具有相加的降压作用，并可互相抵消或减轻不良反应。例如，在应用ACEI 或 ARB 基础上加用小剂量噻嗪类利尿剂，降压效果可以达到甚至超过将原有的 ACEI 或 ARB 剂量倍增的降压幅度。同样加用二氢吡啶类 CCB 也有相似效果。

3.联合用药方案（图3-1）

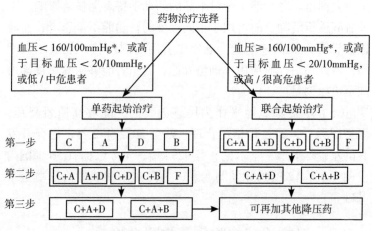

图 3-1　降压治疗流程图

注：A：ACEI 或 ARB；B：β 受体阻滞剂；C：二氢吡啶类 CCB；D：噻嗪类利尿剂；F：固定复方制剂

* 对血压 ≥ 140/90mmHg 的高血压患者，也可起始小剂量联合治疗；** 包括剂量递增到足剂量

（1）ACEI 或 ARB+ 噻嗪类利尿剂：ACEI 和 ARB 可使血钾水平略有上升，能拮抗噻嗪类利尿剂长期应用所致的低血钾等不良反应。ACEI 或 ARB+ 噻嗪类利尿剂合用有协同作用，有利于改善降压效果。

（2）二氢吡啶类 CCB+ACEI 或 ARB：CCB 具有直接扩张

动脉的作用，ACEI 或 ARB 既扩张动脉、又扩张静脉，故两药合用有协同降压作用。二氢吡啶类 CCB 常见的不良反应为踝部水肿，可被 ACEI 或 ARB 减轻或抵消。CHIEF 研究表明，小剂量长效二氢吡啶类 CCB+ARB 用于初始治疗高血压患者，可明显提高血压控制率。此外，ACEI 或 ARB 也可部分阻断 CCB 所致反射性交感神经张力增加和心率加快的不良反应。

（3）二氢吡啶类 CCB+ 噻嗪类利尿剂：FEVER 研究证实，二氢吡啶类 CCB+ 噻嗪类利尿剂治疗，可降低高血压患者脑卒中发生的风险。

（4）二氢吡啶类 CCB+β 受体阻滞剂：CCB 具有扩张血管和轻度增加心率的作用，恰好抵消 β 受体阻滞剂的缩血管及减慢心率的作用，两药联合可使不良反应减轻。

我国临床主要推荐应用的优化联合治疗方案是：二氢吡啶类 CCB+ARB；二氢吡啶类 CCB+ACEI；ARB+ 噻嗪类利尿剂；ACEI+ 噻嗪类利尿剂；二氢吡啶类 CCB+ 噻嗪类利尿剂；二氢吡啶类 CCB+β 受体阻滞剂。

可以考虑使用的联合治疗方案是：利尿剂 +β 受体阻滞剂；α 受体阻滞剂 +β 受体阻滞剂；二氢吡啶类 CCB+ 保钾利尿剂；噻嗪类利尿剂 + 保钾利尿剂。

不常规推荐但必要时可慎用的联合治疗方案是：ACEI+β 受体阻滞剂；ARB+β 受体阻滞剂；ACEI+ARB；中枢作用药 +β 受体阻滞剂。

多种药物的合用：①三药联合的方案：在上述各种两药联合方式中加上另一种降压药物便构成三药联合方案，其中二氢吡啶类 CCB+ACEI（或 ARB）+ 噻嗪类利尿剂组成的联合方案最为常用。②四种药联合的方案：主要适用于难治性高血压患者，可以在上述三药联合基础上加用第 4 种药物如 β 受体阻滞剂、醛固酮受体拮抗剂、氨苯蝶啶、可乐定或 α 受体阻滞剂等。

4. 单片复方制剂（SPC）

是常用的一组高血压联合治疗药物。通常由不同作用机制的两种或两种以上的降压药组成。与随机组方的降压联合治疗相比，其优点是使用方便，可改善治疗的依从性及疗效，是联合治疗的新趋势。应用时注意其相应组成成分的禁忌证或可能的不良反应。

我国传统的单片复方制剂：包括复方利血平（复方降压片）、复方利血平氨苯蝶啶片、珍菊降压片等，以当时常用的利血平、氢氯噻嗪、盐酸双屈嗪或可乐定为主要成分。此类复方制剂目前仍在基层较广泛使用，尤以长效的复方利血平氨苯蝶啶片为著。

新型的单片复方制剂：一般由不同作用机制的两种药物组成，多数每天口服 1 次，使用方便，可改善依从性。目前我国上市的新型的单片复方制剂主要包括：ACEI+ 噻嗪类利尿剂，ARB+ 噻嗪类利尿剂；二氢吡啶类 CCB+ARB，二氢吡啶类 CCB+ACEI，二氢吡啶类 CCB+β 受体阻滞剂，噻嗪类利尿剂 + 保钾利尿剂等。

四、降压药物的研究进展

随着对高血压发病机制研究的不断深入和基因技术的不断发展，许多新型抗高血压药物正在开发研究中。目前临床研究阶段的抗高血压新药主要包括下列几种：

1. 血管活性肽酶抑制剂（VPI）

VPI 是一类既可抑制中性肽内切酶（NEP）又可抑制 ACE 的单一结构化合物分子的双重肽酶抑制剂。代表药有奥帕曲拉（Oma）、法西多曲（Fasidotril）及山帕曲拉（Sampatrilat）等。奥帕曲拉已进入大规模、多中心、随机、双盲、安慰剂平行对照试验，但不良事件的发生率令人关注。

2. 血管紧张素受体 – 脑啡肽酶双重抑制剂

该类药含有脑啡肽酶抑制剂和 ARB，目前有几种该类药已进入临床试验阶段。沙库巴曲缬沙坦于2015年通过了美国FDA优先级审核，目前被指南列为心力衰竭用药。

3. 血管紧张素治疗性疫苗

该药靶向作用于 Ang Ⅱ，使人体产生抗 Ang Ⅱ 的抗体而有效降压，抗体应答效果持续时间长（可达2~4周），有助于解决高血压患者服药依从性差的问题。目前血管紧张素治疗性疫苗仍处于临床研究阶段，仅针对血管紧张素这一作用机制。

4. 新型复方制剂

（1）三药联合的复方降压制剂：由 RAAS 抑制剂、CCB 与噻嗪类利尿剂3种药物所组成的三组分复方制剂，在欧美国家已进入临床应用。包括阿利吉仑、氨氯地平及氢氯噻嗪组成，以及由替米沙坦、氨氯地平、氢氯噻嗪组成的复方制剂。

（2）与非降压药联合的复方制剂：包括 CCB+HMG-CoA 还原酶抑制剂、RAAS 抑制剂或 CCB+ 叶酸、RAAS 抑制剂 + 口服降糖药（TAK536/ 吡格列酮）等。

5. 其他新药

AT2 受体激动剂、ACE2 激动剂（DIZE 和重组 rhACE2）、醛固酮合酶抑制剂（LCI 699）、内皮素受体拮抗剂（TBC 3711）、心钠素受体激动剂、一氧化氮合酶类降压药、神经肽 Y2 受体拮抗剂、P 物质非肽类拮抗剂等。其中某些新药处于Ⅰ、Ⅱ、Ⅲ期或临床试验阶段，其降压疗效和安全性尚待研究。

参考文献

［1］陈伟伟，高润霖，刘力生，等. 中国心血管病报告2016概要［J］. 中国循环杂志，2017，32（6）.

［2］李立明，饶克勤，孔灵芝，等. 中国居民2002年营养与健康状况调查［J］. 中华流行病学杂志，2005，26（7）：478-484.

［3］胡以松，姚崇华，王文志，等. 2002 年中国部分民族高血压患病情况［J］. 卫生研究，2006, 35（5）: 573-575.

［4］国家卫生和计划生育委员会疾病预防控制局. 中国居民营养与慢性病状况报告（2015）［M］. 北京: 人民卫生出版社，2015: 33-50.

［5］Liu L, Zhang Y, Liu G, et al. The Felodipine Event Reduction（FEVER）Study: a randomized long-term placebo-controlled trial in Chinese hypertensive patients［J］. J Hypertens, 2005, 23（12）: 2157-2172.

［6］Wang JG, Staessen JA, Gong L, et al. Chinese trial on isolated systolic hypertension in the elderly. Systolic Hypertension in China（Syst-China）Collaborative Group［J］. Arch Intern Med, 2000, 160（2）: 211-220.

［7］Staessen JA, Fagard R, Thijs L, et al. Randomised double-blind comparison of placebo and active treatment for older patients with isolated systolic hypertension.The Systolic Hypertension in Europe（Syst-Eur）Trial Investigators［J］. Lancet（London, England）, 1997, 350（9080）: 757-764.

［8］Beckett NS, Peters R, Fletcher AE, et al. Treatment of hypertension in patients 80 years of age or older［J］. N Engl J Med, 2008, 358（18）: 1887-1898.

［9］SPRINT Research Group, Wright JT, Jr, Williamson JD, et al. A Randomized Trial of Intensive versus Standard Blood Pressure Control［J］. N Eng J Med, 2015, 373（22）: 2103-2116.

［10］中国肥胖问题工作组数据汇总分析协作组. 中国成人体重指数和腰围对相关疾病危险因素异常的预测价值: 适宜体重指数和腰围切点的研究［J］. 中华流行病学杂志，2002, 23（1）: 5-10.

［11］中华人民共和国卫生部疾病控制司. 中国成人超重和肥胖症预防控制指南［M］. 北京: 人民卫生出版社，

2006: 54.

[12] Douketis JD, Macie C, Thabane L, et al. Systematic review of long-term weight loss studies in obese adults: clinical significance and applicability to clinical practice [J]. Int J Obesi, 2005, 29(10): 1153-1167.

[13] Wing RR, Lang W, Wadden TA, et al. Benefits of modest weight loss in improving cardiovascular risk factors in overweight and obese individuals with type 2 diabetes [J]. Diabetes care, 2011, 34(7): 1481-1486.

[14] Appel LJ, Moore TJ, Obarzanek E, et al. A clinical trial of the effects of dietary patterns on blood pressure. DASH Collaborative Research Group [J]. N Eng J Med, 1997, 336(16): 1117-1124.

[15] Saneei P, Salehi-Abargouei A, Esmaillzadeh A, et al. Influence of Dietary Approaches to Stop Hypertension (DASH) diet on blood pressure: a systematic review and meta-analysis on randomized controlled trials [J]. Nutr Metab Cardiovasc Dis., 2014, 24(12): 1253-1261.

[16] Struijk EA, May AM, Wezenbeek NL, et al. Adherence to dietary guidelines and cardiovascular disease risk in the EPIC_NL cohort [J]. Int J Cardiol, 2014, 176 (2): 354-359.

[17] Fung TT, Chiuve SE, McCullough ML, et al. Adherence to a DASH-style diet and risk of coronary heart disease and stroke in women [J]. Arch Intern Med, 2008, 168(7): 713-720.

[18] Sacks FM, Svetkey LP, Vollmer WM, et al. Effects on blood pressure of reduced dietary sodium and the Dietary Approaches to Stop Hypertension (DASH) diet.DASH-Sodium Collaborative Research Group [J]. N Eng J Med, 2001, 344(1): 3-10.

[19] ICR G. Intersalt: an international study of electrolyte excretion and blood pressure. Results for 24 hour urinary sodium and potassium excretion. Intersalt Cooperative Research Group [J]. BMJ (Clinical researched), 1988, 297 (6644): 319-328.

[20] Aburto NJ, Hanson S, Gutierrez H, et al. Effect of increased potassium intake on cardiovascular risk factors and disease: systematic review and meta-analyses [J]. BMJ, 2013, 346: f1378.

[21] Whelton SP, Chin A, Xin X, et al. Effect of aerobic exercise on blood pressure: a meta-analysis of randomized, controlled trials [J]. Ann Intern Med, 2002, 136 (7): 493-503.

[22] Engstrom G, Hedblad B, Janzon L. Hypertensive men who exercise regularly have lower rate of cardiovascular mortality [J]. J Hypertens, 1999, 17 (6): 737-742.

[23] Leung AA, Nerenberg K, Daskalopoulou SS, et al. Hypertension Canada's 2016 Canadian Hypertension Education Program Guidelines for Blood Pressure Measurement, Diagnosis, Assessment of Risk, Prevention and Treatment of Hypertension [J]. Canadian J Cardio, 2016, 32 (5): 569-588.

[24] Mancia G, Fagard R, Narkiewicz K, et al. 2013 ESH /ESC Guidelines for the management of arterial hypertension: the Task Force for the management of arterial hypertension of the European Society of Hypertension (ESH) and of the European Society of Cardiology (ESC) [J]. J Hypertens, 2013, 31 (7): 1281-1357.

[25] Xin X, He J, Frontini MG, et al. Effects of alcohol reduction on blood pressure: a meta-analysis of randomized controlled trials [J]. Hypertension, 2001, 38 (5): 1112-1127.

[26] Malek AM, Cushman M, Lackland DT, et al. Secondhand Smoke Exposure and Stroke: The Reasons for Geographic and Racial Differences in Stroke (REGARDS) Study [J]. Am J Preven Med, 2015, 49(6): e89–97.

[27] Clair C, Rigotti NA, Porneala B, et al. Association of smoking cessation and weight change with cardiovascular disease among adults with and without diabetes [J]. JAMA, 2013, 309(10): 1014–1021.

[28] Lambert E, Dawood T, Straznicky N, et al. Association between the sympathetic firing pattern and anxiety level in patients with the metabolic syndrome and elevated blood pressure [J]. J Hypertens, 2010, 28(3): 543–550.

[29] Bajko Z, Szekeres CC, Kovacs KR, et al. Anxiety, depression and autonomic nervous system dysfunction in hypertension [J]. J Neurol Sci, 2012, 317(1–2): 112–116.

[30] Beckett NS, Peters R, Fletcher AE, et al. Treatment of hyper–tension in patients 80 years of age or older [J]. N Engl J Med, 2008, 358(18): 1887–1898.

[31] Okin PM, Oikarinen L, Viitasalo M, et al. Prognostic value of changes in theelectrocardiographic strain pattern during antihypertensive treatment: the Losartan Intervention for End–Point Reduction in Hypertension Study (LIFE) [J]. Circulation, 2009, 119(14): 1883–1891.

[32] Parving HH, Lehnert H, Bröchner–Mortensen J, et al. The effect of irbesartan on the development of diabetic nephropathy in patients with type 2 diabetes [J]. N Engl J Med, 2001, 345(12): 870–878.

[33] Lewis EJ, Hunsicker LG, Clarke WR, et al. Renoprotective effect of the angiotensin–receptor antagonist irbesartan in patients with nephropathy due to type 2 diabetes [J]. N Engl

J Med, 2001, 345 (12): 851–860.

[34] 宗文漪，杨文英，向红丁，等. 厄贝沙坦治疗 2 型糖
尿病伴白蛋白尿患者有效性和安全性：多中心随机双
盲对照研究 [J]. 中华内分泌代谢杂志，2008, 24 (1)：
55–58.

[35] Weber MA, Julius S, Kjeldsen SE, et al. Blood pressure
dependent and independent effffects of antihypertensive
treatment on clinical events in the VALUE Trial [J].
Lancet, 2004, 363 (9426): 2049–2051.

[36] Brown MJ, Palmer CR, Castaigne A, et al. Morbidity and
mortality in patients randomised to double–blind treatment
with a long–acting calcium–channel blocker or diuretic in the
International Nifedipine GITS study: Intervention as a Goal
in Hypertension Treatment (INSIGHT) [J]. Lancet, 2000,
356 (9227): 366–372.

[37] Liu L, Zhang Y, Liu G, et al. for the FEVER Study
Group. The Felodipine Event Reduction (FEVER) Study:
arandomized long– term placebo–controlled trial in Chinese
hypertensive patients [J]. J Hypertens, 2005, 23 (12):
2157–2172.

[38] Kario K, Saito I, Kushiro T, et al. Home blood
pressure and cardiovascular outcomes in patients during
antihypertensive therapy: primary results of HONEST, a
large–scale prospective, real–world observational study [J].
Hypertension, 2014, 64 (5): 989–996.

[39] 中华医学会心血管病学分会高血压血组. 清晨血压临
床管理的中国专家指导建议 [J]. 中华心血管病杂志，
2014, 42 (9): 721–725.

[40] Feldman RD, Zou GY, Vandervoort MK, et al. A Simplified
Approach to the Treatment of Uncomplicated Hypertension. A

Cluster Randomized, Controlled Trial [J]. Hypertension, 2009, 53 (4): 646–653.

[41] Gupta AK, Arshad S, Poulter NR. Compliance, safety, and effectiveness of fixed–dose combinations of antihypertensive agents: a meta–analysis [J]. Hypertension, 2010, 55 (2): 399–407.

[42] Hou FF, Xie D, Zhang X, et al. Renoprotection of Optimal Antiproteinuric Doses (ROAD) Study: a randomized controlled study of benazepril and losartan in chronic renal insufficiency [J]. J Am Soc Nephrol, 2007, 18 (6): 1889– 1898.

[43] Julius S, Nesbitt S, Egan B, et al. Trial of Preventing Hypertension: Design and 2–Year Progress Report [J]. Hypertension, 2004, 44 (2): 146–151.

[44] Saito I, Kario K, Kushiro T, et al. Rationale, study design, baseline characteristics and blood pressure at 16 weeks in the HONEST Study [J]. Hypertens Res, 2013, 36 (2): 177– 182.

[45] Schrader J, Lü ders S, Kulschewski A, et al. The ACCESS Study: evaluation of Acute Candesartan Cilexetil Therapy in Stroke Survivors [J]. Stroke, 2003, 34 (7): 1699–1703.

[46] James PA, Oparil S, Carter BL, et al. 2014 evidence–based guideline for the management of high blood pressure in adults: report from the panel members appointed to the Eighth Joint National Committee (JNC8) [J]. JAMA, 2014, 311 (5): 507–520.

[47] Shimamoto K, Ando K, Fujita T, et al. The Japanese Society of Hypertension Guidelines for the Management of Hypertension (JSH 2014) [J]. Hypertens Res, 2014, 37 (4): 253–390.

［48］Leung AA, Nerenberg K, Daskalopoulou SS, et al. Hyperten-sion Canada's 2016 Canadian Hypertension Education Program Guidelines for Blood Pressure Measurement, Diagnosis, Assessment of Risk, Prevention, and Treatment of Hypertension［J］. Can J Cardiol, 2016, 32（5）: 569-588.

［49］Palatini P, Rosei EA, Casiglia E, et al. Management of the hypertensive patient with elevated heart rate: Statement of the Second Consensus Conference endorsed by the European Society of Hypertension［J］. J Hypertens, 2016, 34（5）: 813-821.

［50］Bousquet P, Feldman J, Schwartz J. Central cardiovascular effects of alpha-adrenergic drugs: differences between catecholamines and imidazolines［J］. J Pharmacol Exp Ther, 1984, 230（1）: 232-236.

［51］Nikolic K, Agbaba D. Imidazoline antihypertensive drugs, selective i1-imdazoline receptor activation［J］. Cardiovascular Theraputics, 2012, 0（4）: 209-216.

［52］Denolle T, Chamontin B, Doll G, et al. Management of resistant hypertension: expert consensus statement from the French society of hypertension, an affiliate of the French Society of Cariology［J］. J Human Hypertens, 2016, 30（11）: 657-663.

［53］单片复方制剂降压治疗中国专家共识专家组, 中华医学会心血管病学分会, 中国老年学学会心脑血管病专业委员会. 单片复方制剂降压治疗中国专家共识［J］. 中华高血压杂志, 2012, 20（7）: 624-628.

［54］NUSSBAUM HE, LEFF WA, MATTIA VD JR, et al. Fixed combination of chlorothiazide-reserpine in hypertension［J］. Am J Med Sci, 1958, 236（6）: 786-789.

［55］刘力生, 王文, 姚崇华, 等. 中国高血压防治指南

（2009 年基层版）［J］. 中华高血压杂志，2010，18（1）：11-30.

［56］吴彦，孙宁玲，洪昭光，等. 北京降压 0 号治疗轻中度原发性高血压的长期疗效观察［J］. 中华心血管病杂志，2003，31（6）：408-412.

［57］孙宁玲，吴彦，洪昭光，等. 北京降压 0 号与氨氯地平治疗原发性高血压的临床对比试验［J］. 中国临床药理学杂志，2002，18（3）：171-173.

［58］张奕，秦雪英，武轶群，等. 降压 0 号治疗原发性高血压短期疗效和安全性分析［J］. 中华疾病控制杂志，2010，14（1）：5-7.

［59］张奕，武轶群，秦雪英，等. 降压 0 号治疗原发性高血压长期疗效和安全性评价［J］. 中国社区医师，2008，24（13）：19-21.

［60］李振华，王丽华，张纪荣，等. 长期服用复方降压片治疗 1 或 2 级原发性高血压的疗效观察［J］. 中华全科医师杂志，2005，4（2）：86-88.

［61］金智敏. 珍菊降压片与其他一线降压药治疗原发性高血压临床研究［J］. 中成药，2001，23（12）：882-884.

［62］李振华，王立华，张纪荣，等. 长期服用复方降压片对轻、中度高血压病降压效果及血清糖、胰岛素、尿酸、血脂的影响［J］. 中国心血管病研究杂志，2004，2（1）：44-46.

［63］章建梁，秦永文，郑兴，等. 不同糖耐量状态对高血压患者抗高血压药物治疗后代谢变化的影响［J］. 中国全科医学，2005，8（4）：270-272，275.

［64］章建梁，秦永文，郑兴，等. 三种抗高血压药物联合应用方案对高血压患者胰岛素抵抗和代谢的影响［J］. 心肺血管病杂志，2004，23（3）：153-157.

［65］王馨，段雪英，王增武，等. 社区复方制剂抗高血压治

疗研究：2 年干预效果分析［J］. 中国循环杂志, 2015,
30（5）: 449-454.

［66］朱国琴, 王文健, 何燕, 等. 珍菊降压片联合长效降压
药物治疗高血压的临床研究［J］. 中国药师, 2015, 18
（8）: 1349-1352.

［67］孟琼, 黄昊, 林锦培, 等. 珍菊降压片联合缬沙坦治疗
原发性高血压（肝阳上亢证）患者的疗效观察［J］. 中
国临床医学, 2014, 21（3）: 348-350.

［68］Dahlöf B, Devereux RB, Kjeldsen SE, et al. Cardiovascular
morbidity and mortality in the Losartan Intervention For
Endpoint reduction in hypertension study（LIFE）: a
randomized trial against atenolol［J］. Lancet, 2002, 359
（9311）: 995-1003.

［69］Julius S, Kjeldsen SE, Weber M, et al. Outcomes in
hypertensive patients at high cardiovascular risk treated
with regimens based on valsartan or amlodipine: the ALUE
randomized trial［J］. Lancet, 2004, 363（9426）: 2022-
2031.

［70］Liu L, Zhang Y, Liu G, et al. for the FEVER Study
Group. The Felodipine Event Reduction（FEVER）Study:
arandomized longterm placebo-controlled trial in Chinese
hypertensive patients［J］. J Hypertens, 2005, 23（12）:
2157-2172.

［71］Wang W, Ma L, Zhang Y, et al. The combination of
amlodipine and angiotensin receptor blocker or diuretics
in high-risk hypertensive patients: rationale, design and
baseline characteristics［J］. J Hum Hypertens, 2011, 25
（4）: 271-277.

［72］中国老年医学学会高血压分会, 中国医师协会高血压专
业委员会. 复方利血平氨苯蝶啶片临床应用中国专家共

识［J］. 中国心血管杂志，2016, 21（5）: 339-343.

［73］中华医学会心血管病学分会高血压学组. 利尿剂治疗高血压的中国专家共识［J］. 中华高血压杂志，2011, 19（3）: 214-222.

［74］范雯怡，武轶群，曹洋，等. 降压0号治疗老年单纯收缩期高血压的疗效和安全性评价［J］. 现代预防医学，2012, 39（4）: 1008-1010, 1021.

［75］武轶群，何柳，宋岩，等. 降压0号治疗原发性高血压有效性和安全性的系统评价［J］. 中华疾病控制杂志，2009, 13（3）: 225-231.

［76］荆珊，王鸿懿，孙宁玲，等. 复方利血平氨苯蝶啶片联合其他抗高血压药物治疗非杓型原发性高血压患者的血压达标情况及其安全性［J］. 中国慢性病预防与控制，2013, 21（1）: 45-47.

［77］谭静，华琦，刘荣坤，等. 动态血压监测比较北京降压0号和氢氯噻嗪的降压疗效［J］. 首都医科大学学报，2006, 27（2）: 222-225.

［78］荆珊，王鸿懿，孙宁玲. 不同时间服用复方利血平氨苯蝶啶片对非杓型原发性高血压患者血压节律和24小时动态血压的影响研究［J］. 中国全科医学，2013, 16（2）: 133-135, 139.

［79］Franse LV, Pahor M, Di Bari M, et al. Serum uric acid, diuretic treatment and risk of cardiovascular events in the Systolic Hypertension in the Elderly Program SHEP［J］. J Hypertens, 2000, 18（8）: 1149-1154.

［80］荆珊，孙宁玲，张抒扬，等. 阿利沙坦酯治疗轻中度原发性高血压的有效性和安全性［J］. 中国临床药理学杂志，2013, 29（10）: 728-731.

［81］Li Y, Li XH, Huang ZJ, et al. A randomized, double blind, placebo-controlled, multicenter phase II trial of Allisartan

Isoproxil in essential hypertensive population at low-medium risk [J]. PLoS One, 2015, 10(2): e0117560.

[82] 李建平, 卢新政, 霍勇, 等. H 型高血压诊断与治疗专家共识 [J]. 中国医学前沿杂志 (电子版), 2016, 8(5): 23-28.

[83] Qin X, Li Y, Sun N, et al. Elevated Homocysteine Concentrations Decrease the Antihypertensive Effect of Angiotensin Converting Enzyme Inhibitors in Hypertensive Patients [J]. Arterioscler Thromb Vasc Biol, 2017, 37(1): 166-172.

[84] Li J, Jiang S, Zhang Y, et al. H-type hypertension and risk of stroke in Chinese adults: A prospective, nested case-control study [J]. J Transl Intern Med, 2015, 3(4): 171-178.

[85] Casas JP, Bautista LE, Smeeth L, et al. Homocysteine and stroke: evidence on a causal link from mendelian randomization [J]. Lancet, 2005, 365(9455): 224-232.

[86] Xu X, Li J, Sheng W, et al. Meta-analysis of genetic studies from journals published in China of ischemic stroke in the Han Chinese population [J]. Cerebrovasc Dis, 2008, 26(1): 48-62.

[87] Qin X, Shen L, Zhang R, et al. Effect of folic acid supplementation on cancer risk among adults with hypertension in China: A randomized clinical trial [J]. Int J Cancer, 2017, 141(4): 837-847.

[88] Wang X, Qin X, Demirtas H, et al. Efficacy of folic acid supplementation in stroke prevention: a meta-analysis [J]. Lancet, 2007, 369(9576): 1876-1882.

[89] Huo Y, Qin X, Wang J, et al. Efficacy of folic acid supplementation in stroke prevention: new insight from a meta-analysis [J]. Int J Clin Pract, 2012, 66(6): 544-

551.

[90] Zhao M, Wu G, Li Y, et al. Meta-analysis of folic acid efficacy trials in stroke prevention: Insight into effect modifiers [J]. Neurology, 2017, 88(19): 1830-1838.

[91] Li Y, Huang T, Zheng Y, et al. Folic Acid Supplementation and the Risk of Cardiovascular Diseases: A Meta-Analysis of Randomized Controlled Trials [J]. J Am Heart Assoc, 2016, 5(8). pii: e003768.

[92] Albert CM, Cook NR, Gaziano JM, et al. Effect of folic acid and B vitamins on risk of cardiovascular events and total mortality among women at high risk for cardiovascular disease: a randomized trial [J]. JAMA, 2008, 299(17): 2027-2036.

[93] 李建平, 霍勇, 刘平, 等. 马来酸依那普利叶酸片降压、降同型半胱氨酸的疗效和安全性 [J]. 北京大学学报（医学版）, 2007, 39(6): 614-618.

[94] 孙宁玲, 秦献辉, 李建平, 等. 依那普利叶酸片固定复方与依那普利和叶酸自由联合在H型高血压人群中降低同型半胱氨酸的疗效比较 [J]. 中国新药杂志, 2009, 18(7): 1635-1640.

[95] Qin X, Li J, Spence JD, et al. Folic Acid Therapy Reduces the First Stroke Risk Associated With Hypercholesterolemia Among Hypertensive Patients [J]. Stroke, 2016, 47(11): 2805-2812.

[96] Xu RB, Kong X, Xu BP, et al. Longitudinal association between fasting blood glucose concentrations and first stroke in hypertensive adults in China: effect of folic acid intervention [J]. Am J Clin Nutr, 2017, 105(3): 564-570.

[97] Xu X, Qin X, Li Y, et al. Efficacy of Folic Acid Therapy on the Progression of Chronic Kidney Disease: The Renal

Substudy of the China Stroke Primary Prevention Trial［J］. JAMA Intern Med, 2016, 176 (10): 1443-1450.

[98] Li Y, Qin X, Luo L, et al. Folic acid therapy reduces the risk of mortality associated with heavy proteinuria among hypertensive patients［J］. J Hypertens, 2017, 35 (6): 1302-1309.

[99] Li Y, Liang M, Wang G, et al. Effects of Folic Acid Therapy on the New-onset Proteinuria in Chinese Hypertensive Patients: A Post-hoc Analysis of the Renal Sub-study of China Stroke Primary Prevention Trial［J］. Hypertension, 2017.

[100] Qin X, Li Y, He M, et al. Folic acid therapy reduces serum uric acid in hypertensive patients: a substudy of the China Stroke Primary Prevention Trial (CSPPT)［J］. Am J Clin Nutr, 2017, 105 (4): 882-889.

[101] Qin X, Li J, Cui Y, et al. MTHFR C677T and MTR A2756G polymorphisms and the homocysteine lowering efficacy of different doses of folic acid in hypertensive Chinese adults［J］. Nutr J, 2012, 11: 2.

[102] Zhao M, Wang X, He M, et al. Homocysteine and stroke risk: modifying effect of methylenetetrahydrofolate reductase C677T polymorphism and folic acid intervention［J］. Stroke, 2017, 48 (5): 1183-1190.

[103] Xu B, Kong X, Xu R, et al. Homocysteine and all-cause mortality in hypertensive adults without pre-existing cardiovascular conditions: Effect modification by MTHFR C677T polymorphism［J］. Medicine (Baltimore), 2017, 96 (8): e5862.

[104] 中国医师协会心血管内科医师分会，中国老年学学会心脑血管病专业委员会. 苯磺酸左旋氨氯地平临床应

用专家共识 [J]. 中华内科杂志, 2010, 49 (11): 987-989.

[105] 方志高. 左旋氨氯地平治疗高血压及逆转左心室肥厚 140 例 [J]. 中国新药杂志, 2002, 11 (12): 958-960.

[106] 庞志华, 赵伟. 马来酸左旋氨氯地平对原发性高血压患者血压变异及左心室肥厚的影响 [J]. 实用心脑肺血管病杂志, 2013, 21 (1): 13-14, 17.

[107] 马丽媛, 王文, 邓卿, 等. 马来酸左旋氨氯地平治疗对高血压患者动态血压和左心室质量的影响 [J]. 中华高血压杂志, 2013, 21 (9): 880-883.

[108] 陈海生, 刘草敏. 左旋氨氯地平与厄贝沙坦对原发性高血压早期肾小球滤过率和微量白蛋白的影响 [J]. 中国心血管杂志, 2006, 11 (5): 372-374.

[109] 陈源源, 马志毅, 孙宁玲. 左旋氨氯地平对血压控制不良患者微量白蛋白尿逆转作用的研究 [J]. 中华老年心脑血管病杂志, 2012, 14 (7): 675-678.

[110] 高兆录, 常娟. 依那普利联合左旋氨氯地平治疗 2 型糖尿病肾病临床观察 [J]. 医学理论与实践, 2006, 19 (1): 12-14.

[111] 于欢, 陈忻, 翟所迪. 左旋氨氯地平对原发性高血压患者肾功能保护作用的 Meta 分析 [J]. 中国药房, 2011, 22 (36): 3433-3437.

[112] 张荷, 刘坤申, 高仁果, 等. 左旋氨氯地平和氨氯地平对高血压病人内皮功能及血清胆固醇影响 [J]. 中国新药与临床杂志, 2003, 22 (6): 337-340.

[113] 李宁榕, 黄琦, 洪雪云, 等. 左旋氨氯地平对颈动脉内膜 - 中膜厚度及血管内皮功能的影响 [J]. 国际医药卫生导报, 2008, 14 (5): 63-65.

[114] 高俊岭, 丁永明, 付华. 社区高血压患者苯磺酸左旋氨氯地平服药依从性的观察 [J]. 中华高血压杂志,

2017, 25（1）: 79-82.

[115] 邱蓉, 付妍, 赵兴山, 等. 左旋氨氯地平与氨氯地平、硝苯地平、非洛地平所致不良反应的对比研究 [J]. 药物不良反应杂志, 2009, 11（5）: 315-320.

[116] 胡大一, 赵秀丽, 孙宁玲, 等. 苯磺酸左旋氨氯地平与苯磺酸氨氯地平治疗原发性轻中度高血压的随机、双盲平行研究 [J]. 中国医刊, 2002, 37（5）: 46-47.

[117] 易洪刚, 黄高忠, 刘关键. 苯磺酸左旋氨氯地平治疗原发性高血压有效性和安全性的系统评价 [J]. 中国循证医学杂志, 2008, 8（7）: 543-550.

[118] 贾坦, 张李军, 战义强, 等. 苯磺酸左旋氨氯地平治疗轻中度原发性高血压的疗效和安全性 [J]. 中华心血管病杂志, 2013, 41（4）: 301-303.

[119] 于华. 苯磺酸左旋氨氯地平联用卡托普利治疗老年高血压病 70 例疗效观察 [J]. 中国现代药物应用, 2009, 3（5）: 88-89.

[120] 刘娅, 廖礼强. 左旋氨氯地平对中青年高血压患者血压和血压变异性的影响 [J]. 中国新药与临床杂志, 2014, 33（3）: 196-200.

[121] 孙宁玲, 喜杨, 荆珊, 等. 左旋氨氯地平的时间药理学对纠正老年非杓型高血压的作用 [J]. 中华高血压杂志, 2007, 15（1）: 26-29.

[122] 张慧敏, 黄建凤, 吴海英, 等. 马来酸左旋氨氯地平与苯磺酸氨氯地平治疗轻中度原发性高血压 [J]. 中华高血压杂志, 2010, 18（7）: 648-652.

第四章　常见合并症

第一节　高血压合并糖尿病

一、概述

高血压患者合并高血糖很常见，其流行趋势与糖尿病类型、年龄、肥胖以及种族等因素有关。近十年的流行病学调查显示，高血压患者中糖尿病的平均患病率为18%，糖尿病患者的高血压发病率在中国为28%~40%，而在国外为40%~80%。高血压是心血管疾病的独立危险因素，也是糖尿病微血管并发症的重要危险因素。其他多种代谢性心血管危险因素，例如肥胖、血脂异常、脂肪肝、蛋白尿、高尿酸血症等也常常与高血压合并，促进并加重心血管风险发生和发展。

糖尿病与高血压的并存使心血管病、卒中、肾病及视网膜病变的发生和进展风险明显增加，也增加了糖尿病患者的病死率。糖尿病合并高血压在危险分层中属于高危或极高危类型（表2–5），控制高血压可显著降低糖尿病并发症发生和发展的风险。糖尿病合并高血压患者收缩压每下降10mmHg，糖尿病相关的任何并发症风险下降12%，死亡风险下降15%。有效控制高血压合并糖尿病患者的血压水平，是降低心脑血管疾病发病率和死亡率的重要方法。英国前瞻性糖尿病研究（UKPDS）显示，在新诊断的2型糖尿病患者中，强化血压控制不但可以显著降低糖尿病大血管病变的发生风险，还可显著降低微血管病变的发生风险。高血压最佳治疗试验（HOT）以及其他抗高血压治疗临床试验的糖尿病亚组分析也显示，强化血压控制可以降低无明显血管并发症的糖尿病患者发生心血管病变的风险。合理的降压治疗可以减少这两个疾病对心血管及肾脏的不良影响，视网膜病变也可以从强化降压中获益，从而减轻靶器官损害，减少致死率和致残率，提高患者生活质量，延长寿命。

另一方面，糖尿病控制与并发症试验（DCCT）及 UKPDS 等严格控制血糖的临床研究结果显示，在处于糖尿病早期阶段的患者中，严格控制血糖可以显著降低糖尿病微血管病变的发生风险。随后的长期随访结果显示，早期严格血糖控制与长期随访中糖尿病微血管病变、心肌梗死及死亡的发生风险下降相关。这表明，早期进行严格血糖控制可以降低糖尿病微血管（如非增生型视网膜病变、微量白蛋白尿等）和大血管病变的发生以及进一步发展的风险。2017 版《中国 2 型糖尿病诊治指南》建议，对于新诊断、年轻、无并发症或合并症的 2 型糖尿病患者，建议尽早采用严格的血糖控制，以降低糖尿病并发症的发生风险。对于没有明显糖尿病血管并发症但具有心血管危险因素的 2 型糖尿病患者，应采取降糖、降压、调脂（主要是降低 LDL-C）及应用阿司匹林治疗，以预防心血管疾病和糖尿病微血管病变的发生。同时也建议对于糖尿病病程较长、老年、已经发生过心血管疾病的 2 型糖尿病患者，继续采取综合管理措施，以降低心血管疾病及微血管并发症反复发生和死亡的风险。但在糖尿病病程较长、年龄较大且具有多个心血管危险因素或已经发生过心血管疾病的人群中，强化血糖控制对降低心血管事件和死亡发生风险的效应较弱。

降压及控糖对高血压合并糖尿病患者来讲都至关重要，并强调通过健康的生活方式和药物对多种代谢性心血管危险因素进行综合控制。中国高血压合并糖尿病发病率高、控制率低，在门诊就诊的 2 型糖尿病患者中，血糖、血压和血脂控制综合达标率仅为 5.6%，在经济欠发达地区控制率更低、危害性更大，这些患者有更高的风险，也更需进行综合治疗。

二、降压药物选择

（一）降压治疗的启动

高血压基线血压水平明显影响患者临床治疗获益，应合理启动降压药物治疗。《中国高血压防治指南（2018）年修订版》《高血压合理用药指南（第2版）》及《中国2型糖尿病防治指南（2017年版）》均建议，一般糖尿病合并高血压者降压目标为 < 130/80mmHg；老年或伴严重冠心病患者，考虑到血压过低会对患者产生不利影响，可采取相对宽松的降压目标值，血压控制目标可放宽至 < 140/90mmHg。对于 SBP 130~139mmHg/DBP 80~89mmHg 的糖尿病患者，可进行不超过3个月的非药物治疗，主要包括健康教育、合理饮食、中等强度规律运动、戒烟限盐、控制体重、限制饮酒、心理平衡等，如血压不能达标，应采用药物治疗。对于血压 ≥ 140/90mmHg 的患者，应在非药物治疗基础上立即开始药物治疗。糖尿病患者血压 ≥ 160/100mmHg 或高于目标值20/10mmHg 时应立即开始降压药物治疗，并可以采取联合治疗方案；若已存在靶器官损害（如微量白蛋白尿或蛋白尿），应立即开始药物治疗。

（二）药物推荐

1. 治疗策略和原则

糖尿病患者血压管理的目的是最大程度减少远期心脑血管事件发病率和死亡率。降压药物选择时应综合考虑降压疗效、心脑肾的保护作用、安全性和依从性以及对代谢的影响等因素。在控制血糖基础上应积极降压治疗，治疗重点从"越低越好"到"越早越好"，同时包括控制蛋白尿，应在起始治疗6~12个月内，蛋白尿水平下降30%以上。

降压治疗遵循以下四项原则，即小剂量开始、优选长效制剂、联合用药和个体化原则。初始治疗采用较小治疗剂量，根据病情逐步调整，避免过快、过度降低血压。优选长效制剂可有效和平稳控制夜间血压与晨峰血压，减少血压昼夜波动，预防心脑血管事件发生。联合用药以加强降压效果又不增加不良反应，在单药治疗疗效不满意时，采用两种或多种降压药物联合治疗。根据患者血压水平、并存的靶器官损害情况进行心血管风险评估，注意患者经济情况、药物耐受性、不良反应等诸多因素个体化选择适合患者的降压药物。

2. 非药物治疗

非药物疗法是降压治疗基本措施，不仅能降低血压，而且能改善糖尿病患者的预后。其主要包括调整膳食结构、减少钠盐摄入、戒烟限酒、纠正不良生活方式、控制体重、规律适度的运动和心理疏导等。

3. 药物治疗

糖尿病合并高血压患者的药物诊治流程，如图 4-1。

高血压合并糖尿病患者的降压治疗需要长期平稳降压，改善血压昼夜节律。由于糖尿病患者易存在夜间血压升高的问题，可在 24 小时动态血压评估的基础上指导及调整药物使用，必要时可考虑睡前服药。优选长效制剂有效平稳控制 24 小时血压（包括夜间血压与晨峰血压），以减少血压昼夜波动，预防心脑血管病事件发生。常用的五类降压药物即血管紧张素转换酶抑制剂（ACEI）、血管紧张素受体拮抗剂（ARB）、钙通道阻滞剂（CCB）、β 受体阻滞剂和利尿剂。首先考虑使用 ACEI 或 ARB；但糖尿病合并高血压的管理常常很难单用一个药物控制，为达到降压目标，通常需要多种降压药物联合应用。联合用药推荐以 ACEI 或 ARB 为基础的降压药物治疗方案，可以联合 CCB、小剂量利尿剂或选择性 β 受体阻滞剂。在联合方案中更推荐单片固定复方制剂（ARB/CCB 或 ARB 或 ACEI/ 利尿剂），固定复方制剂在疗效、依从性和安全性方面均优于上述药物自由联合。综合考虑疗效、靶器官保护、安全性、依从性以及代谢影响等因素，坚持个体化治疗准则，依据循证医学证据选择药物临床适应证，根据患者临床情况实施不同的降压方案。

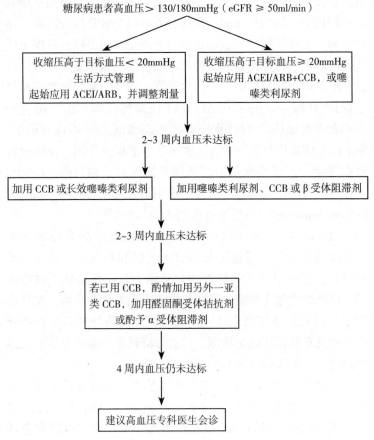

图 4-1　糖尿病患者合并高血压用药诊治流程

注：eGFR：肾小球滤过率估计值；1mmHg=0.133kPa；ACEI：血管紧张素转换酶抑制剂；ARB：血管紧张素Ⅱ受体拮抗剂；CCB：钙拮抗剂

（1）ACEI 和 ARB：ACEI 抑制血管紧张素转化酶，阻断肾素血管紧张素系统发挥降压作用，对糖脂代谢无不良影响。ARB 阻断血管紧张素Ⅱ受体，松弛血管平滑肌而降低血压。

血管内皮功能异常是糖尿病患者大血管与微血管并发症的共同病理生理基础，ACEI 或 ARB 可改善动脉内皮功能，能够预防糖尿病患者微量蛋白尿进展为大量蛋白尿，减少尿蛋白排泄，延缓肾脏病进展，因而在糖尿病合并高血压患者治疗中具有独特优势。国内外众多指南均推荐 ACEI/ARB 作为高血压伴糖尿病患者降压治疗的首选药物，足剂量 ACEI/ARB 有助于提高降压效果、保护靶器官，但两者联合没有带来更多收益，目前不推荐两者联合应用。合并双侧肾动脉狭窄和妊娠期妇女禁止使用 ACEI 和 ARB。在 ALLHAT 试验糖尿病亚组分析及糖尿病合并高血压的 27 个前瞻性随机临床试验的 Meta 分析中，ACEI 和 ARB 均有独立于血压水平的肾脏保护作用，在糖尿病肾病早期，可减少尿蛋白、延缓发展至终末期肾病（ESRD）进程，当肾功能衰竭时，该保护作用消失或减弱，内生肌酐清除率＜ 30ml/min 时一般不再选用 ACEI 类药物。

（2）CCB：CCB 类包括两个亚类，二氢吡啶类 CCB 和非二氢吡啶类 CCB。通过阻断血管平滑肌和心肌细胞膜钙离子通道发挥扩张血管、降低外周血管阻力，而使血压下降的作用，对糖脂代谢无影响。降压作用不受高盐饮食影响，尤其适用于我国盐敏感性高血压。同时，CCB 类药物具有保护血管内皮和抗动脉粥样硬化功能，可有效降低卒中事件发生率，但在预防心力衰竭事件方面逊于 ACEI/ARB。

二氢吡啶类 CCB 使入球小动脉扩张，不降低肾小球毛细血管内压，增加肾小球滤过率，与 ACEI 或 ARB 联合应用可延缓糖尿病肾病的进展，长效 CCB 是高血压合并糖尿病患者在 ACEI/ARB 治疗基础上首选的联合用药。HOT 和 ALLHAT 结果证实长效 CCB 制剂降压疗效好，同时有效地控制晨峰高血压，减少心脑血管事件发生率。合并急性脑卒中时，CCB 扩张脑血管，增加脑血流，可能增高颅内压，应慎重选用。CCB 类常见不良反应包括反射性交感神经激活致心悸、面部潮红、踝部水肿等。二氢吡啶类 CCB 慎用于心动过速与心力衰竭患者。非二氢吡啶类 CCB 避免用于房室传导阻滞、病态窦房结综合征和左室收缩功能不全的老年糖尿病患者。

（3）利尿剂：利尿剂通过利钠排尿、降低高血容量负荷发挥降压作用。包括噻嗪类利尿剂、袢利尿剂与醛固酮受体拮抗剂等。肾小球滤过率估计值（eGFR）$\geqslant 30\text{ml}/(\text{min}\cdot 1.73\text{m}^2)$ 时选用噻嗪类利尿剂，$eGFR < 30\text{ml}/(\text{min}\cdot 1.73\text{m}^2)$ 时选用袢利尿剂。小剂量噻嗪类利尿剂对代谢影响很小，不增加新发糖尿病的风险。常用的噻嗪类利尿剂主要是氢氯噻嗪和吲达帕胺。吲达帕胺除利尿作用外还有钙拮抗作用，对心、脑有保护作用。

INVEST 研究显示在 CCB 治疗基础上加用利尿剂可剂量依赖性增加新发糖尿病发生率。ALLHAT 研究也发现与 ACEI 治疗组相比，利尿剂治疗组新发糖尿病危险性增高 40%~65%。需要指出的是噻嗪类利尿剂对糖脂代谢的不良影响呈剂量依赖性，与血钾降低水平密切相关。SHEP 试验显示利尿剂治疗后血钾水平较基线降幅大于 0.5mmol/L 才会增加新发糖尿病发生率，而应用小剂量利尿剂如氢氯噻嗪 12.5mg/d 后低血钾发生率低于 5%。所以在 ACEI/ARB 治疗后血压仍未达标时，联合应用小剂量噻嗪类利尿剂有助于增加降压效果，还能减轻利尿剂对血钾的不利影响，从而减弱对糖代谢的不良作用，RAAS 抑制剂联合低剂量利尿剂具有协同降压作用，推荐用于高血压伴糖尿病的治疗，可降低糖尿病患者的病死率和心血管病发生率。但由于利尿剂对糖尿病患者的综合影响尚有待更多论证，因此不推荐将此类药物作为糖尿病伴高血压患者的一线治疗。

保钾利尿剂如阿米洛利、醛固酮受体拮抗剂如螺内酯等与其他降压药如 ACEI 或 ARB 合用时需注意发生高钾血症的风险。螺内酯长期应用可能导致男性乳房发育。大剂量噻嗪类利尿剂应用可致糖脂代谢紊乱、电解质失衡、高尿酸血症和肾脏血流灌注受损。

（4）β 受体阻滞剂：β 受体阻滞剂通过抑制交感神经活

性、减慢心率、抑制心肌收缩力发挥降压作用。β 受体阻滞剂尤其适用于伴快速性心律失常、冠心病（稳定 / 不稳定型心绞痛及心肌梗死后）、慢性心力衰竭、交感神经活性增高（高血压发病早期伴心率增快者、社会心理应激者、围手术期高血压等）以及高血流动力状态（如甲亢）患者。β 受体阻滞剂对糖、脂代谢具有潜在不良影响且可能增加新发糖尿病的发生率，糖尿病合并高血压患者一般不首选 β 受体阻滞剂。高选择性 β_1 受体阻滞剂或 α、β 受体阻滞剂对血糖、血脂的影响很小或无影响，适合高血压合并糖尿病患者的治疗，尤其是静息心率＞ 80 次 / 分的患者。需要注意的是选择性 β_1 受体阻滞剂随剂量加大，其选择性将会降低，使其不良反应与非选择性药物相似，同时可掩盖低血糖症状，故建议小剂量使用。非选择性 β 受体阻滞剂（如普萘洛尔），因其阻断 β_2 受体可能对糖脂代谢产生不良影响，且会阻碍 β_2 受体介导的扩血管作用，加重糖尿病周围血管病变，故不适于高血压合并糖尿病患者的治疗。从靶器官保护角度，β 受体阻滞剂与 ACEI 或 ARB 的联合，ACEI 或 ARB 对糖代谢的有利作用可部分抵消 β 受体阻滞剂对糖代谢的潜在不利影响。

必要时可慎重选用小剂量高选择性 β_1 受体阻滞剂与 ACEI 或 ARB 联合治疗。β 受体阻滞剂与利尿剂联合应用可能对糖代谢产生不利影响，应尽量避免。β 受体阻滞剂与长效二氢吡啶类 CCB 联合，可获得协同降压作用，同时抑制 CCB 引起的反射性交感神经兴奋。

β 受体阻滞剂常见不良反应有疲乏、肢体冷感、激动不安及胃肠不适等。长期应用者突然停药可致血压反跳性升高，伴头痛及焦虑等撤药综合征表现。高度房室传导阻滞、哮喘患者为禁忌证，慢性阻塞性肺疾病、运动员、周围血管病慎用。反复低血糖发作的患者也应慎用 β 受体阻滞剂，以免掩盖低血糖症状。

（5）α_1 受体阻滞剂：尽管 α_1 受体阻滞剂可部分改善糖代

谢，但研究发现 α_1 受体阻滞剂多沙唑嗪会增加心力衰竭的发生，因此不推荐作为糖尿病合并高血压患者常规治疗用药。仅对重症、顽固性高血压、合并前列腺肥大的高血压患者以及应用 ACEI/ ARB、CCB 和利尿剂治疗后血压仍不能达标或不能耐受的 2 型糖尿病患者，可考虑联合应用此类药物。不良反应主要是体位性低血压、恶心、呕吐、腹痛等胃肠道症状，所以高血压合并胃炎、溃疡病患者慎用，并建议患者使用控释制剂，初始用药时从小剂量开始，于睡前服用，依据患者治疗反应逐渐增加剂量，服药过程中需监测立位血压，预防体位性低血压的发生。因此，α_1 受体阻滞剂仅用于难治性高血压。ALLHAT 研究显示，在有效降低血压的同时，α 受体阻滞剂减少心血管终点事件危险性的作用弱于其他药物。另外，α 受体阻滞剂不能减少糖尿病患者微量白蛋白尿的产生。对老年男性糖尿病患者可以松弛前列腺平滑肌，缓解排尿困难，但是易发生首剂效应和耐药现象，所以仅适于短期使用，即合并良性前列腺增生的男性患者不应单用 α 受体阻滞剂进行降压治疗。

（6）联合用药：HOT 研究表明联合用药的必要性，超过 70% 糖尿病患者需要 2 种或 2 种以上不同种类的降压药物联合治疗。Meta 分析显示糖尿病患者合并高血压平均需要 3.2 个降压药物联合治疗才能达到目标血压，若患者血压水平超过目标值 20/10mmHg，建议直接启动联合治疗。考虑到患者的基线血压水平、心血管危险因素以及靶器官损害情况，联合用药应用多种不同机制降压，达标率高，不良反应少，更有利于靶器官保护，阻止心血管事件的发生和降低总死亡率。具体实施需视患者的个体情况，如年龄、药物耐受性、并存疾病等情况而定。

联合用药策略摒弃了以往从单药小剂量开始治疗的模式，对于血压明显升高或高危的糖尿病合并高血压患者，ACEI 或 ARB 与 CCB 联合治疗有利于改善血管内皮功能，发挥更强的抗动脉粥样硬化作用，ACEI 或 ARB 可阻断 CCB 所致反射性交感神经张力增加和心率加快的不良反应，同时扩张静脉改善回流，减轻踝部水肿，推荐启动阶段以 ACEI 或 ARB 为基础的联合治疗。与能改善胰岛素抵抗的降糖药物（二甲双胍或罗格列酮等）联合应用可协调控制血压。对联合胰岛素降糖治疗的患者，应严格避免因重度低血糖而引发的急性血压升高。

三、药物使用注意事项

（1）目前推荐的联合用药方案包括：① ACEI/ARB+CCB。② ACEI/ARB+ 利尿剂。③二氢吡啶类 CCB+β 受体阻滞剂或利尿剂。④单片复方制剂。①和②是优先推荐的联合方案，单片复方制剂可提高患者服药依从性。三种联合降压方案优选 RAAS 抑制剂 +CCB+ 利尿剂。

（2）高血压合并糖尿病患者血压节律多为非构型甚至反构型，夜间高血压或血压晨峰，建议选用长效降压药，必要时睡前服一种降压药有助于控制夜间血压，抑制血压晨峰。

（3）如果应用 ACEI、ARB 或利尿剂，应监测 eGFR、血肌酐及血钾水平，若血肌酐水平 > 265μmol/L 或 eGFR < 30ml/（min·1.73m^2），宜选用二氢吡啶类 CCB 和袢利尿剂。

（4）不推荐 ACE 与 ARB 联合应用，因为动脉粥样硬化性心血管疾病患者获益没有增加，不良事件发生率却增加，包括高钾血症、晕厥及肾功能不全。

（5）大剂量噻嗪类利尿剂或与 β 受体阻滞剂联用可能对糖脂代谢或电解质平衡有影响，不建议大剂量应用或二者联用。合并高尿酸血症的患者应慎用，痛风患者应禁用利尿剂。

（6）糖尿病和慢性高血压合并妊娠，妊娠期间禁用 ACEI 和 ARB，因其可引起胎儿损伤。已知安全有效的降压药物有甲基多巴、拉贝洛尔等，也可考虑 CCB。妊娠期间不推荐使用利尿剂，因为其减少孕妇血容量，可导致子宫胎盘灌注不足。

高血压合并糖尿病药物治疗推荐见表 4-1。

表 4-1　高血压合并糖尿病药物治疗推荐

推荐	推荐等级	证据级别
ACEI 和 ARB 可用于高血压合并糖尿病患者	I	A
ARB 可用于糖尿病伴微量白蛋白尿患者	I	A
ACEI 和 ARB 可用于临床蛋白尿及伴 CKD 患者	IIa	A
糖尿病患者使用 ACEI/ARB 血压仍 > 140mmHg/90mmHg，可联合 CCB 或利尿剂	IIa	B
α 受体阻滞剂可用于高血压合并糖尿病血压控制不理想患者	IIb	C
伴静息心率 > 80 次 / 分的患者，可选用高选择性 $β_1$ 受体阻滞剂或 α、β 受体阻滞剂	IIa	C
存在反复低血糖发作的患者应慎用 β 受体阻滞剂	IIa	C

注：ACEI：血管紧张素转化酶抑制剂；ARB：血管紧张素 II 受体拮抗剂；CKD：慢性肾脏病；CCB：钙通道阻滞剂

第二节　高血压合并外周动脉粥样硬化

一、概述

1. 合并症简介

外周动脉粥样硬化即下肢动脉、颈动脉、椎动脉、上肢动脉、肾动脉、肠系膜动脉，因血管内膜和中膜层之间的脂质和纤维物质堆积，使大、中动脉增厚、变硬，伴粥样斑块形成及钙化，导致管腔内局灶性或弥漫性狭窄的一类系统性疾病，属外周动脉疾病（PAD）中最常见的病因。流行病学显示，2010 年全世界共有 2.02 亿人患 PAD，在欧洲和北美洲，据估计每年约 41.3 万患者因 PAD 住院，通常下肢血管较上肢血管更容易受到累及，世界范围内下肢 PAD 的患病率为 3%~12%。

外周动脉疾病的发病率随年龄的增长和动脉粥样硬化危险因素的增多而升高，其中动脉粥样硬化的危险因素包括糖尿病、吸烟、血脂紊乱、高血压、高同型半胱氨酸血症等。该疾病的临床表现取决于动脉狭窄或闭塞的部位和严重程度，其表现范围可从活动时轻度肢体疼痛至严重肢体缺血不等，如无症状的 PAD 患者的自然病程相对良性，但不加以治疗，后期可出现间歇性跛行、截肢、腹主动脉瘤破裂、严重的高血压、肾功能衰竭、心肌梗死、脑卒中及心源性死亡。

踝臂指数（ABI）是一种简单、廉价、非创伤性检查，用于 PAD 高风险人群的筛查，ABI < 0.90 为正常和异常的切点，其诊断敏感性为 79%~95%，特异性 95%~100%。中国 3210 例动脉粥样硬化高危住院患者 3 年随访数据显示，ABI ≤ 0.4，全因死亡风险和心血管死亡风险较 ABI 1.0~1.4 患者高 3~5倍，ABI 0.41~0.90 患者心血管风险高 1 倍以上，因此有学者认为 ABI 可作为动脉粥样硬化的标志物，用于无症状患者筛查外周动脉疾病和心血管疾病风险的获益的风险。

2. 高血压合并外周动脉粥样硬化的关系及危害

一项队列研究纳入超过 125 万例 30 岁及以上且无基线心血管疾病的患者（包括 20% 基线接受高血压治疗的患者），研究了血压与数种心血管疾病（包括 PAD 伴收缩期高血压、PAD 伴舒张期高血压或 PAD 伴双期高血压）之间的关联。研究发现，PAD 与所有心血管疾病的脉压最为相关。另一项纳入了 420 多万例个体的大型数据库回顾性研究中，收缩压比常规水平高 20mmHg 的 PAD 风险会升高 63%。高血压与动脉粥样硬化存在许多共同的危险因素和发病机制，且二者相互促进、互为因果，形成恶性循环，最终导致严重不良后果。

目前研究认为其机制是：在高血压状态下，血液对血管壁的压力增加，引起血管内皮机械性损伤和功能异常，而高血压患者往往并发脂质代谢紊乱，血浆胆固醇、三酰甘油水平升高，在内皮损伤处沉积，最终导致血管动脉粥样硬化。此外，高血压患者存在交感神经系统活性增强、肾素－血管紧张素系统（RAS）过度激活以及胰岛素抵抗，可引起氧化应激损伤、内质网应激、胶原纤维沉积、血管平滑肌细胞增殖和纤溶系统失衡等病理改变，促进动脉粥样硬化进展。若动脉粥样硬化斑块破裂，激活的血小板在破损内膜处发生黏附、聚集，形成血栓，可引发 ASCVD 事件。

反之，动脉血管发生动脉粥样硬化形成后，管腔狭窄且僵硬，顺应性降低，使动脉脉搏波传导速度增快，导致血压（尤其是收缩压）升高，同时引发血管炎症反应，使血管舒张因子（如一氧化氮、前列腺素 E_1 等）和血管收缩因子（如内皮素、血管紧张素 Ⅱ 等）分泌失衡，引起血管舒缩功能障碍，脉压增大以及血压变异性增加。

3. 高血压合并外周动脉粥样硬化的综合管理

高血压合并外周动脉粥样硬化的患者通常存在血脂异常、糖尿病、高尿酸血症、肥胖和吸烟等多种心血管危险因素，应采取综合管理策略，在控制血压同时，通过生活方式干预、药物治疗、介入或外科手术治疗等全面管理各种危险因素，延缓或阻止外周动脉粥样硬化发展，以期最大程度降低心血管事件和死亡风险。

在药物治疗方面，除了降压治疗以外，还须进行抗动脉粥样硬化、抗血小板以及改善下肢间歇性跛行的扩血管药物治疗。

（1）抗动脉粥样硬化：对所有外周动脉粥样硬化性心血管疾病患者，无论 LDL-C 基线水平如何，均推荐采用他汀类药物进行降脂治疗（Ⅰ，A）。目前他汀类药物在心血管病高危人群中的一级预防作用已经得到肯定，ASCOT-LLA 和 ALLHAT-LLT 研究已经证实：在降压基础上联合应用阿托伐他汀和普伐他汀可使高血压患者进一步获益。《中国高血压防治指南 2018》和《中国成人血脂异常防治指南（2016 年修订版）》均指出高危患者降压与降脂联合治疗的策略。阿托伐他汀 ERVERSAL 试验和瑞舒伐他汀 ASTERO 试验应用 IVUS 证实他汀类药物能够延迟动脉粥样斑块的进展，逆转斑块容积，研究还显示粥样斑块的容积变化与 LDL-C 水平持续下降和高敏 C 反应蛋白（hs-CRP）水平的下降直接相关，说明他汀类药物的抗炎作用是稳定和逆转斑块的重要机制。氨氯地平阿托伐他汀钙片是氨氯地平与阿托伐他汀的复方制剂，是近年来推出的具有降压和降脂功能的单片复方制剂。

（2）抗血小板：抑制血小板活化、黏附、聚集和释放功能，从而预防血栓形成、保护血管内皮细胞、改善血液循环的作用。对于有症状的 PAD 患者，建议单用阿司匹林或氯吡格雷抗血小板治疗（Ⅰ，A）；无症状的 PAD 患者（ABI 0.91~0.99）抗血小板治疗尚不确定获益（Ⅱb，B），颈动脉狭窄患者可以考虑单抗血小板，下肢动脉疾病患者则不推荐抗血小板治疗。抗血小板药物的使用目前仍以阿司匹林和氯吡格雷为首选，基于 2016 美国心脏病协会公布了症状性 PAD 患者应用替格瑞洛或氯吡格雷单药治疗对比研究的试验结果，表明替格瑞洛在减少心血管事件方面并不优于氯吡格雷，因此暂不推荐使用替格瑞洛。西洛他唑具有抗血小板活性和舒张血管特性，能够抑制血小板功能，改善内皮细胞功能，通过减少循环中活化或预调节的血小板数目而有效预防血栓性疾病。5- 羟色胺（5-HT）受体选择性拮抗药沙格雷酯通过选择性地拮抗 5-HT 与 5-HT$_2$ 受体的结合，抑制血小板凝集及血管收缩，用于改善慢性动脉闭塞症引起的溃疡、疼痛及冷感等缺血症状。

（3）扩血管：前列腺素类似物（前列地尔、贝前列腺素），通过扩张血管和抗动脉粥样硬化（保护血管内皮、抗内膜增生、抗血小板），改善由下肢缺血引发的间歇性跛行、静息痛以及溃疡等症状。

二、降压药物选择

目前尚无资料评估降压治疗能否直接改变 PAD 的进展，但严格控制血压，可使外周动脉疾病患病风险降低 50%，而 ABI 越低，发生心血管疾病死亡率、心肌梗死、中风和全因死亡率越高，因此降压治疗的主要意义在于降低心血管和脑血管疾病的发生率及死亡风险。

降压治疗的目标值仍在探索阶段，国内外指南基本形成了共识，建议对不伴有糖尿病的 PAD 患者，将血压控制在 < 140/90mmHg（Ⅰ，A），对于伴有糖尿病的 PAD 患者，舒张压需降至 85mmHg。但有证据表明，收缩压 ≤ 125mmHg 时，每降低 10mmHg 会导致 MACE 风险显著上升，ALLHAT 研究亚组分析也显示收缩压 < 120mmHg 与 26% 患者的 PAD 事件高风险相关；舒张压 < 60mmHg 与 PAD 事件的高风险相关。对于老年、虚弱患者还需要考虑到对降压治疗的耐受性，防止体位性低血压。此外，降压会使严重外周动脉疾病患者的患肢血流下降，症状加重，故降压治疗时需要综合评估，避免过度降压。

目前认为一线降压药物均可用于 PAD 患者的降压治疗，其中 ACEI 或 ARB 作为外周动脉疾病合并高血压的首选。

1. ACEI/ARB

通过抑制肾素 – 血管紧张素 – 醛固酮系统（RAAS），减少因血管紧张素Ⅱ引发的血管收缩，降低外周血压。ACEI 可抑制缓激肽的降解，促进一氧化氮及前列腺素释放，改善血管内皮功能；减少氧化应激反应，抗动脉粥样硬化。此外，在肾脏组织中，ACEI/ARB 可使醛固酮内皮素及其他血管活性物质生成减少，减少水钠潴留和血容量，舒张肾小球动脉，降低肾小球滤过率，改善肾的高灌注，减少蛋白尿，有肾脏保护作用。对于肾动脉狭窄患者，ACEI/ARB 推荐用于单侧肾动脉狭窄者，但双侧肾动脉严重狭窄，或单侧肾功能狭窄患者肾功能恶化则需要密切监测尿量和肾脏功能，若尿量锐减或血清肌酐快速上升超过 0.5mg/dl，提示发生急性肾功能不全，应立刻减量或停药，一般肾功能即可以恢复。ACEI/ARB 的抗动脉粥样硬化作用从动物实验到临床试验均有论述，已经证实替米沙坦和雷米普利在模型大鼠治疗实验中能够减小降主动脉和主动脉窦粥样硬化灶的面积，动脉血管组织中的脂质过氧化物及自由基水平下降，一氧化氮合酶的活性增强。在 HOPE PAD 试验中，雷米普利 10mg 可显著降低 PAD 患者及亚临床 PAD 患者的临床结局，如 MI、脑卒中、死亡发生率。动物实验还证实阿利吉仑、依那普利及氯沙坦抗动脉粥样硬化作用呈现剂量依赖性，大剂量效果明显，而与药物种类无关。SECURE 试验是雷米普利对颈动脉 IMT 治疗作用的随机双盲安慰剂对照研究，732 例年龄＞55 岁的受试者入选，平均随访 4.5 年，其结果为安慰剂组 IMT 平均每年进展 21.7μm，雷米普利组平均每年进展 13.7μm。瑞典厄贝沙坦 / 阿替洛尔左心室肥厚研究（SILVHIA）发现厄贝沙坦延迟 IMT 增厚作用明显优于阿替洛尔。

2. 钙通道阻滞剂（CCB）

血管平滑肌上的钙通道开放，Ca^{2+} 由细胞外转至细胞内引起血管收缩，血压升高。钙通道阻滞剂阻断了 Ca^{2+} 内流，达到舒张血管降低周围动脉血管血压的目的。在抗动脉粥样硬化中，CCB 抑制平滑肌增殖和动脉基质蛋白质合成，增加血管壁顺应性，抑制脂质过氧化，保护内皮细胞；增加细胞内 cAMP 含量，提高溶酶体酶和胆固醇水解活性，有助于动脉壁脂蛋白的代谢，降低细胞内胆固醇水平。在 ELSA 试验中，纳入 2334 名高血压患者，随机分为拉西地平和阿替洛尔组，平均随访 3.8 年，超声检测降压治疗对颈总动脉和分叉处 IMT 的影响，发现在降压作用相似的前提下，阿替洛尔组和拉西地平组患者 IMT 的增厚速度分别为每年 14.5μm 和 8.7μm，且观察到拉西地平逆转斑块机会较多，证实拉西地平的抗动脉粥样硬化作用独立于降压作用之外。在 INSIGHT 亚组研究中 439 例患者随机服用硝苯地平控释片或复方阿米洛利，基线时及每年超声检查 IMT，4 年观察结果显示尽管两组患者血压下降相差无几，但硝苯地平控释片较利尿剂明显延缓 IMT 的增厚速度。PREVENT 研究证实氨氯地平具有明显的抗动脉粥样硬化作用，3 年期随访，安慰剂组患者 IMT 增厚 33μm，氨氯地平组患者 IMT 减少 126μm。

3. β 受体阻滞剂

目前尚无证据支持，β 受体阻滞剂会使合并轻中度肢体缺血的下肢动脉疾病患者的症状加重，且 β 受体阻滞剂能够舒张外周血管，降低血管阻力，可能对此类患者适用。已经有研究证实 β 受体阻滞剂（美托洛尔）治疗可以延迟颈动脉 IMT 增厚的速度。BCAPS 研究中，在 793 例受试者中应用美托洛尔 25mg，氟伐他汀 40mg，均为每日 1 次，分别与安慰剂对照进行为期 3 年的研究，研究终点时氟伐他汀每年减少颈总动脉 IMT 9μm，美托洛尔每年减少 IMT 23μm。β 受体阻滞剂能抑制肾素释放，亦可用于肾动脉狭窄患者的降压治疗。同时，β 受体阻滞剂对于改善患者的疾病症状和截肢率等没有显著影响，但推荐 LEAD 合并有心衰等疾病患者使用 β 受体阻滞剂。此外，第三代 β 受体阻滞剂为 α、β 受体阻滞剂，如卡维地洛、阿替洛尔等，即可阻滞心脏 $β_1$ 受体可减慢心率，延缓房室传导，抑制心肌收缩，抑制肾素 – 血管紧张素 – 醛固酮系统活性，从而降低血压，同时阻滞血管平滑肌突触后膜 $α_1$ 受体，扩张血管，降低外周血管阻力，降低血压，扩张动脉，增加冠脉、肾脏血流量，理论上更适合于高血压合并外周动脉疾病的患者，但目前数据有限，严重外周动脉闭塞疾病和雷诺氏综合征的患者暂不建议使用。

三、药物使用注意事项

1. ACEI/ARB

ACEI/ARB 的抗动脉粥样硬化作用和靶器官保护作用与剂量有关，能耐受者可以应用较大剂量。对于肾动脉狭窄，肾脏的灌注由入球小动脉和出球小动脉之间的压力差决定，ACEI/ARB 药物可同时扩张入球和出球小动脉，对出球小动脉的作用大于入球小动脉，因此，使用该类药物后肾小球囊内压下降，滤过压变小，血液在肾小球内停留时间也变短，从而导致肾小球滤过减少。正常情况下，由于肾脏强大的代偿能力，药物引起的这种改变可被机体的代偿功能所抵消，仅一侧的肾动脉狭窄或双侧肾动脉轻微狭窄并不足以产生明显的不良后果，但双侧肾动脉均狭窄或血肌酐水平 $\geqslant 265\mu mol/L$ 时，由于肾脏血灌注明显不足，可能引起明显的血钾、肌酐、尿素氮等的改变，因此双侧肾动脉严重狭窄患者禁用。若发现血钾升高（$> 5.5mmol/L$）、eGFR 降低幅度 $> 30\%$ 或血肌酐增高幅度 $> 30\%$ 以上，也应建议停药。此外，ACEI 可引起 10%~20% 患者持续性干咳，大部分患者的症状随着用药时间延长可逐渐缓解，若小部分患者仍无法耐受，宜换用 ARB。ACEI/ARB 类药物在妊娠的后 2/3 孕期使用可导致新生儿先天性畸形，但对于前 1/3 孕期是否对胎儿有害，目前仍有争议，对于女性而言，为了尽量减少对胎儿的影响，一般建议在备孕前 6 个月停用 ACEI/ARB 类药物，或换用其他降压药。人类睾丸特异性 ACE 基因变异，会导致精子数目、精子活动度、顶体蛋白活动指数下降，精液氧化应激标志物水平升高，提示 ACEI 和 ARB 类药物可能对男性生育能力有一定影响，但目前尚无明确使用建议。

2. 钙通道阻滞剂

需选择长效制剂，且长期应用才能显示抗动脉粥样硬化效果。短效制剂易反射性兴奋交感神经，致心率加快，心肌耗氧量增加，出现心悸症状。过敏者可出现面红、头晕，少数出现踝部水肿、牙龈增生等。在与其他降血压药物合用时可能发生低血压，多见于老年患者，嘱患者用药后变换体位时速度应慢，必要时降低药物剂量。颜面潮红、多尿，是由于扩张血管作用所致，随用药时间的延长症状可以减轻或消失，如症状明显或患者不能耐受，可以换用另一类的降血压药物。非二氢吡啶类 CCB 有负性频率和抑制心肌收缩力的作用，可引起心率减慢、房室传导延迟。血管外周阻力的过度降低还可导致低血压反应。在与 β 受体阻滞剂合用或存在基础的窦房结、房室结功能障碍时发生，一旦出现应停药或减少用药剂量。对存在窦房结、房室结病变的患者，禁止使用非二氢吡啶类 CCB，以免加重或诱发对心脏的抑制作用。

3. β 受体阻滞剂

为减少 $β_2$ 受体被阻滞后引发的不良反应，建议使用高选择性的、脂溶性的 β 受体阻滞剂，如比索洛尔、美托洛尔等，或选用双重阻滞的 α、β 受体阻滞剂，如阿罗洛尔、卡维地洛等。撤药时不能骤停，应尽可能逐步撤药，整个撤药过程至少用两周时间，剂量逐渐减低。用药个体化，以心率情况作为调整剂量的依据。严重心动过缓、高度房室传导阻滞、窦房结功能紊乱（起搏器置入者除外）、明显支气管痉挛或哮喘患者禁用，心动过缓、低血压，心率每分钟低于 55 次或伴有晕眩等低灌注症状，或出现二度、三度房室传导阻滞，应减量至停药。不可给药于心率 < 45 次 / 分、P–Q 间期 > 0.24 秒或收缩压 < 100mmHg 的怀疑急性心肌梗死的患者。慎用于伴有坏疽危险的外周血管疾病患者，因其可能使间歇性跛行的症状加重。此外，β 受体阻滞剂可能掩盖糖尿病患者的低血糖反应，故糖尿病患者或低血糖患者应慎用该类药物。对支气管哮喘或其他慢性阻塞性肺疾病患者，若确需使用 β 受体阻滞剂，应选用选择性较高的 β 受体阻滞剂，同时给予足够的扩支气管治疗。病情稳定、无体液潴留且心率 ≥ 60 次 / 分钟的患者，

可以逐渐增加 β 受体阻滞剂的剂量。

第三节　高血压合并冠心病

一、概述

（一）合并症简介

冠状动脉粥样硬化性心脏病（CAD）是由于冠状动脉粥样硬化使管腔狭窄或阻塞，导致心肌缺血、缺氧，不能满足心肌代谢的需要而引起的心脏病，简称"冠心病"或缺血性心脏病。临床上根据该疾病的轻重缓急将其分为慢性冠脉综合征及急性冠脉综合征。前者又可被细分为：稳定型心绞痛、缺血性心肌病、隐匿性冠心病等，其病理基础为动脉粥样硬化斑块所致的冠状动脉狭窄，在体力活动或精神应激时，冠状动脉血流不能满足心肌代谢的需要，导致心肌短暂的缺血缺氧而引起心绞痛发作，其发作诱因、疼痛性质、发作频率、发作强度、持续时间及缓解因素相对稳定。后者则是多为斑块破裂或者管腔持续痉挛或闭塞，造成血供急剧减少或中断，使心肌严重而持久的急性缺血引起的临床综合征，主要包括不稳定型心绞痛、非 ST 段抬高型心肌梗死、ST 段抬高型心肌梗死、猝死。

本病常见于欧美发达国家，美国每年约 50 余万人死于本病，占人口死亡数的 1/3~1/2，占心脏病死亡数的 50%~75%。2019 年发布的最新《中国心血管健康与疾病报告》显示，中国心血管病患病率处于持续上升阶段，推算心血管病现患病人数 3.30 亿，其中冠心病患病人数为 1100 万。

目前认为冠心病的发病机制是"内皮损伤反应"，即各种主要危险因素，如可修正危险因素有高血压、血脂异常、糖尿病、肥胖、吸烟；不可修正危险因素包含年龄、性别、家族史，最终引起动脉内膜的结构或功能损伤。在长期血脂异常作用下，氧化修饰成低密度脂蛋白胆固醇，逐渐形成粥样硬化病变脂质条纹。巨噬细胞能氧化 LDL-C，形成过氧化物和超氧化离子，合成和分泌生长因子和促炎介质。在这些细胞因子的作用下，促使脂肪条纹演变为纤维脂肪病变，再发展为纤维斑块，最终粥样硬化病变触发炎症、纤维增生性反应。

在血流动力学发生变化的情况下，如血压增高、血管局部狭窄所产生的湍流和切应力变化等，动脉内膜内皮细胞间的连续性中断，内皮细胞回缩，从而暴露内膜下的组织，激活血液中的血小板，使之黏附、聚集于内膜上，形成附壁血栓。血小板可释出许多细胞因子，这些因子进入动脉壁，对促发粥样硬化病变中平滑肌细胞增生起重要作用。

获取完整准确的病史对冠心病诊断十分重要，如心绞痛的发作形式、疼痛性质、部位、持续时间、诱发和缓解因素、伴随症状等。同时应该评估患者的危险因素，如吸烟、糖尿病、高血压、高脂血症等，这对诊断和治疗有重要意义。冠脉造影为创新检查手段，目前仍是诊断冠心病的金标准。疼痛发作时的典型心电图、心肌坏死所致的生化标记物如肌酸激酶（CK）和肌酸激酶同工酶（CK–MB）和肌钙蛋白（troponin）I 及 T 都具有较高的特异性和敏感性。

（二）高血压合并冠心病的关系及危害

高血压是早发心血管疾病分量最重的可修正危险因素，比吸烟、血脂异常和糖尿病等其他主要危险因素都更常见。高血压导致了全球约 54% 的脑卒中和 47% 的缺血性心脏病事件，而 60%~70% 的冠心病患者均合并患有高血压，高血压人群患冠心病的风险较正常血压人群高 3~4 倍。许多流行病学研究显示，血压 > 115/75mmHg 时冠状动脉疾病和脑卒中风险均随血压递增而逐渐增加。收缩压 / 舒张压每增加 20/10mmHg，冠状动脉心脏病和脑卒中相关死亡率就倍增。随着降压治疗降低血压，结果发生改善，这是血压增高引起心血管并发症的最佳证据。

高血压可使血流动力学发生改变。在长期高压状态下，血流对动脉壁的侧压加大，内皮细胞损伤，血中脂质易侵入动脉壁，促进血浆脂质在血管内膜中沉积，加速动脉粥样硬化形成。其次，高压血流长期冲击血管壁，必然引起动脉血管内膜的机械性损伤，血管张力增加，引起动脉血管内膜过度牵拉及弹力纤维断裂，造成血管内膜损伤、血栓形成。血压越高，这种损伤就越严重，动脉血管内膜损伤和粥样硬化脂质沉积更严重，从而加快血管动脉粥样硬化性狭窄的进程。

除此之外，高血压时，神经－内分泌系统亦会发生紊乱。大脑皮层长期处于兴奋状态，引起体内交感神经过度兴奋，释放儿茶酚胺过多，儿茶酚胺、肾上腺素增多可直接损伤动脉血管壁，引起冠状动脉痉挛。同时，过度激活的肾素－血管紧张素－醛固酮系统会使纤维细胞增殖增多，氧化应激反应增强，进一步增加心脏负荷，加快心肌损伤，导致心肌重构，增加 CVD 发生和死亡风险。

心血管风险增加主要见于收缩压升高的老年人，以及收缩压和舒张压均升高的较年轻个体。脉压是收缩压和舒张压的差值，主要取决于大动脉的僵硬度，也是心血管风险的有力预测指标。相反，单纯舒张期高血压不常见，也不会增加心血管风险。

（三）高血压合并冠心病的综合管理

高血压合并冠心病的患者应该积极、早期、长期的接受生活方式干预及标准药物治疗，从而改变高血压、血脂异常、糖尿病、高尿酸血症、肥胖和吸烟等多种心血管危险因素，延缓或阻止动脉粥样硬化发展，以期最大程度降低心血管事件发生和死亡风险。

1. 冠心病"一级预防"

我们将病因预防，即修正危险因素的干预措施，称为冠心病"一级预防"，内容包括：①控制血压，对所有看似健康的个体进行治疗性生活方式改变，尤其是血压 ≥ 120/80mmHg 者，推荐增加身体活动、减轻体重和减少钠摄入（不超过 2.4g/d），必要时采用药物治疗作为辅助而非替代方案，将血压控制 140/90mmHg 以下。但对于一些特殊糖尿病人群如年轻患者，在不过度增加治疗负担的前提下，可考虑血压目标在 130/80mmHg 以下。②合理饮食结构及热能摄入，避免超重，饱和脂肪酸小于总能量摄入的 10%，尽可能少摄入反式不饱和脂肪酸；一日摄入 30~45g 纤维；一日摄入 200g 水果；一日摄入 200g 蔬菜；一周至少食用 2 次鱼类，其中 1 次为油性鱼类，食盐摄入量限制在一日 5g 以下（低于 2g 钠）。③戒烟。主动吸烟与被动吸烟是总体动脉粥样硬化性 CVD、冠状动脉性心脏病（CHD）、脑血管疾病、心力衰竭和全因死亡的主要独立危险因素，其关联有明显的剂量依赖性，因此建议采取行为治疗、尼古丁替代治疗和使用某些替代药物提高戒烟率。④积极治疗糖尿病。⑤避免长期精神紧张，过分激动。⑥积极参加体育锻炼。

2. 冠心病"二级预防"

冠心病"二级预防"是指对已患有冠心病的患者进行的药物预防和非药物预防。药物治疗心脏病非常重要，直接关系到病情是否能够控制、稳定、改善，生活质量状况，能否减少或避免出现心肌梗死、猝死等严重危险，因此只要患者耐受，应尽可能将药物用全。某些药物能降低心脏病发作的风险，延长生存率，包括：降低胆固醇的他汀类药物、降低血压的药物、预防血栓形成的药物、治疗糖尿病的药物，其次冠心病导致胸痛（即"心绞痛"）的患者可使用缓解疼痛的药物，包括硝酸盐类药物、钙通道阻滞剂。

药物治疗的主要治疗策略包括：

（1）改善预后治疗

①抗动脉粥样硬化，调脂治疗

具有心血管危险因素的人群，无论是否确诊冠心病，随着时间进展，低密度脂蛋白（LDL-C）水平越高，心血管死亡风险越大。因此干预患者 LDL-C 的可有效降低心血管疾病的发生风险和死亡率。对已确诊冠心病的患者，应立即启动降脂治疗，其中将过去 1 年内发生 ACS 的患者定位极高危，治疗的目标为 LDL-C 降至 < 1.8mmol/L（< 70mg/dl）或减少 50%，若条件允许可控制在 < 1.4mmol/L（< 55mg/dl）；家族性高胆固醇血症、糖尿病、慢性肾病、多血管病变等高危患者目标值为 LDL-C < 2.6mmol/L，余下患者须根据十年心血管发病风险评分确定相应目标值，中危和低危为 LDL-C < 3.4mmol/L。

这一目标的实现依托于生活方式的改善及长期使用调脂药物的共同作用。他汀类药物作为起始治疗的首选，当胆固醇水平无法达标时，可联合依折麦布或 PCSK9 抑制剂等。高强度他汀类药物治疗可将 LDL-C 水平降低 50%~60%，其疗效优于依折麦布，且比 PCSK9 抑制剂的费用显著降低且更易于给药。此外，近 30 年的数据表明，他汀类药物的安全性极较好。

②抗血小板治疗

血小板的激活与聚集是冠状动脉形成血栓的主要因素，因此已经诊断冠心病的患者需要进行抗血小板治疗以减少缺血性事件的发生。出于对缺血性事件和出血性事件的风险平衡，推荐 1 年以内发生过心梗，或近期血运重建的患者使用双重抗血小板治疗，而其他非血运重建患者则可考虑长期单用一种抗血小板药物。

药物选择上，结合循证医学证据、药物经济性等考虑，首选阿司匹林 75~100mg/d，若无法耐受可考虑换用氯吡格雷 75mg/d，对于具有高度缺血性风险伴有低出血风险的患者还可尝试单用替格瑞洛 60mg bid 进行治疗。

③改善心肌重构治疗

ACEI/ARB 通过抑制 RAAS 系统，扩张血管，降低血压，同时减少血液及组织醛固酮释放，减轻水钠潴留，长期使用可有效阻止和逆转心室重构、肥厚和心肌纤维化。该类药物可有效降低死亡率，减少心梗、卒中、心衰等心脏疾病发作，如果患者同时存在高血压、LVEF ≤ 40%、糖尿病或 CKD，除非有禁忌证（如严重肾功能损害、高钾血症等），否则应考虑将其纳入治疗。对于无心力衰竭的冠心病患者中，尚不确定 ACEI/ARB 是否具有心脏保护作用，因此一般不推荐血管紧张素转换酶抑制剂治疗无心力衰竭或高心血管风险的患者，除非患者的血压需要干预。糖尿病合并冠心病慢性稳定性心绞痛患者应立即开始纠正生活习惯及使用降糖药物治疗，使糖化血红蛋白控制在正常范围（ ≤ 6.5% ）。对于高龄、糖尿病病史较长、心血管整体危险水平较高、具有严重低血糖事件史、预期寿命较短以及并存多种疾病的患者，建议血糖目标值为 FBG < 140mg/dl（ 7.8mmol/L ），负荷后 2 小时血糖 < 200mg/dl（ 11.1mmol/L ）。对于此类患者，应慎重对待低于 7.0% 的 HbA1C 目标值。

（2）抗心肌缺血治疗

① β 受体阻滞剂　能抑制心脏肾上腺素能 β 受体，减慢心率、减弱心肌收缩力、降低血压，从而降低心肌耗氧量、减少心绞痛发作，同时长期使用可抑制交感神经和 RAAS 系统的过度激活，改善心肌重构，从而改善预后。目前在心血管领域使用较多的为选择性 $β_1$ 受体阻滞剂，如美托洛尔、比索洛尔，其目标靶剂量通常控制在将静息心率降至 55~60 次 / 分。β 受体阻滞剂的主要副作用是疲劳，抑郁，心动过缓，心传导阻滞，支气管痉挛，外周血管收缩，体位性低血压，阳痿和遮盖低血糖症状。

② 硝酸酯类药物　为内皮依赖性血管扩张剂，可扩张冠状动脉，增加冠状循环的血流量，同时减少静脉回心血量，降低心排出量和血压，减低心脏前后负荷和心肌耗氧量，改善心肌灌注，缓解心绞痛症状。常用的药物包括硝酸甘油、硝酸异山梨酯和单硝酸异山梨酯。硝酸酯类可分为速效和长效药物，

速效指硝酸甘油的舌下或喷雾给药，通常 5~10 分钟即可缓解心绞痛，作用持续 2~4 小时。长效药物包括单硝酸异山梨酯、硝酸异山梨酯等，通常用于预防或减少心绞痛发作频率和程度。由于此类药物有抗药性，因此需要每天空出 10~14 小时的无药间期。禁忌证包括肥厚型梗阻性心肌病、严重的主动脉瓣狭窄；联合使用磷酸二酯酶抑制剂（如西地那非、他达拉非或伐地那非）。

③钙通道阻滞剂　可抑制心肌细胞上的钙通道，减少钙进入细胞内，抑制心肌收缩，减少心肌耗氧；同时也可抑制血管平滑肌钙内流，扩张冠状动脉血管，减轻心脏负荷。常用药品制剂包括：非二氢吡啶类维拉帕米、地尔硫卓；二氢吡啶类氨氯地平、长效硝苯地平。不良反应主要包括头痛、外周水肿、颜面潮红等，地尔硫卓及维拉帕米还有减慢房室传导的作用，因此大部分情况不建议非二氢吡啶类与 β 受体阻滞剂联合使用。

④伊伐布雷定　为选择性的窦房结起搏电流（If）特异性抑制剂，通过抑制窦房结发放冲动的频率，减慢心率，缓解心绞痛。适用于窦性心律且心率 ≥ 75 次 / 分、伴有心脏收缩功能障碍的 NYHA Ⅱ ~ Ⅳ级慢性心力衰竭患者，与标准治疗包括 β 受体阻滞剂、CCB 类联合用药，或者有禁忌证或不能耐受 β 受体阻滞剂治疗。

⑤尼可地尔　具有类似于硝酸盐或 β 受体阻滞剂的抗心绞痛作用，能特异性开放冠状动脉血管平滑肌的钾通道，改善微血管功能，扩张冠状动脉，用于控制心绞痛症状发作，对缺血性心脏病和非缺血性心脏病的死亡均无影响。

⑥曲美他嗪　通过抑制脂肪酸氧化和增加葡萄糖代谢，提高氧的利用效率，从而改善心肌缺血。在无法耐受一线治疗或仍不能控制心绞痛症状者，可将曲美他嗪作为联合或替代治疗。

二、降压药物选择

血压合并冠心病患者的用药原则是在生活方式干预的基础上，既要控制血压以减少心脏负担，又要扩张冠状动脉以改善心肌血液供应，即"降压又护心"。

1. 降压治疗的启动

JNC8 指出：对于 2 级或 3 级高血压合并任何水平的心血管风险（Ⅰ, A）和有心血管风险的 1 级高血压应立刻启动降压治疗（Ⅰ, B），低至中等心血管风险的 1 级高血压（动态血压验证）也应启动降压治疗（Ⅱa）。

2. 目标管理

2015 年 AHA/ACC/ASH 冠心病患者高血压治疗的科学声明推荐，年龄＞80 岁人群目标血压为＜150/90mmHg（Ⅱa/B），其他年龄冠心病合并高血压人群（Ⅰ, A）、ACS 合并高血压人群（Ⅱa/B）及心力衰竭合并高血压人群（Ⅱb/C）目标血压为＜140/90mmHg，心肌梗死后、卒中或短暂性脑缺血发作、颈动脉疾病、外周动脉疾病及腹主动脉瘤合并高血压人群目标血压为＜130/80mmHg（Ⅱa/C）。《中国高血压防治指南 2018》推荐高血压合并冠心病患者目标血压为＜130/80mmHg。

3. 药物推荐

（1）血管紧张素转换酶抑制剂（ACEI）

常用药物包括依那普利、培哚普利、贝那普利、卡托普利、雷米普利、福辛普利等。该类药物对急性心梗的左室重构、充血性心力衰竭有确切预防效果，对高血压、心力衰竭、心肌梗死、糖尿病等患者有降低心血管事件作用。ACEI 还能显著降低无心衰及左心功能不全患者总死亡率。在高血压合并稳定型心绞痛患者中，推荐无 ACEI 禁忌证的患者均应一线应用 ACEI。EUROPA 和 HOPE 试验证实，稳定型心绞痛患者应用 ACEI 可明显降低 20%~25% 心血管事件的发生率；但 PEACE 和 ALLHAT 研究则显示稳定型心绞痛患者应用 ACEI 后未见明显心血管终点事件改善；随后的 ANBP-2 研究证明老年男性稳定型心绞痛患者应用 ACEI 可显著降低动脉粥样硬化患者死亡和心血管事件发生风险。一项包括 EUROPA、ADVANCE、PROGRESS 三项研究，纳入 29463 例患者的 Meta 分析显示，以培哚普利为基础的治疗方案可显著降低全因死亡 11%，降低心血管死亡 15%，降低心血管死亡和心肌梗死 18%，降低心血管死亡、心肌梗死及卒中 18%，降低非致死性心肌梗死 20%，降低心力衰竭住院率 16%。在高血压合并 ACS 患者中，推荐 ACEI 作为降压和改善预后的优先选择。GISSI-3、SIS-4 及 CCS-1 研究均证实 ACEI 可明显降低 ACS 患者死亡率，在高危患者中的优势更加明显，《血管紧张素转换酶抑制剂在心血管病中应用中国专家共识》指出，对于 ACS 中 ST 段抬高型急性心肌梗死、非 ST 段抬高型急性心肌梗死及不稳定型心绞痛应用 ACEI 临床效果良好，临床上治疗这几类疾病推荐首选 ACEI；对于冠心病二级预防及心血管病高危患者也推荐使用 ACEI。其中，喹那普利、卡托普利、依那普利、雷米普利、贝那普利、福辛普利等具有保护内皮功能的作用。培哚普利 8mg 使内皮祖细胞（EPCs）数量显著增加，证明了 ACEI 可促进 EPCs 生成和促进内皮细胞再生的作用；而在同一研究中，ARB 的治疗未使 EPCs 增多。

（2）血管紧张素 II 转化酶抑制剂（ARB）

常用药物有缬沙坦、氯沙坦、替米沙坦、坎地沙坦等。在所有高血压合并稳定型心绞痛和 ACS 患者中，推荐不能耐受 ACEI 的患者优选 ARB 进行降压和改善预后治疗。VALIANT（缬沙坦）与 PROTECTION（替米沙坦）等研究已证明 ARB 可改善冠心病患者预后，但较 ACEI 无明显优势，ONTARGET 研究等不推荐 ARB 与 ACEI 同时使用。ARB 已被《中国高血压防治指南 2018》列入高血压合并冠心病治疗的适应证，且推荐用于 ACEI 不能耐受的患者。

（3）β受体阻滞剂

使用较多的为选择性 β_1 受体阻滞剂，如美托洛尔、比索洛尔。主要通过抑制过度激活的交感神经、减弱心肌收缩力及减慢心率发挥降压作用，降低心肌耗氧量。该类药可使心脏性猝死发生的危险性降低 30%~50%，大大增加了冠心病患者的保险系数，只要无禁忌证，β受体阻滞剂应作为稳定性心绞痛的初始治疗药物。药物剂量以能使静息心率维持在 50~60 次 / 分的靶目标水平为益，TNT 研究初步确定心率以 52.4 次 / 分为最佳。其改善冠心病预后的大型随机对照研究证据包括MAPHY、MERIT-HF 等。在稳定型心绞痛患者中，推荐作为缓解心绞痛发作的一线用药，并在左心收缩功能正常的冠心病患者中长期应用以改善预后，优先推荐没有内在拟交感活性的美托洛尔和比索洛尔。在 ACS 患者中，推荐在发病 24 小时内应用，至少应用 3 年以上；没有内在拟交感活性的美托洛尔和比索洛尔长效制剂临床证据更为充分，可作为优先选择；对于 ACS 合并高血压且难控制的患者可选择降压作用更为明显的α、β受体阻滞剂卡维地洛。Olsson 等对 5 项大型双盲随机研究的 Meta 分析发现，心肌梗死患者每天接受美托洛尔 200mg，死亡风险降低 42%。Freemantle 等对 82 项随机对照研究（其中31 项为长期随访）的 Meta 分析也发现，长期应用 β 受体阻滞剂，心肌梗死后的再梗死率和死亡率均显著降低（每年每百例患者可减少死亡 1.2 例，减少再梗死 0.9 次）。2012 美国稳定型心绞痛管理指南推荐使用 β 受体阻滞剂作为初始治疗以缓解症状，β 受体阻滞剂降低死亡风险的益处独立于其他药物之外。

（4）钙通道阻滞剂

常用药物有二氢吡啶类：氨氯地平、硝苯地平；非二氢吡啶类：维拉帕米、地尔硫卓。在二级预防方面，长效钙通道阻滞剂（硝苯地平控释片）因疗效可持续 24 小时而优于长效硝酸酯，对伴有高血压的慢性冠心病患者，硝苯地平控释片有显著的治疗效益，能使主要效益终点事件（包括全因死亡、心肌梗死、顽固性心绞痛、新发生的心力衰竭、致残性脑卒中及外周血管重建治疗）的发生率降低 13%。特别适用于伴有靶器官损害，如冠状动脉疾病的高血压患者，有一箭双雕的效益。ELSA 研究（拉西地平）与 INSIGHT（硝苯地平控释片）的研究证明，二氢吡啶类 CCB 有较好的抗动脉粥样硬化作用，我国《二氢吡啶类钙通道阻滞剂在慢性稳定型冠心病中应用中国专家共识》提示二氢吡啶类 CCB 和非二氢吡啶类 CCB 均可用于冠心病的治疗。二氢吡啶类 CCB 防治冠心病得到随机对照研究支持的药物包括硝苯地平控释片（ACTION、ENCORE Ⅱ、JMIC-B）、氨氯地平（PREVENT、CAMELOT）、非洛地平及拉西地平，其抗动脉粥样硬化作用明确，长期使用安全性较好。JNC8 和《中国高血压防治指南 2018》均推荐使用具有明确临床研究证据的长效二氢吡啶类 CCB，避免使用短效制剂。在稳定型心绞痛或 ACS 患者中，目前研究证实 CCB 对心血管预后无明显改善，可推荐作为 β 受体阻滞剂不能缓解的心绞痛治疗的一种选择，优先推荐使用非二氢吡啶类 CCB。

（5）利尿剂

常用药物有氢氯噻嗪、吲达帕胺、呋塞米、托拉塞米，其中降压治疗首选噻嗪类利尿剂，该类药物低剂量即可提供全效的降压作用，同时避免不良反应。在 MRC、SHEP、ALLHAT 研究中，噻嗪类利尿剂已被证实可改善高血压合并稳定型心绞痛患者的预后。在高血压合并 ACS 患者中，较少单用，联合治疗降压效应可达单药治疗的 2 倍，对于有中度以上的肾功能不全者推荐袢利尿剂优于噻嗪类利尿剂。

（6）硝酸酯类

硝酸酯类药物为内皮依赖性血管扩张剂，可扩张冠状动脉，增加冠状循环的血流量，同时减少静脉回心血量，降低心排出量和血压，减低心脏前后负荷和心肌耗氧量，改善心肌灌注，缓解心绞痛症状。常用的药物包括硝酸甘油、硝酸异山梨酯和单硝酸异山梨酯。硝酸酯类可分为速效和长效药物，速效指硝酸甘油的舌下或喷雾给药，通常在 5~10 分钟即可缓解心绞痛，作用持续 2~4 小时。长效药物包括单硝酸异山梨酯、硝酸异山梨酯等，通常作为预防或减少心绞痛发作频率和程度。在高血压合并稳定型心绞痛或 ACS 患者中，推荐对于不能耐受 β 受体阻滞剂的患者应用长效口服硝酸盐类药物缓解心绞痛，当与 β 受体阻滞剂联用时，应在 β 受体阻滞剂效果不佳时加用硝酸盐类药物。

三、药物使用注意事项

1. ACEI/ARB

各种 ACEI/ARB 作用机制具有类效应，但与组织亲和力不同，药动学特性也有差别，因此，可能导致组织浓度的明显差异和不同的临床效果。在所有的 ACEI 中，羧基 ACEI 的组织亲和力较高，其中喹那普利、贝那普利的亲和力最高，而巯基和磷酰基 ACEI 的组织亲和力较低。剂量调整通常为小剂量起始，逐渐递增，直到目标剂量，一般每隔 1 周 ~2 周剂量倍增1 次，调整到合适剂量应终身维持。ACEI 特有的不良反应为持续性干咳，多于给药后几周内出现，可能原因包括 ACEI 抑制缓激肽降解、前列腺素及 P 物质等的蓄积。症状较轻者可坚持服药，不能耐受者可改用 ARB。其他 ACEI/ARB 不良反应包括低血压和皮疹，偶见血管神经性水肿和味觉障碍。肾功能不全容易导致高血钾，建议用药时监测电解质、血肌酐。妊娠与哺乳：该类药物不适宜妊娠期妇女使用，因其在孕中期和孕晚期（第 4 至第 9 月）可能导致胎儿和新生儿受损，已经检测出怀孕时，应尽快停用该类药物。长期应用可能导致血钾水平升高，应定期监测血钾和血肌酐水平。禁忌证为双侧肾动脉狭窄、高钾血症及妊娠期妇女。

2. β 受体阻滞剂

常见的不良反应包括疲乏、肢体冷感、激动不安、胃肠不适等。用药后注意监测血压和心率，将静息心率降至55~60次/分，严重心绞痛患者如无心动过缓症状，可将心率降至50次/分，血压低于90/60mmHg时应减量或停用。对稳定的支气管哮喘或慢性阻塞性肺疾病患者，若确需使用β受体阻滞剂，应同时给予足够的扩支气管治疗，并且β_2受体激动剂的剂量可能需要增加。长期应用者突然停药可发生反跳现象，即撤药综合征；在高血压合并周围血管病患者使用时应注意大剂量对周围血管缺血症状的影响。

3. 钙通道阻滞剂

二氢吡啶类CCB宜选用长效制剂，因为短效CCB虽然也能降低血压，但常会加快心率，增加心脏耗氧量。常见不良反应包括心悸、面部潮红、头痛及下肢水肿等，偶见牙龈增生。非二氢吡啶类CCB在冠状动脉痉挛患者中可作为首选用药，但由于其抑制心脏收缩和传导功能，二至三度房室传导阻滞和心力衰竭患者禁用，且在使用前应详细询问患者病史，进行心电图检查，并在用药2~6周内复查。

4. 利尿剂

多联合用药，应用时应监测循环血量和电解质情况，避免利尿导致血容量不足，诱发或加重冠状动脉灌注不足和电解质紊乱。伴有痛风或高尿酸血症的患者不宜使用氢氯噻嗪，因可竞争性抑制尿酸排泄，使体内血尿酸含量升高诱发痛风。长期使用噻嗪类袢利尿剂应定期监测血钾，并适当补钾。小剂量氢氯噻嗪（6.25~25.00mg）、吲达帕胺对糖脂代谢的影响较小。若患者有磺胺类药物过敏史，禁用噻嗪类药物，袢利尿剂应谨慎使用。肾功能严重不全（血肌酐＞265μmol/L）、无尿患者禁用利尿剂。

5. 硝酸酯类

硝酸酯类的药物随着硝基数量减少，起效时间逐渐延长，持续时间相应延长，如硝酸甘油共3个硝基，起效时间为2~3分钟（含服），持续时间为20~30分钟，而单硝酸异山梨酯仅

1个硝基，起效时间为30~60分钟（平片）、60~90分钟（缓释片），而持续时间为3~6小时（平片）、10~14小时（缓释片）。硝酸甘油、硝酸异山梨酯有首过效应，因此建议舌下含服或静脉给药，硝酸甘油含服剂量为0.3~0.6mg，可每5分钟重复1次，但总量不超过1.5mg；单硝酸异山梨酯无首过效应，可口服给药。用药时应注意给予足够的无药间期（通常每日应有8小时以上的间歇期），减少耐药性的发生。使用中可出现头痛、面部潮红、心率反射性加快和低血压等症状，以短效硝酸甘油更明显。服用药物时建议采取坐位，应注意可能发生体位性低血压。头痛是硝酸酯类药物最常见的不良反应，呈剂量和时间依赖性，如将起始剂量减半后可明显减少头痛的发生，大部分患者服药1~2周后头痛可自行消失。该药禁用于伴有严重低血压或心动过速的心肌梗死、严重贫血、原发性闭角型青光眼、颅内压增高的患者及同时服用西地那非的患者。

第四节　高血压合并心房颤动

一、概述

高血压是最常见的心血管疾病，心房颤动（简称房颤）是临床最常见的心律失常，两者都与年龄相关，并且经常共存，两者联系紧密，高血压－房颤－脑栓塞构成一条重要的易被忽视的事件链。一方面，高血压是房颤常见的共患病，50%以上的心房颤动患者合并高血压；另一方面，高血压是房颤的常见病因之一。高血压通过血流动力学改变和RAAS的过度激活所引起的心房结构重构和电重构，为房颤的发生和维持提供病理生理基础。高血压及房颤共同的重要并发症是脑卒中，高血压是非瓣膜病房颤卒中和体循环栓塞的危险因素之一，同时，未控制的高血压也是房颤患者出血的危险因素，因此，高血压会增加房颤及其相关并发症（包括卒中或血栓、大出血及死亡）的发生风险。

流行病学研究显示，在 ARIC 研究（社区动脉粥样硬化风险）中，高血压是房颤的主要原因，导致了 20% 的新发房颤。在 Framingham 研究中，高血压使男性房颤患病风险增加 50%，女性风险增加 40%。在 PIUMA 研究中，2482 例未治疗且无瓣膜疾病及心律失常的原发性高血压患者中，房颤的风险随着年龄和左心室质量指数的增加而增加，左心房直径增加易导致持续性房颤。更高的脉压也可增加房颤患病的风险。Framingham 研究显示，在 20 年的随访中，每增加 20mmHg 脉压，房颤发生风险增加 24%。一项包括 34221 例健康女性前瞻性随访 12.4 年的大型队列中，房颤的发生率与收缩压和舒张压水平高度相关。如果不能较好地控制血压，高血压患者发生房颤的风险将会显著增加。一旦发生高血压，即使血压控制有所改善，也会导致房颤。在 Framingham 研究中，经过 15 年的随访，使用降压药物来更有效控制血压也并未使高血压患者房颤发生率显著降低。即使血压在正常上限，房颤发生风险同样增加，收缩压水平在非高血压范围内与房颤发生风险独立相关。同时许多大型临床研究如 AFIRM 研究、ACTIVE 研究、RELY 研究等均显示了房颤患者中有 49%~90% 合并高血压。

高血压所致左心房电活动和结构重构、自主神经系统功能障碍、离子通道功能障碍、内分泌以及其他环境和遗传因素的产物等多种因素相互作用导致房颤发生和发展，见图 4-2。

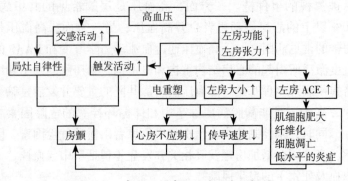

图 4-2　高血压与房颤的病理生理机制

二、降压药物选择

1. 高血压合并房颤患者的降压目标

对于高血压合并冠心病、糖尿病等疾病的血压控制目标，各国最新指南均提出了明确的降压目标，但目前对于高血压合并房颤的降压目标，国内外主要指南均无特殊推荐。国外有研究提出，房颤患者因为心脏泵血功能下降，从保护重要脏器等角度出发，血压应维持相对偏高水平，提出应将血压控制在正常血压值上限；在房颤患者中，血压与全因死亡率（ACM）之间存在 U 型关系，在 140/78mmHg 时 ACM 最低，在血压 < 110/60mmHg 时观察到 ACM 增加。这些数据表明房颤患者的最佳血压目标可能高于一般人群。但也有提出房颤的存在可以导致心脏的有效射血率降低 20% 以上，房颤患者的有效血容量已经不足，上述的血压水平相对房颤患者而言已属于血压升高状态，故其降压目标应该更为严格。一项来自韩国的调查研究显示，对于接受高血压治疗的房颤患者，120~129/80mmHg 是最佳血压治疗目标。更积极的血压控制可能在改善左心室肥大、心肌纤维化、舒张功能障碍和逆转心房扩张和结构重构方面受益。因此，如何设置房颤合并高血压患者的降压靶目标等都是目前临床上亟待解决的问题。

2. 平衡高血压和房颤患者的卒中和出血风险

高血压是卒中的独立危险因素，在房颤卒中风险系统评价中，高血压病史使卒中风险增加 1 倍。高血压也易发生出血，特别是颅内出血。在 RELY 研究中（达比加群酯与华法林），高血压患者有更多的出血风险（但不是颅内出血）。在目前用于治疗房颤的 ESC 指南中，血压水平升高是导致血栓栓塞和出血事件的 CHA_2DS_2-VASc 和 HAS-BLED 评分的重要危险因素。因此，在预防血栓栓塞和大出血方面，必须持续的控制血压。

3. 高血压合并房颤降压药物的选择

高血压伴房颤患者的降压治疗原则包括降低血压和左心房负荷。高血压易致房颤的高危患者如合并左房增大、左心室肥厚、心功能降低，在不同类型降压药物的选择方面，ACEI和ARB在降低房颤发生率方面可能有益，在LVEF下降或左室肥厚的患者中，ACEI和ARB可能会降低房颤复发的风险。指南推荐ACEI/ARB用于预防房颤的发生和进展，单药控制不良时，优先推荐ACEI/ARB与CCB或噻嗪类利尿剂联用。

（1）ACEI/ARB：RAAS激活是高血压和房颤的共同病理生理基础，多数高血压患者RAAS过度激活，而其主要效应成分Ang Ⅱ对房颤的发生和维持发挥重要作用。ACEI/ARB和醛固酮受体拮抗剂可以预防心肌重构，减轻心房纤维化和肥大，修复心肌细胞间隙连接的解偶联和钙调控损伤，减轻氧化应激和炎性反应。LIFE等研究证实以ACEI/ARB为基础的治疗可以减少高血压患者新发心房颤动的发生。《中国高血压防治指南（2018年修订版）》指出易发生房颤的高血压患者（如合并左房增大、左心室肥厚、心功能降低），推荐使用RAS抑制药物（尤其ARB），以减少房颤的发生（Ⅱa，B）。ACTIVE-I研究提示ARB可能减少心房颤动患者心力衰竭住院事件的发生。2011年AHA/ACC/美国心律学会（HRS）心房颤动患者管理指南推荐ACEI/ARB用于预防原发性高血压患者心房颤动的发生（Ⅱa）。2011年J-RHYTHM研究显示对于合并高血压的阵发性心房颤动患者，坎地沙坦和氨氯地平在减少每月心房颤动天数方面无显著差异。2012年发表的ANTIPAF研究及既往发表的CAPRAF研究和GISSI-AF研究均显示，ARB未能预防阵发性或持续性心房颤动的发生。对于已经发作过心房颤动的患者，如不合并心力衰竭和左室功能不全，ARB在预防心房颤动复发方面的作用并不优于安慰剂。考虑已有数据的异质性，2014年该指南将这一推荐的证据等级降为Ⅱb。

2016年ESC心房颤动管理指南认为抑制RAAS可以预防

心房结构重构，减少心房颤动复发。丹麦 1995~2010 年的回顾性研究显示，在预防心房颤动发生方面，ACEI/ARB 优于 β 受体阻滞剂和利尿剂。对于导管消融术后的心房颤动患者，与单独应用抗心律失常药物相比，联合应用 ACEI/ARB 可以预防心房颤动的复发。

（2）β 受体阻滞剂：对于高血压合并心房颤动患者，β 受体阻滞剂可以发挥控制心室率的作用。2013 年 ESH/ESC 高血压指南指出，对于高血压患者，β 受体阻滞剂可用于预防心房颤动和控制心室率。《中国高血压防治指南（2018 年修订版）》也指出，β 受体阻滞剂尤其适用于伴快速性心律失常、冠心病、慢性心力衰竭、交感神经活性增高以及高动力状态的高血压患者。

（3）CCB：对于需要控制心率的心房颤动患者，不论是阵发性、持续性还是永久性心房颤动，2014 年 AHA/ACC/HRS 心房颤动患者管理指南推荐的一线治疗药物为 β 受体阻滞剂和非二氢吡啶类 CCB（地尔硫䓬和维拉帕米）。但一般情况下不推荐 β 受体阻滞剂与非二氢吡啶类 CCB 联合使用。

（4）利尿剂：在我国，常用的噻嗪类利尿剂主要是氢氯噻嗪和吲达帕胺，但其对心房颤动发病率的影响目前缺乏深入研究。

高血压合并心房颤动药物治疗推荐见表 4-2。

表 4-2 高血压合并心房颤动药物治疗推荐

推荐	推荐等级	证据级别
减少高血压患者新发心房颤动的发生：ACEI/ARB 作为首选	Ⅱa	B
减少高血压患者心房颤动复发：推荐 ACEI/ARB，可以预防心房结构重构	Ⅱb	B
心房颤动患者心室率控制：推荐 β 受体阻滞剂和非二氢吡啶类 CCB 作为一线药物	I	B

三、药物使用注意事项

（1）ACEI/ARB 长期应用可能导致血钾水平升高，应注意定期监测血钾和血肌酐水平。

（2）非二氢吡啶类 CCB 常见不良反应包括抑制心脏收缩功能和传导功能。二至三度房室传导阻滞和心力衰竭患者禁用。在使用非二氢吡啶类 CCB 前应详细询问病史，进行心电图检查，并于用药 2~6 周内复查。

（3）对于需要控制心室率的高血压合并心房颤动患者，可应用 β 受体阻滞剂，如患者同时合并糖耐量异常和代谢综合征，β 受体阻滞剂与利尿剂联用需谨慎。二至三度房室传导阻滞和哮喘患者禁用 β 受体阻滞剂。

（4）抗凝治疗：房颤是卒中的独立危险因素，与房颤相关的卒中与无房颤者相比，其病死率、致残率以及住院天数均显著升高。因此，预防房颤引起的血栓栓塞事件，是房颤治疗策略中重要环节。应在综合评估卒中和出血风险及临床净获益的基础上考虑给予口服抗凝药物治疗。在血栓栓塞危险较高的房颤患者中，应用华法林或新型口服抗凝药物（NOAC）抗凝可明显减少血栓栓塞事件，并改善患者的预后。2020 年 ESC 心房颤动管理指南指出，对于适宜应用 NOAC 的患者，优先推荐 NOAC（Ⅰ，A）。

RELY、ROCKET-AF 及 ARISTOTLE 研究分别评估了达比加群、利伐沙班及阿哌沙班，提示 NOAC 预防卒中和血栓栓塞事件的有效性不劣于或优于华法林。更为重要的是，与华法林相比，NOAC 出血事件尤其是颅内出血事件发生率显著降低。ENGAGE-AF 研究结果显示，与华法林相比，依度沙班 60mg/d 可降低非瓣膜性心房颤动（NVAF）且肌酐清除率 ≤ 95ml/min 的患者卒中和大出血风险。NOAC 使用更为方便，不需要监测国际标准化比值（INR）。近期关于 NOAC 的研究结果提供了进一步的循证证据。一项比较亚洲 NVAF 患者服用达比加群和华法林的研究结果提示，对于具有卒中高风险（高 $CHA_2DS_2-VAS_c$ 评分）的患者，服用达比加群可降低急性肾损伤的风险。澳大利亚研究表明，在心房颤动患者中，NOAC 应用的持续性优于华法林，此优势在预防卒中和死亡方面具有重要的临床意义。Meta 分析显示，在卒中二级预防中，NOAC 优于华法林。虽然 NOAC 在临床试验外的价值尚待论证，但其在治疗领域有较好的应用前景。

心房颤动患者使用 NOAC 剂量需个体化，应考虑患者的年龄、体重、肝功能、肾功能、药物相互作用等临床因素。2020 年 ESC 心房颤动管理指南建议所有心房颤动患者根据 Child-Pugh 评估肝功能，根据肌酐水平或肌酐清除率评估肾功能，排查肝脏和肾脏疾病，以指导心房颤动患者的抗凝治疗。不同肾功能损伤患者使用 NOAC 的剂量推荐见表 4-3。

表 4-3　不同肾功能损伤患者使用 NOAC 的剂量推荐

肌酐清除率（CrCl, ml/min）	达比加群酯	利伐沙班	阿哌沙班	艾多沙班
≥ 50	110mg 或 150mg, 2 次 / 日	20mg, 1 次 / 日	5mg 或 2.5mg, 2 次 / 日	60mg 或 30mg, 1 次 / 日
30~49	110mg, 2 次 / 日	15mg, 1 次 / 日	5mg 或 2.5mg, 2 次 / 日	30mg, 1 次 / 日
15~29	不推荐	慎用（15mg, 1 次 / 日）	慎用（2.5mg, 2 次 / 日）	慎用（30mg, 1 次 / 日）
< 15，透析或不透析	不推荐	不推荐	不推荐	不推荐

（5）抗凝治疗风险评估：对于 NVAF 患者的卒中风险评估，2020 年 ESC 心房颤动管理指南仍推荐应用 $CHA_2DS_2-VAS_c$ 评分（表 4-4）。该指南指出，对于 $CHA_2DS_2-VAS_c$ 评

分≥2分的男性和≥3分的女性，推荐口服抗凝药（特殊情况可采用左心耳封堵）预防血栓（Ⅰ，A），不推荐使用抗血小板药物预防心房颤动引发的卒中（Ⅲ，A）；对于 $CHA_2DS_2-VAS_c$ 评分为1分或2分的患者，可考虑应用口服抗凝药（Ⅱa，B）。2014年 AHA/ACC/HRS 心房颤动患者管理指南首次建议心房颤动患者接受抗凝治疗前应用 HAS-BLED 评分评估抗凝治疗的出血风险：评分越高，出血风险越高。对于 HAS-BLED 评分≥3的患者，应注意筛查并纠正增加出血风险的可逆因素，例如没有控制好的高血压（收缩压>160mmHg）、INR 不稳定、合用一些可能增加出血的药物（如阿司匹林）以及酗酒等，并在开始抗凝治疗之后加强监测（表4-5）。中国2018年心房颤动：目前的认知和治疗的建议中，也具有同样的推荐。

抗凝治疗的临床净获益是在减少血栓栓塞事件和不明显增加严重出血之间的平衡，除了根据患者个体化的危险因素进行客观地评估外，对患者的教育和接受抗凝治疗的意愿均对治疗的依从性影响明显。

表4-4　非瓣膜病性房颤卒中危险 $CHA_2DS_2-VAS_c$ 评分

	危险因素	评分
C	充血性心衰或左心室功能障碍	1
H	高血压	1
A	年龄≥75岁	2
D	糖尿病	1
S	卒中或短暂性脑缺血发作或血栓栓塞	2
V	血管性疾病	1
A	年龄65~74岁	1
S	性别（女性）	1
	总评分	9

表 4-5　非瓣膜病性房颤出血危险 HAS-BLED 评分

	临床特点	积分
H	高血压（收缩压＞160mmHg）	1
A	肝、肾功能异常（各1分）	1 或 2
S	卒中史	2
B	既往严重出血伴出血倾向	1
L	INR 不稳定	1
E	老年（如年龄＞65岁）	1
D	药物或嗜酒（各1分）	1 或 2
	最高值	9 分

注：高血压定义为收缩压＞160mmHg（1mmHg＝0.133kPa）；肝功能异常定义为慢性肝病（如肝纤维化）或胆红素＞2倍正常上限，谷丙转氨酶＞3倍正常上限；肾功能异常定义为慢性透析或肾移植或血清肌酐≥200μmol/L；出血指既往出血史和（或）出血倾向；INR值易波动指 INR 不稳定，在治疗窗内的时间＜60%；药物指合并应用抗血小板药物或非甾体类抗炎药

（6）由于节律不整，房颤患者血压测量易于出现误差，建议采用三次测量的平均值。有条件的情况下，可以使用能够检测房颤的电子血压计。

第五节　高血压合并心力衰竭

一、概述

高血压是导致心力衰竭发生、发展的最重要原因之一。长期高血压 – 左心室肥厚 – 心力衰竭构成一条重要的事件链，随着血压水平升高，心力衰竭发生率递增。高血压患者心力衰竭的发生率为 28.9%，临床特点是以左心衰竭为主，发展迅速，主要导致射血分数保留的心力衰竭（heart failure with preserved ejection fraction，HFpEF）；如果合并冠心病心肌梗死，也可以发生射血分数降低的心衰（heart failure with reduced ejection fraction，HFrEF）。降压治疗可大幅度降低高血压患者心力衰竭的发生率，也可减少高血压合并心力衰竭患者的心血管事件，降低病死率，改善预后。大样本 Meta 分析结果显示，收缩压每降低 10mmHg，心力衰竭发生风险显著降低 28%。与标准降压治疗（收缩压 < 140mmHg）相比，强化降压（收缩压 < 120mmHg）可以使高血压患者心力衰竭发生率显著降低 38%，心血管死亡显著降低 43%。推荐的降压目标为 < 130/80mmHg，这一推荐尚缺乏随机对照临床试验证据支持。高血压合并左心室肥厚但尚未出现心力衰竭的患者，可先将血压降至 < 140/90mmHg，如患者能良好耐受，可进一步降低至 < 130/80mmHg，有利于预防心力衰竭的发生。

二、降压药物选择

（一）药物选择原则

治疗高血压对降低心力衰竭发生率和心力衰竭住院风险有重大影响。高血压合并心力衰竭患者需在控制心力衰竭的同时积极降压。全身神经内分泌的过度激活与高血压密不可分，也是导致和促进心脏病理性重构进而发展为心力衰竭的关键机制，其中 RAAS 和交感神经系统过度激活发挥重要作用。因此，在高血压的临床治疗中，降压达标的同时有效抑制 RAAS 和交感神经活性，是预防和治疗高血压合并心力衰竭的基础。药物选择优先选择 ACE/ARB、β 受体阻滞剂及醛固酮受体拮抗剂。推荐采取联合治疗，ACEI/ARB 与 β 受体阻滞剂联用，或 ACEI/ARB 与 β 受体阻滞剂及醛固酮受体拮抗剂联用。

（二）指南推荐

依据《中国高血压防治指南（2018 年修订版）》、《高血压合理用药指南（第 2 版）》、《2020 国际高血压学会全球高血压实践指南》以及《中国心力衰竭诊断和治疗指南 2018》，降压目标的推荐：

（1）对于高血压合并慢性 HFrEF 患者：需积极控制高血压，将血压降至 130/80mmHg 以下，首先推荐 ACEI（不能耐受者可使用 ARB）、β 受体阻滞剂和醛固酮受体拮抗剂。3 种药物的联合使用也是基本的解决方案，可以降低患者的死亡率，改善预后，且均具有良好降压作用。存在容量负荷过重的患者首选利尿剂，多数此类心力衰竭患者需常规应用袢利尿剂或噻嗪类利尿剂，具有良好降压作用。如仍未能控制高血压，可使用 CCB，但有负性肌力效应的 CCB 如地尔硫䓬和维拉帕米不能用于 HFrEF 患者，可选用氨氯地平或非洛地平。血管紧张素受体脑啡肽酶抑制剂（ARNI）可替代 ACEI 或 ARB 用于 HFrEF 合并高血压患者的治疗。对血流动力学不稳定血压正常或较低的患者，应由常规降压治疗剂量的 1/8~1/4 起始，缓慢递增剂量，直至达到抗心力衰竭的目标剂量或患者最大耐受剂量。

（2）对于高血压合并慢性 HFpEF 患者：病因大多为高血压，在心力衰竭症状出现后仍可伴高血压。应积极控制高血压：血压控制目标均为 < 130/80mmHg。优先推荐有循证医学证据的 ACEI/ARB、β 受体阻滞剂及醛固酮受体拮抗剂，上述 3 种药物虽然并不能降低此类患者的死亡率和改善预后，但用于降压治疗仍值得推荐，也是安全的。如仍未能控制高血压，推荐应用氨氯地平、非洛地平。不推荐应用 α 受体阻滞剂、中枢降压药（如莫索尼定）。有负性肌力效应的 CCB 如地尔硫䓬和维拉帕米不能用于 HFrEF，但对于 HFpEF 患者，仍可能是安全的。

（3）高血压合并急性心力衰竭患者：临床特点是血压升高，以左心衰竭为主，发展迅速，且多为 HFpEF。需在控制心力衰竭的同时积极降压，主要静脉给予袢利尿剂和血管扩张药，包括硝酸甘油、硝普钠或乌拉地尔。若病情较轻，可以在 24~48 小时内逐渐降压；病情重伴有急性肺水肿的患者在初始 1 小时内平均动脉压的降低幅度不超过治疗前水平的 25%，2~6 小时内降至 160/100~110mmHg，24~48 小时内使血压逐渐降至正常。

高血压合并心力衰竭药物治疗推荐，见表 4-6。

表 4-6　高血压合并心力衰竭药物治疗推荐

推荐	推荐等级	证据级别
高血压合并心力衰竭 C~D 期（HFrEF）		
血压降至 130/80mmHg	I	C
优先选用或联合		
使用 ACEI/ARB	I	A
β 受体阻滞剂	I	A
醛固酮受体拮抗剂	I	A
利尿剂（必要时使用袢利尿剂）	I	C
二氢吡啶类 CCB（氨氯地平、非洛地平）	Ⅱb	B
非二氢吡啶类 CCB（维拉帕米、地尔硫卓）	Ⅲ	C
高血压合并心力衰竭 C~D 期（HFpEF）		
血压降至 130/80mmHg	I	C
优先选用或联合		
使用 ACEI/ARB	Ⅱa	A
β 受体阻滞剂	Ⅱa	B

推荐	推荐等级	证据级别
醛固酮受体拮抗剂	Ⅱb	A
CCB	Ⅱb	C
利尿剂	Ⅱb	C

注：HFrEF：射血分数降低的心力衰竭；ACEI：血管紧张素转化酶抑制剂；ARB：血管紧张素Ⅱ受体拮抗剂；CCB：钙通道阻滞剂；HFpEF：射血分数保留的心力衰竭

（三）各类降压药物在高血压合并心力衰竭治疗中的应用

1. RAAS 抑制剂

（1）ACEI：ACEI 类药物对原发性及肾性高血压患者的降压效力明显，对不同肾素水平的患者均有降压作用；对心力衰竭患者，可降低肺毛细血管楔压及肺血管阻力，增加心排血量及运动耐受时间，降低 HFrEF 患者的住院风险和死亡率，改善症状和运动能力。ACEI 类药物在临床中对各类轻、中、重度高血压都能单独或与其他药物配合使用，是长期用于降压、抗心力衰竭的一线治疗药物。随机对照试验证实在 HFrEF 患者中，无论轻、中、重度心衰，无论有无冠心病，都能获益。ACEI 是能降低心力衰竭患者死亡率的第一类药物，也是循证医学证据最充分的治疗心衰的一线药物，一直被公认为是治疗心力衰竭的基石和首选药物。

适应证：所有 HFrEF 患者，都必须且终身使用，除非有禁忌证或不能耐受（Ⅰ，A）。心力衰竭高发危险人群（阶段 A）应考虑使用 ACEI 预防心力衰竭（Ⅱa，A）。

禁忌证：曾发生致命性不良反应，如喉头水肿、无尿性肾衰竭患者或妊娠期妇女禁用，严重双侧肾动脉狭窄合并高血压患者亦禁用。有下列情况者须慎用：血肌酐＞265μmol/L

（3mg/dl），血钾＞5.5mmol/L，伴症状性低血压（收缩压＜90mmHg），左室流出道梗阻（如主动脉瓣狭窄、肥厚型梗阻性心肌病）等。

不良反应：干咳、血管性水肿、首剂低血压、肾功能损害、高钾血症、味觉障碍及口腔溃疡均是 ACEI 类的常见不良反应。其中咳嗽是该类药物最常见的不良反应，表现为无痰干咳，与给药剂量无关，并不随着用药时间的延长症状呈缓解趋势。其次是高钾血症，在合用保钾利尿药或口服补钾时更容易发生。首剂低血压在老年、血容量不足和心力衰竭患者中更容易发生，推荐从小剂量开始。

注意事项：尽早使用，从小剂量开始，逐渐递增，每隔2周剂量倍增1次，直至达到最大耐受剂量或目标剂量。对于部分合并心力衰竭患者，如无禁忌，应设法小剂量加用 ACEI，可以使患者获益。应监测患者血压、血钾及肾功能情况。若出现皮疹、血管神经性水肿等药物过敏反应，应立即停药。

（2）ARB：ARB 与 ACEI 在抗血压与治疗心力衰竭方面有相同或相似的疗效，不同的是 ARB 不抑制 ACE，因而不产生缓激肽、P 物质等引起咳嗽的物质，故无咳嗽的不良反应。ARB 通过阻断 Ang Ⅱ 与 AT1 受体结合，从而阻断或改善因 AT1 受体过度兴奋导致的诸多不良反应，如血管收缩、水钠潴留、组织增生、胶原沉积、促进细胞坏死和凋亡等，还能够通过加强 Ang Ⅱ 与 AT2 受体结合发挥有益效应。ARB 类药物降压平稳、疗效好、作用时间长、患者耐受性好，持续治疗的依从性高，同时还具有对肾脏的保护作用机制。长期使用可改善血流动力学，降低心衰的死亡率和因心衰再住院率，特别是对不能耐受 ACEI 的患者。

适应证：与 ACEI 相同，推荐用于不能耐受 ACEI 的患者（Ⅰ，A）。也可用于经利尿剂、ACEI 及 β 受体阻滞剂治疗后临床状况改善仍不满意，又不能耐受醛固酮受体拮抗剂的有症状心力衰竭患者（Ⅱb，A）。

禁忌证：有 ARB 过敏史者；严重肾衰竭患者；妊娠期及哺乳期妇女；双侧肾动脉明显狭窄者。

不良反应：常见不良反应为血管性水肿，但发生率较 ACEI 类少见；而严重血容量不足或联用强力利尿药后引发低血压可导致晕厥和失去意识；亦可能会出现高钾血症、急性肾功能衰竭、肝功能恶化或黄疸、粒细胞缺乏等。

注意事项：从小剂量开始，逐渐增至推荐的目标剂量或可耐受的最大剂量。与 ACEI 相似，可能引起低血压、肾功能不全和高钾血症，故开始应用及调整剂量后 1~2 周内，应监测血压、肾功能和血钾，特别是与钾补充剂、保钾利尿药或其他增加钾浓度的药物合用时应密切监测钾浓度。

（3）ARNI：ARNI 有 ARB 和脑啡肽酶抑制剂的作用，后者可升高利钠肽、缓激肽和肾上腺髓质素及其他内源性血管活性肽的水平。ARNI 通过抑制脑啡肽酶和阻断 AT1 受体，发挥增强 NPs 在内的血管活性肽的有利作用，同时削弱 RAAS 长期过度激活引发的有害作用。其代表药物是沙库巴曲缬沙坦钠，是由沙库巴曲和缬沙坦两种成分以 1：1 的摩尔比例结合而成的盐复合物。在心力衰竭患者中沙库巴曲缬沙坦钠可产生心血管和肾脏作用。与依那普利相比，沙库巴曲缬沙坦钠使心血管死亡和心衰住院风险降低 20%，包括心脏性猝死减少 20%。

适应证：对于纽约心脏协会（NYHA）心功能 Ⅱ～Ⅲ级、有症状的 HFrEF 患者，若能够耐受 ACEI/ARB，推荐以 ARNI 替代 ACEI/ARB，以进一步减少心衰的发病率及死亡率（Ⅰ，B）。

禁忌证：①有血管神经性水肿病史；②双侧肾动脉严重狭窄；③妊娠期、哺乳期妇女；④重度肝损害（Child-Pugh 分级 C 级）、胆汁性肝硬化和胆汁淤积；⑤已知对 ARB 或 ARNI 过敏。以下情况者须慎用：①血肌酐 > 221μmol/L（2.5mg/dl）或 eGFR < 30ml/(min·1.73m^2)；②血钾 > 5.4mmol/L；③症状性低血压（收缩压＜95mmHg）。

不良反应：有临床意义的不良反应包括血管性水肿、低血压、肾功能损害、高钾血症等。

注意事项：由服用 ACEI/ARB 转为 ARNI 前血压需稳定，并停用 ACEI 36 小时，因为脑啡肽酶抑制剂和 ACEI 联用会增加血管神经性水肿的风险。且由于含有血管紧张素 Ⅱ 受体拮抗剂缬沙坦，故应避免合用 ARB。小剂量开始，每 2~4 周剂量加倍，逐渐滴定至目标剂量。中度肝损伤（Child-Pugh 分级 B 级）、≥ 75 岁患者起始剂量要小。起始治疗和剂量调整后应监测血压、肾功能和血钾。在未使用 ACEI 或 ARB 的有症状 HFrEF 患者中，如血压能够耐受，虽然首选 ARNI 也有效，但缺乏循证医学证据支持，因此从药物安全性考虑，临床应用需审慎。

2. β 受体阻滞剂

体循环中过高的去甲肾上腺素可以损伤心肌细胞，且肾上腺素能系统的持续激活介导心肌重构，而心肌重构是心力衰竭发生的主要病理生理机制，这是应用 β 受体阻滞剂治疗慢性心力衰竭的基础。β 受体阻滞剂可有效拮抗交感神经系统、RAAS 及过度激活的神经体液因子，通过减慢心率和降低心脏收缩力，降低心肌耗氧量，有利于增加心肌灌注，改善左心室的结构和功能；并能上调 β 肾上腺素能受体，恢复心肌细胞 β_1 受体的正常功能；也可通过抑制儿茶酚胺诱导的游离脂肪酸从脂肪组织中释放，改善心肌能量代谢，β 受体阻滞剂是对抗心衰患者过度交感神经系统激活引起心血管损害的有效治疗药物。成功应用 β 受体阻滞剂是慢性心力衰竭的一个里程碑。长期应用（＞ 3 个月）可改善心功能，提高左心室射血分数（LVEF）；治疗 4~12 个月，能够降低心室肌重量和容量，延缓或逆转心肌重构，改善症状和生活质量，降低死亡、住院、猝死风险。在常规治疗基础上加用 β 受体阻滞剂，降低心衰患者死亡率幅度能达 34%~35%。

适应证：结构性心脏病，伴 LVEF 下降的无症状心力衰竭患者，无论有无心肌梗死均可应用，有助于预防心力衰竭。有症状或曾经有症状的 NYHA 分级 Ⅱ ~ Ⅲ 级或 Ⅰ 级伴 LVEF < 40% 患者均需终身应用 β 受体阻滞剂，除非有禁忌证或不能耐受。NYHA Ⅳ 级慢性心力衰竭患者在病情稳定后也可在专科医师指导下使用。

禁忌证：心源性休克、病态窦房结综合征、二度及以上房室传导阻滞（无心脏起搏器）、心率 < 50 次 / 分、低血压（收缩压 < 90mmHg）、支气管哮喘急性发作期、β 受体阻滞剂过敏。

不良反应：常见的不良反应有疲乏、肢体冷感、激动不安、胃肠不适等，还可能影响糖、脂代谢。慢性阻塞性肺疾病、运动员、周围血管病或糖耐量异常者慎用。长期应用者突然停药可发生反跳现象，即原有的症状加重或出现新的表现，较常见有血压反跳性升高，伴头痛、焦虑等，称之为撤药综合征。

注意事项：尽早使用，NYHA 心功能Ⅳ级患者应在血流动力学稳定后使用。治疗心衰的生物学效应需持续用药 2~3 个月才逐渐产生，起始剂量须小，每隔 2~4 周可剂量加倍，逐渐达到目标剂量或最大可耐受剂量，并长期使用。静息心率降至 55~60 次 / 分左右的剂量为 β 受体阻滞剂应用的目标剂量或最大耐受剂量，不宜低于 55 次 / 分。要密切观察心率、血压、体重、呼吸困难、淤血的症状及体征。起始治疗时 β 受体阻滞剂有时会引起液体潴留，有液体潴留或最近曾有液体潴留的患者，必须同时使用利尿剂；并每日监测体重，一旦出现体重增加，即应加大剂量用量，直至恢复治疗前的体重。突然停药会导致病情恶化。心动过缓（50~60 次 / 分）和血压偏低（收缩压 85~90mmHg）的患者可减少剂量；严重心动过缓（< 50 次 / 分）、严重低血压（收缩压 < 85mmHg）和休克患者应停用。

3. 利尿剂

利尿剂通过抑制肾小管特定部位钠或氯的重吸收，消除心力衰竭时的水钠潴留，减少静脉回流和降低前负荷，提高运动耐量。在利尿剂开始治疗后数天内即可降低颈静脉压，减轻肺淤血、腹水、呼吸困难、外周水肿及体重，并改善心功能和运动耐量。对于有液体潴留的心力衰竭患者，利尿剂是唯一能够充分控制和有效消除液体潴留的药物，是心力衰竭标准治疗中必不可少的组成部分，具有不可替代的地位，有液体潴留证据或曾有过液体潴留的所有心力衰竭患者均应给予利尿剂（Ⅰ，C）。利尿剂缓解症状最为迅速，数小时或数天内即可见效。但单一利尿剂治疗并不能维持长期的临床稳定；也未能明确长期使用利尿剂能否像 ACEI、β 受体阻滞剂那样提高心衰生存率，因此单以利尿剂来治疗心衰是远远不足的。

尽管利尿剂在心衰中的地位极为重要，但只有合理使用利尿剂才能达到预期效果。如果利尿剂用量不足造成体液潴留，会降低对 ACEI 的反应，增加使用 β 受体阻滞剂的风险。同时，不恰当大剂量使用利尿剂则会导致血容量不足，增加发生低血压、肾功能不全和电解质紊乱的风险，恰当使用利尿剂是心衰药物取得成功的关键和基础。在使用利尿剂时应根据患者淤血症状和体征、血压及肾功能选择起始剂量，从小剂量开始，逐渐增加剂量直至尿量增加，并根据患者对利尿剂的反应调整剂量，体重每天减轻 0.5~1.0kg 为宜。一旦症状缓解、病情控制，即以最小有效剂量长期维持，并根据液体潴留的情况随时调整剂量（表 4-7）。每天体重的变化是最可靠的监测利尿药效果和调整利尿药剂量的指标。

（1）袢利尿剂

袢利尿剂包括呋塞米、布美他尼、托拉塞米等，通过抑制髓袢升支段的 $Na^+-k^+-2Cl^-$ 同向转运而抑制氯化物的跨膜转运。此同向转运受抑制的结果是使得氯化物、钠离子、钾离子、氢离子保留在管腔内随尿液排出，呋塞米是使用最广泛的袢利尿剂，可减轻充血性心力衰竭患者的肺水肿和降低左房充盈压。布美他尼是目前利尿作用最强的袢利尿剂，但其肾毒性发生高于呋塞米，耳毒性发生率则低于呋塞米。托拉塞米作用的持续时间长于呋塞米。

适应证：主要用于急性左心衰和急性肺水肿的治疗。

禁忌证：对此类药物过敏者，低钠血症、低钾血症、低血压及肝脏衰竭患者；妊娠期妇女，除非在生命受到威胁的紧急情况下静脉使用。

不良反应：低血钾症、低钠血症、低氯血症、碱中毒、脱水、贫血、白细胞减少、低血压、耳毒性等。

注意事项：使用时建议一次顿服，以早晨为好。如需每天服用2次，建议在下午2点前服用，以减少夜间频尿。

（2）噻嗪类利尿剂

噻嗪类利尿剂抑制钠和氯的重吸收，促进远端肾小管钾的排泄。与袢利尿剂相比，噻嗪类利尿剂作用时间长，使用剂量相对较小，但肾功能降低时作用减弱。主要包括氢氯噻嗪和吲达帕胺，其中氢氯噻嗪是较常用的噻嗪类利尿剂，但在慢性心力衰竭患者中使用时可适当增加剂量。

适应证：此类药物尤其适用于老年高血压、单纯收缩期高血压或伴心力衰竭患者，也是难治性高血压的基础药物之一。

禁忌证：严重肾功能不全，低钾血症，室性心动过速，痛风者禁用。妊娠高血压患者为相对禁忌证，因噻嗪类利尿剂可透过胎盘屏障，有导致新生儿黄疸的危险。

不良反应：高剂量可引起代谢副作用，低钾、低钠、高尿酸、高血脂、胰岛素抵抗等。

注意事项：噻嗪类利尿剂可引起低血钾，长期应用者应定期监测血钾，并适量补钾，痛风者禁用。对高尿酸血症以及明显肾功能不全者慎用，后者如需使用利尿剂，应使用袢利尿剂，如呋塞米等。

（3）血管加压素 V_2 受体拮抗剂

心衰患者体内神经内分泌激素系统过度激活，易导致水钠潴留。该类患者长期的低钠饮食及使用利尿剂还易引起低血钠。托伐普坦是一种口服的精氨酸加压素受体拮抗剂，能够抑制精氨酸加压素诱导的肾集合管对水的重吸收，使水排泄增多，心脏容量负荷减轻，但其不影响钠离子的排泄，对慢性心衰合并低钠血症疗效显著。

适应证：托伐普坦对顽固性水肿或低钠血症者疗效更显著，推荐用于常规利尿剂治疗效果不佳，有低钠血症或有肾功能损害倾向患者（Ⅱ，B）。

禁忌证：低容量性低钠血症；对口渴不敏感或对口渴不能正常反应；与细胞色素 P450 3A4 强效抑制剂（依曲康唑、克拉霉素等）合用；无尿。

不良反应：主要是口渴和高钠血症。慢性低钠血症的纠正不宜过快，避免血浆渗透压迅速升高造成脑组织脱水而继发渗透性脱髓鞘综合征。偶有肝损伤，应监测肝功能。

注意事项：低钠血症（血钠＜135mmol/L）时应注意区别缺钠性低钠血症和稀释性低钠血症，后者按利尿剂抵抗处理。若低钠血症合并容量不足时，可考虑停用利尿剂。低钠血症合并容量过多时应限制用量，考虑托伐普坦及超滤治疗。

（4）醛固酮受体拮抗剂

醛固酮受体拮抗剂能够抑制醛固酮和 Ang Ⅱ 对心肌重构，特别是对心肌细胞外基质促进纤维增生的不良影响。在使用 ACEI/ARB、β 受体阻滞剂的基础上加用醛固酮受体拮抗剂，可使 NYHA 心功能Ⅱ～Ⅳ级的心衰患者获益，降低全因死亡、心血管死亡、猝死和心衰住院风险。

适应证：适用于 LVEF ≤ 35%、NYHA 分级Ⅱ～Ⅳ级患者。所有已使用了 ACEI（或 ARB）和 β 受体阻滞剂治疗，仍持续有症状的心力衰竭患者，均可加用醛固酮受体拮抗剂（Ⅰ，A）。急性心肌梗死后、LVEF ≤ 40%，有心力衰竭症状或既往有糖尿病病史者也推荐使用醛固酮受体拮抗剂（Ⅰ，B）。

禁忌证：醛固酮受体拮抗剂过敏史；高钾血症（螺内酯、阿米洛利及氨苯蝶啶）；肌酐 > 221μmoL/L（2.5mg/dl）或 eGFR < 30ml/(min·1.73m^2)；血钾 > 5.0mmol/L；妊娠期妇女。

不良反应：主要是肾功能恶化和高钾血症，如血钾 > 5.5mmol/L 或 eGFR < 30ml/(min·1.73m^2) 应减量并密切观察，血钾 > 6.0mmol/L 或 eGFR < 20ml/(min·1.73m^2) 应停用，与其他具有保钾作用的降压药如 ACEI 或 ARB 合用时发生高钾血症的风险增加。螺内酯长期应用有可能导致男性乳房发育等不良反应。

注意事项：醛固酮受体拮抗剂可引起血钾水平升高，注意监测患者肾功能；对于肾功能不全患者，醛固酮受体拮抗剂尽量不与 ACEI/ARB 联用，避免出现高钾血症等并发症。

表 4-7　慢性 HFrEF 常用的利尿剂及其剂量

分类	药物	起始剂量（mg）	每天最大剂量（mg）	每天常用剂量（mg）
袢利尿药	呋塞米	20~40，1 次 / 天	120~160	20~80
	布美他尼	0.5~1.0，1 次 / 天	6~8	1~4
	托拉塞米	10，1 次 / 天	100	10~40
噻嗪类利尿药	氢氯噻嗪	12.5~25，1~2 次 / 天	100	25~50
	美托拉宗	2.5，1 次 / 天	20	2.5~10.0
	吲达帕胺[a]	2.5，1 次 / 天	5	2.5~5
保钾利尿药	阿米洛利	2.5[b]/5.0[c]，1 次 / 天	20	5~10[b]/10~20[c]
	氨苯蝶啶	25[b]/50[c]，1 次 / 天	200	100[b]/200[c]
血管加压素 V$_2$ 受体拮抗剂	托伐普坦	7.5~15.0，1 次 / 天	60	7.5~30

注：[a] 吲达帕胺是非噻嗪类磺胺类药物，[b] 与血管紧张素转换酶抑制剂（ACEI）或血管紧张素受体拮抗剂（ARB）合用时的剂量，[c] 不与 ACEI 或 ARB 合用时的剂量

4. CCB

CCB 类药物可降低心肌细胞内钙浓度，改善心肌主动舒张功能；降低血压，改善左心室早期充盈，减轻心肌肥厚，主要用于肥厚型心肌病。虽然 CCB 类药物对心力衰竭患者的心功能及临床转归无明显有益作用，然而，当使用利尿剂联合 ACEI/ARB 和 β 受体阻滞剂和（或）醛固酮受体拮抗剂后，高血压合并心力衰竭患者的血压依然 > 130/80mmHg，则可考虑加用长效二氢吡啶类 CCB（氨氯地平或非洛地平）。维拉帕米和地尔硫䓬尽管有一定的负性肌力作用，但能通过减慢心率而改善舒张功能，对舒张性心力衰竭患者的治疗有益。持续且足量的降压药物治疗对 HFpEF 患者至关重要，但不推荐用于 HFrEF 患者。

三、药物使用注意事项

1. 小剂量起始逐步递增

由于需要 ACEI 或 ARB、β 受体阻滞剂和（或）利尿剂联合使用，初始治疗时可能发生低血压或心力衰竭恶化。因而，必须由小剂量（ACEI 或 ARB 由 1/4 常规剂量、β 受体阻滞剂由 1/8 常规剂量）起始，每 1~2 周递增 1 次剂量。调整至合适剂量后，应坚持长期服用，避免突然停药。

2. 平稳降压

若病情较轻，可以在 24~48 小时内逐渐降压；病情重伴有急性肺水肿的患者在初始 1 小时内平均动脉压的降低幅度不超过治疗前水平的 25%，2~6 小时内降至 160/100~110mmHg，24~48 小时内使血压逐渐降至正常。血压 ≥ 140/90mmHg 应进行降压治疗，目标血压值 < 130/80mmHg。高血压合并左心室肥厚但尚未出现心力衰竭的患者，可先将血压降至 < 140/90mmHg，如患者能良好耐受，可进一步降低至 < 130/80mmHg，有利于预防发生心力衰竭。

3. β 受体阻滞剂的使用

需达到目标剂量或最大耐受剂量。起始剂量宜小，递增速度宜慢。静息心率是评估 β 受体有效阻滞的指标之一，通常将静息心率控制为 55~60 次 / 分的剂量作为目标剂量或最大耐受剂量。β 受体阻滞剂使用的起始剂量过大和剂量递增过快常导致心力衰竭恶化。如服用 β 受体阻滞剂过程中出现心力衰竭恶化，可加大利尿剂用量以消除水钠潴留；亦可暂停递增剂量或延长递增剂量的时间间隔，或退回前一剂量。尽量不停药，维持 β 受体阻滞剂治疗。如心率 < 55 次 / 分且伴有明显的眩晕乏力，或出现二度以上房室传导阻滞，则应减量或考虑停药。

4. RAAS 抑制剂、β 受体阻滞剂及醛固酮受体拮抗剂（黄金三角）

ACEI/ARB、β 受体阻滞剂及醛固酮受体拮抗剂联合治疗能够进一步降低心力衰竭患者的死亡率和住院率，已成为 HFrEF 患者的基本治疗方案，但不可同时使用 ACEI+ARB+ 醛固酮受体拮抗剂。

5. 避免肾功能恶化

尤其对于使用 ACEI、ARB 及利尿剂者，应监测血肌酐和血钾水平，观察血肌酐和血钾水平是否发生变化。血肌酐水平 > 221μmol/L 或 eGFR < 30ml/(min · 1.73m^2)，不宜使用醛固酮受体拮抗剂。

6. 监测血钾

应注意监测血钾水平变化。患者进食不佳以及使用大剂量祥利尿剂时，应注意避免发生低钾血症；联合使用 RAAS 抑制剂和醛固酮受体拮抗剂时，应注意防治高钾血症，尤其对肾功能受损患者。血钾水平 > 5.5mmol/L 时，不宜使用醛固酮受体拮抗剂；使用醛固酮受体拮抗剂过程中，避免同时补钾及食用高钾食物，除非有低钾血症。使用醛固酮受体拮抗剂治疗后 3 天和 1 周要监测血钾和肾功能，前 3 个月每月监测 1 次，以后每 3 个月 1 次。血钾水平＞ 5.5mmol/L 则停药。

第六节　高血压合并慢性肾功能不全

一、概述

慢性肾脏病（CKD）与高血压是互为因果和加重因素的两种疾病，高血压可导致肾脏损害，而慢性肾脏病也可引起血压升高。

众所周知，肾脏是调节和维持血压稳定的重要器官，又是高血压损害的主要器官之一。肾脏具有多项生理功能，在维持内环境稳定方面占据重要地位。肾脏不仅作为排泄器官，平衡血液循环容量，而且作为内分泌器官，收缩或舒张血管外周血管阻力，以此来调节及维持正常血压。除此以外，肾脏还可调节水、电解质、酸碱平衡，因此，肾脏发生病变，将影响人体内环境的稳定。

在众多肾损害病因中，高血压较为常见。若血压不能有效控制，长期持续高血压使肾小球内囊压力升高，肾小球纤维化、萎缩，肾动脉硬化，导致肾实质缺血和肾单位不断减少，使肾功能下降，甚至出现蛋白尿。慢性肾衰竭是长期高血压的严重后果之一，尤其在合并糖尿病时。恶性高血压时，入球小动脉及小叶间动脉发生增值性内膜炎及纤维素样坏死，可在短期内出现肾衰竭。而肾脏损害后，导致水钠潴留和细胞外容量增加，以及肾脏 RAAS 激活与排钠减少，加重血压升高，高血压又进一步加剧肾脏病变，引起肾功能减退，形成恶性循环。因此，高血压与 CKD 是互为因果、互相加重的两种疾病。临床上，根据发病机制的不同，将高血压引起的肾脏结构和功能的改变称为高血压肾病，将各种肾脏疾病引起的高血压称为肾性高血压，属于继发性高血压（分为肾实质性高血压和肾血管性高血压）。

高血压合并 CKD 十分常见，我国非透析 CKD 患者高血压患病率为 67.3%~71.2%，而透析患者中高血压患病率高达 91.7%。高血压合并肾损害与肾性高血压有时较难鉴别，但是无论何种情况，降压治疗始终是关键，有效控制高血压可以保护靶器官、延缓肾功能减退和终末期肾脏病的发生，降低死亡率，预防或延缓心脑血管疾病（脑卒中、心肌梗死、心力衰竭等）以及心血管死亡。

二、降压药物选择

（一）降压药物选择原则

高血压合并 CKD 患者，无论是高血压引起的肾损害还是肾性高血压，总的降压原则是一致的。药物的选择除了普遍适用的降压疗效、安全性及依从性外，还需要综合考虑是否合并糖尿病、蛋白尿，心肾保护作用以及对特殊人群如血液透析、肾移植、儿童、老年等肾脏病患者的药物选择注意事项，给予个体化用药。选择的药物主要包括 ACEI、ARB、CCB、噻嗪类利尿剂、袢利尿剂和 α、β 受体阻滞剂等，其中 ACEI 或 ARB 为首选药物。

（二）指南推荐

1. 降压目标：

《中国高血压防治指南（2018 年修订版）》《中国肾性高血压管理指南 2016》及《高血压合理用药指南（第 2 版）》推荐：高血压合并 CKD 患者降压治疗的靶目标可以按照糖尿病、年龄、蛋白尿进行分层。

（1）总体血压控制目标

CKD 合并高血压患者 SBP ≥ 140mmHg 或 DBP ≥ 90mmHg 时开始启动药物降压治疗。降压治疗的靶目标在白蛋白尿 < 30mg/d 时为 < 140/90mmHg，在白蛋白尿 30~300mg/d 或更高时为 < 130/80mmHg，60 岁以上患者可适当放宽降压目

标。蛋白尿是 CKD 患者肾功能减退及心血管病死亡的危险因素，对存在蛋白尿的患者推荐更严格的 130/80mmHg 的降压目标。

（2）对于特殊人群血压控制目标

①糖尿病：1 型糖尿病在出现蛋白尿或肾功能减退前，通常血压正常，高血压是肾病的一种表现；2 型糖尿病往往较早就与高血压并存。多数糖尿病合并高血压患者往往同时伴有肥胖、血脂代谢紊乱和较严重的靶器官损害，属于心血管疾病高危群体。因此应积极的降压治疗，为达到目标水平，通常在改善生活方式的基础上需要 2 种以上降压药物联合治疗。参照2014 年 JNC8 和 KDIGO 指南，建议合并糖尿病的 CKD 患者血压控制在 < 140/90mmHg，如患者能够耐受，血压目标值可以再适当降低为 < 130/80mmHg。尿白蛋白 ≥ 30mg/24h 时血压控制在 ≤ 130/80mmHg。

②老年患者：60~79 岁高血压合并 CKD 患者血压目标值 < 150/90mmHg，如患者能够耐受，可进一步降为 < 140/90mmHg。≥ 80 岁高血压合并 CKD 患者血压目标值 < 150/90mmHg，如患者能够耐受，可以降至更低，但应避免血压 < 130/60mmHg。

③儿童患者：在无其他疾病的情况下患儿血压应控制在同性别、年龄、身高儿童血压的第 95 百分位数（P_{95}）以下；在患儿有合并心血管损害、糖尿病及终末器官损害的高危因素时，血压控制在小于 P_{90}。CKD 患儿，尤其存在蛋白尿者，建议血压控制在 P_{50} 以下。

④透析患者：《中国血液透析充分性临床实践指南》根据现有文献资料，结合我国实际情况建议，血液透析患者透析前收缩压 < 160mmHg（含药物治疗状态下）。腹膜透析患者血压目标值 < 140/90mmHg，年龄 > 60 岁患者血压控制目标可放宽至 < 150/90mmHg。

⑤肾移植受者：目前对于肾移植者血压控制尚缺乏明确标准。KDIGO 指南建议肾移植受者控制血压 ≤ 130/80mmHg。

2. 高血压合并 CKD 降压药物：

（1）ACEI 或 ARB：能降低尿蛋白及延缓肾功能减退，改善 CKD 患者的肾脏预后，可以作为优先推荐。CKD 合并高血压患者初始降压治疗应包括 1 种 ACEI 或 ARB，单独或联合其他降压药物。有蛋白尿的患者应首选 ACEI 或 ARB 作为降压药物。ACEI 和 ARB 在减少蛋白尿和延缓肾脏病进展方面作用相当，最佳降蛋白剂量为双倍剂量，ACEI+ARB 并不优于单药剂量。临床研究显示，与仅使用 ACEI 或 ARB 的患者相比，联用这两种药物的患者肾衰竭和高钾血症风险均增加 1 倍以上。在联用 ARB/ACEI 的患者中，86% 仍发生蛋白尿或症状性左室收缩功能不全，此外，低血压发生率也增高，故不建议 ACEI 或 ARB 类药物联合应用。需要注意的是 ACEI 或 ARB 在低血容量或病情晚期（肌酐清除率 < 30ml/min 或血肌酐超过 265μmol/L，即 3.0mg/dl）有可能反而使肾功能恶化。

（2）CCB：二氢吡啶类和非二氢吡啶类 CCB 均可应用，其肾脏保护功能主要依赖其降压作用。其中二氢吡啶类 CCB 主要作用于动脉，因此临床上常用于降压的为二氢吡啶类 CCB。二氢吡啶类 CCB 降压疗效强，主要由肝脏排泄，不为血液透析所清除，治疗肾性高血压没有绝对禁忌证。二氢吡啶类 CCB 尤其适用于有明显肾功能异常、单纯收缩期高血压、低肾素活性或低交感活性的高血压以及合并动脉粥样硬化的高血压患者。此外，二氢吡啶类 CCB 降压作用不受高盐饮食影响，特别适用于盐敏感性高血压患者。

（3）利尿药：特别适用于容量负荷过重的 CKD 患者，因此常作为联合降压治疗药物。利尿剂应低剂量，利尿过快可导致血容量不足，出现低血压或 GFR 下降。eGFR ≥ 30ml/(min·1.73m^2)（CKD 1~3 期）的患者，噻嗪类利尿剂有效；eGFR < 30ml/(min·1.73m^2)（CKD 4~5 期）的患者可用袢利尿剂。保钾利尿剂可应用于 CKD 1~3 期，eGFR < 30ml/(min·1.73m^2) 时慎用，且常与噻嗪类利尿剂及袢利尿剂合用。既往认为 CKD 4 期

（GFR < 30ml/min）开始应用噻嗪类利尿剂效果可能不理想，而推荐用袢利尿剂（如呋塞米）代替。新的观点认为即使已经达到 CKD4 期，为达到降压目的依然可以使用噻嗪类利尿剂。醛固酮拮抗剂与 ACEI 或 ARB 联用可能加速肾功能恶化和发生高钾血症的风险。

（4）β 受体阻滞剂、a 受体阻滞剂：β 受体阻滞剂一般不用于单药起始治疗肾性高血压，在临床上适用于伴快速性心律失常、交感神经活性增高、冠心病、心功能不全者。第三代 β 受体阻滞剂可同时选择性阻滞 α_1 受体，非选择性阻滞 β_1 和 β_2 受体，即 α、β 受体阻滞剂，在协同降压的同时，其不良反应可因同时存在另一受体的阻滞效应而减轻，使其具备抑制反射性心动过速、改善胰岛素抵抗、不加重脂代谢紊乱等优点。α、β 受体阻滞剂双受体阻滞作用对 CKD 合并高血压患者具有独特的应用价值，可以用于任何分期的 CKD 合并高血压患者，且不易被透析清除。对 CKD4~5 期的高血压患者常在无肾脏透析保障的条件下应用以 CCB 为基础的治疗并联合 α、β 受体阻滞剂，慎用醛固酮受体拮抗剂。

（5）其他降压药物：如 α_1 受体阻滞剂、中枢 α 受体激动剂，均可酌情与其他降压药物联用。

（6）联合降压药物治疗：肾性高血压的发生涉及多个发病机制，往往需要联合使用 2 种或 2 种以上降压药物。在 CKD1~3 期高血压患者使用单药不能达标时，常采用以 RAAS 抑制剂为基础的联合治疗方案，CKD3~4 期患者可以谨慎使用 ACEI 或 ARB，建议初始剂量减半，严密监测血钾、血肌酐及 GFR 的变化，及时调整药物剂量和类型。常用的两药联合降压治疗方案包括 ACEI 或 ARB+ 二氢吡啶类 CCB、ACEI 或 ARB+ 噻嗪类利尿剂、二氢吡啶类 CCB+ 噻嗪类利尿剂。多数血压难以控制的患者可采用 ACEI 或 ARB+ 二氢吡啶类 CCB+ 噻嗪类利尿剂组成的三药联合方案。对于仍不能达标的难治性高血压患者，第 4 种降压药可加用 α、β 受体阻滞剂、α 受体阻滞剂、β受体阻滞剂、中枢性降压药等。

高血压合并 CKD 药物治疗推荐见表 4-8

表 4-8 高血压合并 CKD 药物治疗推荐

推荐	推荐等级	证据等级
合并糖尿病的 CKD 患者 ACEI 和 ARB 作为优先推荐	I	A
高血压合并 CKD 联合用药可优先选择 CCB+ACEI/ARB	I	A
高血压合并 CKD 患者 eGFR > 30mL/（min·1.73m^2），RAAS 抑制剂联合利尿剂	IIa	B
CKD 患者尿白蛋白 ≥ 30mg/24h 时血压控制在 ≤ 130/80mmHg，ACEI 和 ARB 作为优先推荐	I	A
高血压合并 CKD 可使用 α、β受体阻滞剂	IIa	C
老年患者：60~79 岁 CKD 患者 CCB 优先推荐，未达 < 140/90mmHg，能耐受可使用 CCB+ACEI/ARB	IIa	B
血液透析患者透析前药物治疗：ACEI、ARB、CCB	IIa	B

注：CKD：慢性肾脏病；ACEI：血管紧张素转化酶抑制剂；ARB：血管紧张素 II 受体拮抗剂；CCB：钙通道阻滞剂；RAAS：肾素 – 血管紧张素 – 醛固酮系统；eGFR：估算肾小球滤过率

三、药物使用注意事项

（1）对老年高血压、肾功能不全，或合并心力衰竭、脱水及糖尿病的 CKD 患者应注意降压药物治疗要个体化，从小剂量开始，缓慢降压，1~2 周内平稳缓慢降压，降压过程中同时监测肾功能和血钾水平的变化。老年患者多为盐敏感性高血压，可以通过检测 24 小时尿钠评估食盐摄入情况，并由此指导利尿剂的使用。

（2）服用药物时间：肾脏病患者高血压表现为夜间血压升高，42%呈现非杓型，22%为反杓型血压。在不增加服药次数和药物剂量的情况下，睡前服用一种或多种降压药对非杓型血压患者是一项经济、简单、有效的控制CKD高血压、降低不良事件风险、保持eGFR的方法。

（3）用药剂量：需综合考虑药动学、并发症及联合用药等情况，若药物经肾脏排除，尚需根据GFR调整用药剂量。

（4）降压药物使用流程：在无禁忌证的情况下、ACEI或ARB能延缓CKD进展，是高血压合并CKD患者的首选降压药物。2型糖尿病合并高血压患者出现大量蛋白尿时常选择ARB，可以减慢肾脏病进展。建议使用《高血压与糖尿病患者微量白蛋白尿的筛查干预中国专家共识》推荐的筛查与治疗流程和JNC8推荐的血压管理流程。大量蛋白尿和肾功能不全者宜选择摄入高生物价蛋白，并限制在0.3~0.6g/（kg·d）。

（5）应用ACEI、ARB、利尿剂的糖尿病合并糖尿病肾病患者（白蛋白尿>30mg/24h），需监测血肌酐和血钾水平。当血肌酐>265μmol/L或观察到血清钾>5.5mmol/L时应密切观察血钾的变化（1~3天每日测量血钾），当使用ACEI或ARB后血肌酐升高30%以上，以及血钾>6.0mmol/L时停止使用ACEI或ARB，并应及时纠正高血钾。如果患者已发展至终末肾衰竭进入透析后，为控制高血压可再用ACEI或ARB。

（6）联合用药的注意事项：①限制钠盐摄入量（<6g/d）或加用利尿剂可以增强ACEI/ARB的降压和降尿蛋白作用。②ACEI/ARB可与α、β受体阻滞剂和CCB联用。ACCOMPLISH研究显示，在延缓CKD进展方面，ACEI（贝那普利）+CCB（氨氯地平）优于ACEI（贝那普利）+利尿剂（氢氯噻嗪）。③ACEI/ARB与非甾体抗炎药、环氧合酶2抑制剂或保钾利尿剂联用时应谨防高钾血症。④醛固酮受体拮抗剂为保钾利尿剂，宜与排钾利尿剂联用，当与AECI、ARB及其他保钾利尿剂联用时需高度谨慎。螺内酯和依普利酮与CYP具有交

互作用，与此类药物联用时也应慎重。⑤CCB 尤其是二氢吡啶类 CCB 易致液体潴留，宜避免联用其他血管扩张剂。二氢吡啶类 CCB 还可影响代谢，并能与环孢素及他克莫司相互作用。非二氢吡啶类 CCB 与 β 受体阻滞剂联用易致严重的缓慢性心律失常，在进展性 CKD 患者中尤为明显。

（7）终末期肾病透析患者（CKD5 期）的降压治疗：部分患者表现为难治性高血压，需要多种降压药联用。血液透析患者使用 RAAS 抑制剂应监测血钾和肌酐水平。要避免在透析血容量骤减阶段使用降压药，以免发生严重的低血压。降压药物剂量需考虑到血流动力学变化以及透析对药物的清除情况而调整。透析前或诊室测量的血压并不能很好反映透析患者的平均血压，推荐患者家庭血压测量。透析患者血压变异不易过大。透析后 SBP 理想靶目标为 120~140mmHg。

第七节　高血压合并脑卒中

一、概述

（一）合并症简介

脑卒中是由于脑的供血动脉突然堵塞或破裂所导致的急性脑部疾病，以突然发病、迅速出现局限性或弥散性脑功能缺损为共同临床特征，为一组器质性脑损伤导致的脑血管疾病，具有高发病率、高死亡率和高致残率的特征；主要分为缺血性脑卒中和出血性脑卒中两大类。缺血性脑卒中包括脑梗死、腔隙性脑梗死；出血性脑卒中包括脑出血和蛛网膜下腔出血。脑卒中近年已上升为我国居民第一位死因，为社会、家庭和患者带来沉重负担。根据《中国卒中报告 2019（中文版）》，2018 年带病生存的脑卒中患者在我国已多达 1300 万；我国每 5 位死者中至少有 1 人死于脑卒中，卒中已成为造成过早死亡和疾病负担的首位原因。虽然我国脑血管病防治工作已初见成效，但仍面临巨大挑战，防治体系亟待进一步加强。我国脑卒中仍呈现出高发病率、高致残率、高死亡率、高复发率、高经济负担五大特点。

（二）高血压与脑卒中的关系

高血压合并脑卒中十分常见，近年有研究表明脑卒中患者约 80% 伴有高血压。高血压与脑卒中的发病、复发、预后均密切相关。长期高血压使脑血管发生缺血与变性，形成微动脉瘤，一旦破裂可发生脑出血；高血压促使脑动脉粥样硬化，粥样斑块破裂可并发脑血栓形成。国内外研究均表明，高血压是脑卒中最重要的危险因素。血压的升高与卒中发病风险呈正相关，并呈线性关系。一项 Meta 分析研究结果表明，收缩压每降低 10mmHg 或舒张压每降低 5mmHg，可使卒中发生风险明显降低 41%。大样本随机双盲对照研究（PROGRESS）结果证实，对于先前有脑卒中史或短暂性脑缺血发作（TIA）史的患者实施降压治疗可以减少卒中再发的风险并可降低发生痴呆与认知障碍的危险。脑卒中是高血压重要并发症之一，因此，合理的降压治疗可以减轻靶器官损害，减少卒中发病率和致死率，提高患者生活质量，延长寿命。

（三）高血压合并脑卒中的综合管理

脑卒中往往是多种危险因素共同作用的结果。对于任何个体来说，一个或多个危险因素存在，将增加脑卒中的发病概率。对于病死率及致残率很高的脑卒中来说，重视并加强其预防尤为重要。中国 2018 年高血压指南推荐，健康的生活方式 + 服用降压药物 + 干预危险因素、靶器官损害和并存的临床疾病，来达到降低心脑肾及血管并发症和死亡总危险的根本目标。

因此，高血压合并脑卒中的患者更应强调综合管理，早期、积极、长期的进行生活方式干预及标准药物治疗，从而改变高血压、血脂异常、糖尿病、心房颤动、无症状性颈动脉狭窄、肥胖（腰臀比）和吸烟等多种可干预的危险因素，以期最大程度降低心脑血管事件（包括卒中、血栓、大出血及死亡）的发生风险。

针对脑卒中可干预的危险因素的预防，可分为一级预防和二级预防。

"一级预防"：指首次脑血管病发病的预防，即对有卒中倾向、尚无卒中病史的个体，通过早期改变不健康的生活方式，积极控制各种可控危险因素，达到使脑血管病不发生或推迟发生的目的。主要预防措施包括：①控制血压。②合理饮食结构及热能摄入，避免超重。防治高脂血症，降低人群血脂水平。③戒烟限酒。④积极治疗糖尿病。⑤治疗房颤，根据卒中危险分层、出血风险评估等抗凝或抗栓治疗。⑥积极处理无症状性颈动脉狭窄。⑦积极参加体育锻炼。⑧干预和处理其他脑血管危险因素，比如：心肌梗死、无症状性颈动脉狭窄、高同型半胱氨酸血症等。⑨阿司匹林用于脑卒中一级预防一直存在争议。《中国脑血管病一级预防指南2019》推荐：a. 对于ASCVD 高风险（10年风险＞10%）且出血风险低的人群，可考虑使用小剂量阿司匹林（75~100mg/d）进行脑血管病的一级预防（Ⅲ，A）。使用阿司匹林时，应充分评估出血风险，权衡利弊，进行个体化选择。b. 对于治疗获益可能超过出血风险的女性高危患者，可以考虑使用阿司匹林（隔日100mg）进行脑卒中的一级预防（Ⅲ，B）。c. 可以考虑阿司匹林用于预防慢性肾病患者［eGFR＜45ml/（min·1.73m²）］首次脑卒中的发生（Ⅲ，C）。但这一建议并不适用于严重肾病患者［4或5期，eGFR＜30ml/（min·1.73m²）］。d. 不推荐在ASCVD中低风险（10年风险＜10%）的人群中使用阿司匹林预防首次脑卒中的发生（A）。e. 不推荐70岁以上老年人使用阿司匹林预防首次脑卒中的发生（B）。

"二级预防"：指再次脑血管病发病的预防。二级预防的主要目的是为了预防或降低再次发生卒中的危险，减轻残疾程度。针对发生过一次或多次脑血管意外的患者，通过寻找意外事件发生的原因，治疗可逆性病因，纠正所有可干预的危险因素，在中青年（< 50 岁）患者中尤为重要。通常将 TIA 患者作为卒中二级预防对待。主要预防措施包括：①调控可干预的危险因素：基本与一级预防相同。但对不伴已知冠心病的非心源性卒中患者，推荐更积极地强化他汀类药物治疗，降低 LDL-C 至少 50% 或目标 LDL-C < 70mg/dl（1.81mmol/L），以获得最大益处。症状性颈动脉狭窄 > 50%，且围术期并发症和死亡风险估计 < 6% 时，可考虑 CEA 或 CAS。对于能参加体力活动的缺血性卒中或 TIA 患者，每周要进行 1~3 次至少 30 分钟的中等强度体力活动，通常定义为使运动者出汗或心率显著增高的剧烈活动。②抗血小板聚集治疗：非心源性卒中推荐抗血小板治疗。可单独应用阿司匹林（50~325mg/d），或氯吡格雷（75mg/d），或小剂量阿司匹林和缓释的双嘧达莫（分别 25mg 和 200mg，2 次 / 天）。③抗凝治疗：对已明确诊断心源性脑栓塞或脑梗死伴心房颤动的患者一般推荐华法林抗凝治疗（监测 INR 的推荐指标为 2.0~3.0）。④干预短暂性脑缺血发作：反复 TIA 发作患者发生卒中风险极大，应积极寻找并治疗 TIA 的病因。

　　脑卒中无论是初发还是再次发作，高血压都是一种密切相关的危险因素，同时，血压控制不佳也是导致脑卒中复发的最重要原因。高血压的治疗目标主要是提高控制率，以减少脑卒中等合并症的发生。患者收缩压与舒张压的达标同等重要，且重点应放在收缩压达标上。首次卒中后的患者，不论既往是否有高血压史，均需密切监测血压水平。近年有研究表明虽然脑卒中患者约 80% 伴有高血压，但在卒中后由于脑血流自动调节作用，仅 1/3 患者继续存在血压水平偏高的问题。卒中后急性期过度降压会导致全脑低灌注或脑白质疏松，是卒中后痴呆发生的重要基础，因此降压需平缓。所有患者均应在改变生活方式的基础上，合理选用降压药物进行治疗。

二、降压药物选择

（一）降压药物选择原则

高血压合并脑卒中患者降低血压应坚持个体化原则，充分考虑患者的疾病特征以及降压治疗方案的组成和实施方法。从国内外指南推荐等级上看，降压治疗在卒中一级预防为（Ⅰ, A）级推荐，5种降压药物均可应用。其获益主要来源于血压降低本身，并非某类药物有超越其他药物的特殊保护作用。由于药物间的直接比较数据有限，卒中二级预防最佳降压方案尚不确定。现有数据提示，利尿剂或利尿剂与ACEI联用是有效的（Ⅰ, A）。

需要注意的是：降压达标是卒中防治的根本，是减少心脑血管事件的关键。然而，过度降压又可导致低灌注性脑损害，促使卒中恶化，是发生卒中后认知功能障碍的重要因素。

（二）指南推荐

1. 降压目标：

（1）脑卒中一级预防和二级预防的目标血压值稍有不同。依据《中国高血压防治指南（2018年修订版）》《高血压合理用药指南（第2版）》《2020国际高血压学会全球高血压实践指南》《中国急性缺血性脑卒中诊治指南2018》《中国脑出血诊治指南（2014）》以及《中国缺血性脑卒中和短暂性脑缺血发作二级预防指南2014》指出：

对于脑卒中一级预防降压目标：普通高血压应控制在140/90mmHg以下，对高血压合并糖尿病或肾病者，血压一般控制在130/80mmHg以下。老年人（年龄＞65岁）收缩压一般应降至150mmHg以下，如能耐受，还可进一步降低。

对于脑卒中二级预防降压目标：病情稳定的脑卒中

患者应在血压≥ 140/90mmHg 时启动降压治疗，降压目标为< 140/90mmHg（Ⅱa, B）。急性缺血性卒中并准备溶栓者的血压应控制在< 180/110mmHg。急性脑出血患者应在 SBP > 220mmHg 时积极使用静脉降压药物降低血压，SBP > 180mmHg 时，可使用静脉降压药物控制血压，160/90mmHg 可作为参考的降压目标值（Ⅱb, B）。

（2）病情稳定的脑卒中患者血压处理：《2018 中国高血压指南》指出：血压≥ 140/90mmHg 时应启动降压治疗，降压目标为< 140/90mmHg（Ⅱa, B）。系统评价结果表明抗高血压药物治疗能使卒中复发风险显著降低 22%。但对于合并脑血管狭窄的高血压患者，为保持充足的脑部供血，血压控制不宜过低，脑血管狭窄程度较重者，如果将血压降得过低，会使本已处于缺血状态的大脑进一步加重缺血，发生脑梗死。所以，对于高血压的治疗应根据患者实际情况将血压控制在合理水平。《中国缺血性脑卒中和短暂性脑缺血发作二级预防指南 2014》指出，由于颅内大动脉粥样硬化性狭窄（狭窄率为 70%~99%）导致的缺血性卒中或 TIA 患者，推荐目标血压< 140/90mmHg（Ⅱ, b）。因低血流动力学原因导致的脑卒中或 TIA 患者，应权衡降压速度与幅度对患者耐受性及血流动力学影响。降压药物种类和剂量的选择以及降压目标值应个体化，应全面考虑药物、卒中特点、患者三方面因素（Ⅱ, b）。

（3）急性脑卒中的血压处理：《2018 中国高血压指南》推荐，急性缺血性卒中并准备溶栓者的血压应控制在 180/110mmHg 以下。《中国急性缺血性脑卒中诊治指南 2018》指出：缺血性脑卒中后 24 小时内血压升高的患者应谨慎处理，应先处理紧张焦虑、疼痛、恶心呕吐及颅内压升高等情况。血压持续升高，SBP ≥ 200mmHg 或 DBP ≥ 110mmHg，或伴有严重心功能不全、主动脉夹层、高血压脑病的患者，可予降压治疗。选用拉贝洛尔、尼卡地平等静脉药物，建议使用微量输液泵给予降压药物，避免使用引起血压急剧下降的药物。注意：谨慎使用硝普钠，避免脑血管过度扩张引起颅内压升高；谨慎使用降压过快的药物。

（4）急性脑出血的降压治疗：《2014 中国脑出血诊治指南》指出：应先综合评估患者的血压，分析血压升高的原因，再根据血压情况决定是否进行降压治疗。SBP ＞ 220mmHg 时，应积极使用静脉降压药物降低血压。患者 SBP ＞ 180mmHg 时，可使用静脉降压药物控制血压，根据患者临床表现调整降压速度，160/90mmHg 可作为参考的降压目标值。早期积极降压是安全的，但改善预后的有效性仍有待进一步验证。在降压治疗期间应严密观察血压变化，每隔 5~15 分钟监测 1 次血压。在预防复发方面，该指南建议：应对脑出血患者进行复发风险评估，并针对病因控制危险因素（Ⅱ，B）。积极治疗高血压病是预防脑出血复发的有效手段（Ⅰ，B），推荐血压控制目标为＜ 140/90mmHg（Ⅱ，B）。

2. 高血压合并脑卒中降压药物

目前认为，利尿剂、CCB、ACEI、ARB 及 β 受体阻滞剂均可以用于合并脑卒中患者的降压治疗。

通过合理的降压治疗，可以有效降低血压，能够达到预防脑卒中发生和再发的目的。

（1）ACEI：2020 年 5 月最新发布的 ISH 高血压实践指南推荐，对于脑卒中后的患者采用 A+D（RAAS 抑制剂 + 利尿剂）的方案联合降压。这一推荐主要是基于培哚普利防止复发性卒中研究（PROGRESS）的证据。PROGRESS 研究纳入了 6105 例既往脑卒中或 TIA 发作患者，应用基于培哚普利降压方案进行的随机、对照研究，研究的主要终点为致死性或非致死性卒中。主要结果为，ACEI+ 利尿剂组患者卒中风险降低 43%，该试验奠定了 ACEI 在卒中二级预防中的地位，使多部指南推荐 ACEI 作为预防卒中复发的首选用药（Ⅰ，B）。但此研究中 ACEI 单药治疗组患者卒中风险降低与安慰剂组比较差异无显著性。HOPE 研究中有卒中病史的患者，ACEI 组卒中风险降低亦无显著差异。因此，卒中二级预防是否首选 ACEI 有待商榷。

（2）ARB：Meta 分析显示，ARB 对卒中二级预防具有更好的作用。依普沙坦和尼群地平对卒中二级预防影响（MOSES）研究入选 2 年内发生脑血管事件的患者，依普沙坦组患者再发卒中风险显著降低。但卒中二级预防有效性（PRoFESS）研究入选发病 120 天内缺血性卒中患者，替米沙坦组患者卒中风险未显著降低。因此，ARB 在卒中二级预防中的地位尚未确定（Ⅱa，B）。

（3）β 受体阻滞剂：一级预防 Meta 分析提示 β 受体阻滞剂降低卒中风险的作用不及其他几类降压药物，但与安慰剂比较仍能降低卒中风险（Ⅱb，A）。阿替洛尔的 2 项卒中二级预防随机双盲安慰剂对照研究显示卒中风险降低亦无显著性。因此，部分指南不推荐 β 受体阻滞剂用于卒中合并高血压患者。

（4）CCB：Meta 分析显示，CCB 在预防卒中方面稍优于其他类降压药物（Ⅰ，A）。大规模临床研究已显示，采用以尼群地平、硝苯地平等二氢吡啶类 CCB 为基础的积极降压治疗方案，无论与安慰剂对照，还是与活性药物对照，均可显著降低卒中的发生率与死亡率。然而迄今为止，尚无 CCB 在卒中二级预防中的多中心随机双盲对照前瞻性临床试验。非洛地平减少心血管并发症研究（FEVER）纳入 2368 例脑血管病病史患者，非洛地平组患者血压较安慰剂组下降了 4.0/1.8mmHg，首次卒中发生率降低 26%，但两组卒中再发差异无显著性（Ⅱa，B）；老年患者中 SBP ＜ 140mmHg 较更高的血压治疗组获益更明显。

（5）利尿剂：大规模临床研究显示，利尿剂在卒中二级预防中有显著作用。卒中后降压治疗研究（PATS）是首个证实脑卒中二级预防降压治疗有效性的试验，该实验显示利尿剂组患者卒中相对风险降低 29%，总死亡相对风险降低 9%，确立了利尿剂在卒中二级预防中的地位（Ⅰ，B）。

（6）联合治疗方案：联合治疗降压达标是减少包括卒中在内的心脑血管事件的根本。不同联合治疗方案对卒中的一级预防也有一些临床研究。ASCOT 研究比较了 CCB+ACEI 与利尿剂 +β 受体阻滞剂对高危患者的作用，前者卒中风险降低 23%。中国卒中一级预防研究（CSPPT）纳入亚甲基四氢叶酸还原酶 C677T 基因型已知的约 20000 例原发性高血压患者，结果显示，与依那普利片单药治疗相比，依那普利叶酸片联合治疗组卒中风险降低 21%。老年人高血压试验（HYVET）研究入选 ≥ 80 岁老年高血压患者，随机给予培哚普利 + 吲达帕胺治疗，与安慰剂相比，治疗组患者卒中风险降低 30%，其中致死性卒中减少 39%。培哚普利防止复发性卒中研究（PROGRESS）研究纳入了 6105 例既往脑卒中或 TIA 发作患者，应用于基于培哚普利降压方案进行的随机、对照研究，研究的主要终点为致死性或非致死性卒中。与培哚普利单药治疗相比，培哚普利 + 吲达帕胺联合治疗可以使血压降得更低（12.3/5.0mmHg vs 9.0/4.0mmHg），能够更好地降低临床事件的发生。培哚普利联用吲达帕胺降低卒中（43% vs 5%）和主要血管事件（40% vs 4%）风险优于培哚普利单药治疗。

高血压合并卒中药物治疗推荐见表 4-9。

表 4-9　高血压合并卒中药物治疗推荐

推荐	推荐等级	证据等级
预防卒中复发首选利尿剂、ACEI 或二者联合	I	B
ARB 或 CCB 对卒中的二级预防可能有益	IIa	B
β 受体阻滞剂与安慰剂相比可能降低卒中风险，但与活性药物相比增加卒中风险，不推荐作为卒中一级预防和二级预防的初始选择	IIb	A

注：ACEI：血管紧张素转化酶抑制剂；ARB：血管紧张素 II 受体拮抗剂；CCB：钙通道阻滞剂

三、药物使用注意事项

（1）高血压合并脑卒中患者应强调综合干预有关危险因素及处理并存的临床疾病，如抗血小板治疗、调脂治疗、降糖治疗、心律失常处理等。卒中患者降压治疗过程中应避免出现心、脑、肾重要器官供血不足。老年、严重体位性低血压患者更应谨慎降压。降压药物由小剂量开始，根据患者耐受性调整降压药物及剂量。

（2）一侧颈动脉狭窄 ≥ 70% 时，收缩压应控制在 130~150mmHg；双侧颈动脉狭窄 ≥ 70% 时，收缩压应控制在 150~170mmHg。建议对卒中患者在有条件的情况下进行颈动脉超声及颅内多普勒超声检查。颈动脉狭窄 < 70% 的高血压患者降压治疗同一般人群。

（3）为了有效地防止靶器官损害，要求每天 24 小时内血压稳定于目标范围内，如此可以防止从夜间较低血压到清晨血压突然升高而致猝死、卒中或心脏病发作。

（4）含服短效硝苯地平，由于药物吸收迅速，降压幅度和速度难以掌控，对合并颅内外血管狭窄的患者有诱发卒中再发的风险。因此，卒中后患者血压波动时禁忌含服短效硝苯地平（心痛定）作为急性降压药物。

（5）高同型半胱氨酸血症与脑卒中风险呈正相关。我国进行的多种维生素治疗试验、叶酸治疗试验 Meta 分析以及中国脑卒中一级预防研究（CSPPT）均显示，补充叶酸可降低血浆同型半胱氨酸浓度，降低脑卒中风险。但补充叶酸预防脑卒中的作用，仍需要在伴高同型半胱氨酸的高血压患者进行多中心临床试验，进一步进行验证。

参考文献

[1] 中国高血压防治指南修订委员会，高血压联盟（中国，中华医学会心血管病学分会中国医师协会高血压专业委员会，中国医疗保健国际交流促进会高血压分会，中国老年医学学会高血压分会. 中国高血压防治指南（2018年修订版）[J]. 中国心血管杂志，2019，24（1）：24-56.

[2] 国家卫生计生委合理用药专家委员会，中国医师协会高血压专业委员会. 高血压合理用药指南（第2版）[J]. 中国医学前沿杂志（电子版），2017，9（7）：28-126.

[3] 中华医学会糖尿病学分会. 中国2型糖尿病防治指南（2017年版）[J]. 中华糖尿病杂志，2018，10（1）：4-67.

[4] Unger T, Borghi C, Charchar F, et al. 2020 International Society of Hypertension global hypertension practice guidelines [J]. J Hypertens. 2020, 38（6）：982-1004.

[5] Williams B, Mancia G, Spiering W, et al. 2018 ESC/ESH Guidelines for the management of arterial hypertension [J]. Eur Heart J. 2018, 39（33）：3021-3104.

[6] 中华医学会内分泌学分会. 中国糖尿病患者血压管理的专家共识 [J]. 中华内分泌代谢杂志，2012，28（8）：614-618.

[7] 中华医学会心血管病学分会心力衰竭学组，中国医师协会心力衰竭专业委员会，中华心血管病杂志编辑委员会. 中国心力衰竭诊断和治疗指南2018 [J]. 中华心血管病杂志，2018，46（10）：760-789.

[8] Guo WQ, Li L. Angiotensin converting enzyme inhibitors for heart failure with reduced ejection fraction or left ventricular dysfunction: a complementary network meta-analyses [J].

Int J Cardiol, 2016, 214: 10–12.

[9] McMurray JJ, Packer M, Desai AS, et al. Angiotensinneprilysin inhibition versus enalapril in heart failure [J]. N Engl J Med, 2014, 371(11): 993–1004.

[10] 杨小辉, 郭琳娟, 洪葵. 高血压合并心房颤动的机制及危险因素 [J]. 中国心脏起搏与心电生理杂志, 2018, 32(3): 219–222.

[11] 田刚, 刘蕾. 高血压如影随形的杀手—心房颤动 [J]. 临床心血管病杂志, 2019, 35(8): 683–686.

[12] Huxley R R, Lopez F L, Folsom A R, et al. Absolute and attributable risks of atrial fibrillation in relation to optimal and borderline risk factors: the Atherosclerosis Risk in Communities (ARIC) study [J]. Circulation, 2011, 123 (14): 1501–1508.

[13] Badheka A O, Patel N J, Grover P M, et al. Optimal Blood Pressure in Patients With Atrial Fibrillation (from the AFFIRM Trial) [J]. American Journal of Cardiology, 2014, 114(5): 727–736.

[14] Conen D, Tedrow U B, Koplan B A, et al. Influence of Systolic and Diastolic Blood Pressure on the Risk of Incident Atrial Fibrillation in Women [J]. Circulation, 2009, 119 (16): 2146–2152.

[15] Rahman F, Yin X, Larson MG, et al. Trajectories of Risk Factors and Risk of New–Onset Atrial Fibrillation in the Framingham Heart Study [J]. Hypertension, 2016, 68(3): 597.

[16] Dzeshka M S, Farhan S, Alena S, et al. Hypertension and Atrial Fibrillation: An Intimate Association of Epidemiology, Pathophysiology, and Outcomes [J]. American Journal of Hypertension, 2017(8): 8.

［17］Verdecchia P, Angeli F, Reboldi G. Hypertension and Atrial Fibrillation：Doubts and Certainties From Basic and Clinical Studies［J］. Circulation Research，2018，122（2）：352-368.

［18］中国医师协会肾内科医师分会，中国中西医结合学会肾脏疾病专业委员会. 中国肾性高血压管理指南 2016（简版）［J］. 中华医学杂志. 2017，97（20）：1547-1555.

［19］王拥军，李子孝，谷鸿秋，等. 中国卒中报告 2019（中文版）（1）［J］. 中国卒中杂志，2020（10）：1037-1043.

［20］中华医学会神经病学分会，中华医学会神经病学分会脑血管病学组. 中国脑血管病一级预防指南 2019［J］. 中华神经科杂志，2019，52（9）：684-709.

［21］中华医学会神经病学分会，中华医学会神经病学分会脑血管病学组. 中国急性缺血性脑卒中诊治指南 2018［J］. 中华神经科杂志，2018，51（9）：666-682.

［22］中华医学会神经病学分会，中华医学会神经病学分会脑血管病学组. 中国脑出血诊治指南（2014）［J］. 中华神经科杂志，2015，48（6）：435-444.

［23］中华医学会神经病学分会，中华医学会神经病学分会脑血管病学组. 中国缺血性脑卒中和短暂性脑缺血发作二级预防指南 2014［J］. 中华神经科杂志，2015，48（4）：258-273.

第五章　常见特殊类型高血压的诊疗

第一节　妊娠期高血压

一、概述

妊娠期高血压严重威胁母儿健康和安全，是产科常见的并发症，也是孕产妇死亡的重要原因之一，尤其先兆子痫 – 子痫是导致孕产妇及围生儿病死率升高的主要原因之一。妊娠期高血压的妇女发病背景复杂，尤其是先兆子痫 – 子痫存在多因素发病异源性、多机制发病异质性、病理改变和临床表现的多通路不平行性，存在多因素、多机制、多通路发病综合征性质。妊娠期高血压的病理生理改变包括：慢性子宫胎盘缺血、免疫不耐受、脂蛋白毒性、遗传印记、滋养细胞凋亡和坏死增多及妊娠期妇女过度耐受滋养细胞炎性反应等。妊娠期高血压为多因素发病，可基于妊娠期妇女的各种基础病理状况，也因受妊娠期间环境因素的影响，病情的缓急不同，可呈现进展性变化，也可迅速恶化。

目前，将妊娠相关高血压疾病概括为 4 类，包括：（1）妊娠期高血压（gestational hypertension）：妊娠 20 周后首次出现高血压，收缩压 ≥ 140mmHg 和（或）舒张压 ≥ 90mmHg；尿蛋白检测阴性。收缩压 ≥ 160mmHg 和（或）舒张压 ≥ 110mmHg 为重度妊娠期高血压。妊娠期高血压于产后 12 周内恢复正常。（2）先兆子痫 – 子痫（pre-eclampsia-eclampsia）：子痫前期：妊娠 20 周后孕妇出现收缩压 ≥ 140mmHg 和（或）舒张压 ≥ 90mmHg，伴有下列任意 1 项：尿蛋白定量 ≥ 0.3g/24h，或尿蛋白 / 肌酐比值 ≥ 0.3，或随机尿蛋白 ≥（+）（无条件进行蛋白定量时的检查方法）；无蛋白尿但伴有以下任何1种器官或系统受累：心、肺、肝、肾等重要器官，或血液系统、消化系统、神经系统的异常改变，胎盘-胎儿受到累及等。先兆子痫也可发生在产后。子痫：先兆子痫基础上发生不能用其他原因解释的强直性抽搐，可以发生在产前、产时或产后，也可以发生在无临床子痫前期表现时。（3）妊娠合并慢性高血压（chronic hypertension）：妊娠期妇女存在各种原因的继发性或原发性高血压，各种慢性高血压的病因、病程和病情表现不一，如：妊娠期妇女既往存在高血压或在妊娠20周前发现收缩压≥140mmHg和（或）舒张压≥90mmHg，妊娠期无明显加重或表现为急性严重高血压；或妊娠20周后首次发现高血压但持续到产后12周以后。（4）慢性高血压伴发先兆子痫（chronic hypertension with superimposed pre-eclampsia）：慢性高血压孕妇妊娠20周前无蛋白尿，妊娠20周后出现尿蛋白定量≥0.3g/24h，或随机尿蛋白≥（+），清洁中段尿并排除尿少、尿比重增高时的混淆；或妊娠20周前有蛋白尿，妊娠20周后尿蛋白量明显增加；或出现血压进一步升高等上述重度先兆子痫的任何1项表现。妊娠期各类高血压疾病的诊断之间存在转换性和进展性。

　　妊娠期的高血压定义为，同一手臂至少2次测量的收缩压≥140mmHg和（或）舒张压≥90mmHg。对首次发现血压升高者，应间隔4h或以上复测血压，如2次测量均为收缩压≥140mmHg和（或）舒张压≥90mmHg，则诊断为高血压。对严重高血压孕妇，即收缩压≥160mmHg和（或）舒张压≥110mmHg者，间隔数分钟重复测定后即可以诊断。收缩压≥160mmHg和（或）舒张压≥110mmHg，为重度高血压。如急性发作、持续＞15min为持续性重度高血压，也称为高血压急症。

　　妊娠合并高血压可增加胎儿生长受限、胎盘早剥、产妇弥散性血管内凝血、急性心力衰竭等并发症。妊娠期高血压疾病的治疗目的是预防重度先兆子痫和子痫的发生，降低母儿围产期并发症发生率和死亡率，改善围产结局。

二、降压药物选择

（一）启动药物治疗的时机和血压目标值

决定对妊娠期高血压实施治疗时，应综合考虑母亲和胎儿的获益与风险。血压水平是最重要的因素：普遍推荐治疗持续时间 ≥ 15 分钟重度高血压［定义为收缩压 ≥ 160mmHg 和（或）舒张压 ≥ 110mmHg］，因为这能降低妊娠女性发生脑卒中和其他严重并发症的风险。决定是否治疗轻度（收缩压 140~150mmHg，舒张压 90~100mmHg）至中度（收缩压 150~159mmHg，舒张压 100~109mmHg）高血压时，由于不太明确治疗获益和潜在风险，所以我们采取谨慎做法，即同时考虑到患者的共存疾病和症状（如头痛、视力障碍）。主要担心的问题是积极的降压治疗或者药物本身可能抑制胎儿生长，以及胎儿暴露于这些药物可能导致的其他有害影响。2020 年《妊娠期高血压疾病诊治指南》推荐：收缩压 ≥ 160mmHg 和（或）舒张压 ≥ 110mmHg 的高血压孕妇应进行降压治疗；收缩压 ≥ 140mmHg 和（或）舒张压 ≥ 90mmHg 的高血压孕妇建议降压治疗。目标血压为：当孕妇未并发器官功能损伤，酌情将收缩压控制在 130~155mmHg，舒张压控制在 80~105mmHg；孕妇并发器官功能损伤，则收缩压应控制在 130~139mmHg，舒张压应控制在 80~89mmHg；血压不可低于 130/80mmHg，以保证子宫胎盘血流灌注。

（二）药物选择原则

在有效控制血压的同时应充分考虑药物对母婴的安全性。所有降压药都可以通过胎盘屏障。尚无设计合理的、样本量大的随机试验资料可作为推荐优先使用某种药物的依据。几乎所有降压药在改善妊娠结局和胎儿安全性方面的数据均不充分。

1. 妊娠期可考虑使用的药物

下列药物是有效的降压药，其应用于妊娠期的安全性可接受。降压药的选择取决于高血压的危急性和严重程度，以及是否采用胃肠外或口服治疗。降压药的疗效因人而异，难以在总体或特定高血压人群中概括这类药的相对疗效。

（1）甲基多巴：甲基多巴在妊娠女性中应用广泛，其对于胎儿的长期安全性也已得到证实，但甲基多巴仅是一种温和的、起效慢的（3~6小时）降压药，国内不容易获得。许多女性口服该药不能达到目标血压或因其高剂量时的镇静作用而受到困扰。尽管甲基多巴在非妊娠情况下的应用并不广泛，但对妊娠女性仍然很有用，尤其是应用其他使用更广泛的药物发生不良反应或不耐受的女性。甲基多巴的应用已有数十年，相比其他降压药，其安全性已得到更为广泛的证实。应用该药的临床试验（如CHIP试验）证实，接受甲基多巴治疗的女性结果可能优于拉贝洛尔治疗的女性，但这些数据可能因残余混杂而出现偏倚。

（2）α和β肾上腺素能受体阻滞剂：有关实验模型的早期研究提示，拉贝洛尔相比于传统的β受体阻滞剂，可更大程度地维持子宫胎盘血流量，且拉贝洛尔比甲基多巴起效更快（2小时内 vs 3~6小时内）。β肾上腺素能受体阻滞剂的安全性尚存争议，因为关于早产、胎儿生长受限（小于胎龄儿）、围生期死亡率、新生儿呼吸暂停、先天畸形风险增加、新生儿心动过缓和新生儿低血糖的报道尚不一致。此外，妊娠子宫肌层松弛是β_2受体介导的过程，而非选择性β肾上腺素能受体阻滞剂（如普萘洛尔）可能抵消β_2刺激作用的过程。妊娠较早期使用没有α受体阻滞活性的β肾上腺素能受体阻滞剂（如阿替洛尔）与分娩时胎盘和胎儿重量略微降低有关，因此如果有条件选择其他安全性更好的有效药物，则通常应避免使用这类药物。尽管吲哚洛尔和美托洛尔的长效剂型在妊娠女性中的研究不太充分，但仍是可接受的替代药物。β受体阻滞剂可能诱发支气管痉挛，因此一般不用于哮喘患者。一项基于大型管理数据库的研究显示，接受拉贝洛尔治疗的哮喘女性与接受其他降压药治疗的哮喘女性相比，更常发生哮喘持续状态（每1000例次哮喘女性住院分娩：6.5例 vs1.7例）。

（3）钙通道阻滞剂：有关妊娠期应用钙通道阻滞剂的安全性数据不一致。有妊娠患者使用缓释硝苯地平（缓释片，一次30~90mg，一日1次，每7~14日加量1次，最大剂量为120mg/d），且没有出现重大问题。尽管氨氯地平广泛应用于高血压患者，但关于其妊娠期应用的数据很少。最大型的报告记录了231例日本女性的妊娠降压药物使用情况，其中48例在早期妊娠使用过氨氯地平，54例使用过其他降压药，129例有高血压但未使用任何药物。3组的胎儿形态异常发生率相近（4.2%~5.6%），这表明氨氯地平不会增加畸形风险。

不建议使用速释型口服硝苯地平，尽管美国妇产科医师学会（American College of Obstetricians and Gynecologists，ACOG）委员会赞同将该药用作妊娠期或产后急性重度高血压的一线紧急治疗方案，特别是在未建立静脉通道的情况（其他方案包括缓释型硝苯地平、拉贝洛尔和肼屈嗪；注意不应使用舌下含服硝苯地平）。大多数情况下，速释型口服硝苯地平较安全且耐受良好，但心动过速和头痛较常见，作用持续时间也较短，并且有血压急剧下降的较小风险，这可导致子宫胎盘灌注减少和孕妇晕厥。缓释制剂降低血压的速度较慢（1小时内，而非5或10分钟内），许多情况下这种速度合适，尚无证据表明缓释制剂可导致任何额外不良反应。速释型口服硝苯地平的常见副作用是头痛，可与先兆子痫女性临床特征混淆。尽管速释型口服硝苯地平的大多数不良心血管事件（脑卒中、心肌梗死和心律失常）发生于老年人，但我们认为，合并妊娠期胎盘受损时，速释型口服硝苯地平引起血压骤然下降的相关风险大于益处。

（4）肼屈嗪：静脉给予肼屈嗪被广泛用于先兆子痫重度高血压的紧急治疗。尽管有 Meta 分析表明，肼屈嗪的不良事件发生率略高于拉贝洛尔，但该证据尚不足以明确推荐哪种药物。多年来，肼屈嗪已被广泛用于妊娠期急性高血压，是该情况下可接受的降压药。然而，相比于其他胃肠外给药的降压药物，肼屈嗪的低血压反应更不易预测。肼屈嗪也可口服给药，但会导致反射性心动过速和液体潴留，这限制了其在妊娠期的有效性。

（5）利尿剂：尽管一些指南建议妊娠前使用噻嗪类利尿剂的慢性高血压女性可继续使用此类药物，但是噻嗪类利尿剂的作用历来饱受争议。假定给药剂量和膳食钠摄入量相对恒定，这种情况下此类药物不太可能引起明显的容量不足，因为大多数体液丢失发生于开始用药的 2 周内。除非已发生了肺水肿，否则一般不对先兆子痫患者使用利尿剂。先兆子痫孕妇不主张常规应用利尿剂，仅当孕妇出现全身性水肿、肺水肿、脑水肿、肾功能不全、急性心功能衰竭时，可酌情使用呋塞米等快速利尿剂。

（6）可乐定：可乐定的作用机制与甲基多巴相似，因此是治疗妊娠期轻度高血压的一种有效药物。然而，可乐定存在一些恼人的副作用，若突然停药则有可能出现反跳性高血压，因此优先选用其他药物。对于甲基多巴、硝苯地平和拉贝洛尔都不能使用的罕见患者，才建议开具可乐定。由于可乐定有透皮贴剂型，它对无法使用口服降压药的患者尤其有用。

（7）硫酸镁：是治疗子痫和预防抽搐复发的一线药物（Ⅰ-A），也是治疗重度先兆子痫和预防子痫发作的用药（Ⅰ-A）。该药对血压的作用极小，因此不作为降压药物使用。

2. 妊娠期避免使用的药物

（1）血管紧张素转化酶抑制剂（angiotensin converting enzyme inhibitor, ACEI）、血管紧张素 Ⅱ 受体阻滞剂（angiotensin Ⅱ receptor blocker, ARB）和直接肾素抑制剂：在妊娠期均禁用，

因为孕妇在妊娠后半期暴露于这些药物与严重的胎儿肾脏异常有关。一项小型早期研究报道早期妊娠暴露于 ACEI（很可能还包括暴露于 ARB）与心血管和中枢神经系统畸形有关，但在样本量明显更大且未证实该关联的其他分析发表之后，该关联的信服力降低，然而仍然存在安全性问题。因此避免在妊娠期间启用这些药物，对计划怀孕的女性则停用这些药物并换为另一种药物。

（2）盐皮质激素受体拮抗剂：螺内酯、依普利酮等盐皮质激素受体拮抗剂（mineralocorticoidreceptor antagonist, MRA）是另一类阻滞肾素 - 血管紧张素 - 醛固酮系统的药物。这些药物也是利尿剂，对盐敏感性高血压以及醛固酮增多症患者尤其有效。螺内酯可穿过胎盘屏障，该药在妊娠期使用的安全性未得到证实。人们一直担心螺内酯的抗雄激素活性，尤其是对男性胎儿。据报道，使用大剂量螺内酯处理妊娠雌性大鼠后，其雄性大鼠胚胎出现雌性化。一项回顾性研究中报道了 1 例人类母亲使用螺内酯治疗后娩出的新生儿出现外生殖器性别不清，还有一些孕妇在螺内酯暴露后生出健康新生儿的案例。依普利酮是无抗雄激素作用的 MRA，大约在 10 年前问世，尚不清楚该药是否能安全用于妊娠女性。阿米洛利是上皮钠通道（epithelial sodium channel, ENaC）的抑制剂，偶尔用于治疗有醛固酮增多症或 Liddle 综合征的妊娠女性，有该药治疗后结局良好的较少病例报告。由于经验有限，目前还不推荐使用该药。

（3）硝普钠：有限的临床经验（22 例妊娠）和胎儿氰化物中毒的可能性限制了硝普钠在妊娠期的使用。硝普钠［0.5-10μg/（kg·min）］是紧急控制难治性重度高血压的最后手段，应仅限于在紧急情况下短期使用。

3. 指南推荐

《妊娠期高血压疾病诊治指南（2020）》推荐如下：常用的药物种类包括肾上腺素能受体阻滞剂、钙通道阻滞剂及中枢性肾上腺素能神经阻滞剂等。常用的口服降压药物有拉贝洛尔（Ⅰ、A）、硝苯地平（Ⅰ、A）或硝苯地平缓释片（Ⅱ、B）等。如口服药物血压控制不理想，可使用静脉用药（有条件者使用静脉泵入方法），常用的有：拉贝洛尔（Ⅰ、A）、酚妥拉明（Ⅱ、3B）；妊娠期一般不使用利尿剂降压，以防血液浓缩、有效循环血量减少和高凝倾向（Ⅲ、B）。不推荐使用阿替洛尔和哌唑嗪（Ⅰ、D），硫酸镁不作为降压药使用（Ⅱ、2D）。妊娠期禁止使用血管紧张素转换酶抑制剂（ACEI）和血管紧张素Ⅱ受体拮抗剂（ARB）（Ⅱ、2E）。

（三）妊娠不同时期降压药物的选择和评估

1. 妊娠前

对有妊娠计划的慢性高血压患者，如血压≥150/100mmHg，或合并靶器官损害，建议尽早在高血压专科进行血压水平、靶器官损害状况以及高血压的病因评估，并需进行降压药物治疗，一般在妊娠计划6个月前停用ACEI或ARB类药物，换用拉贝洛尔和硝苯地平。妊娠早期原则上采用尽可能少的药物种类和剂量，同时应充分告知患者，妊娠早期用药对胎儿重要脏器发育影响的不确定性。妊娠20周后，胎儿器官已形成，降压药物对胎儿的影响可能减弱；同时注意在妊娠不同时期及时更换和调整降压药物的种类。

2. 先兆子痫

先兆子痫的根治性治疗是分娩，始终对母亲有益。只要妊娠女性尚未分娩，出现子痫发作、胎盘早剥、血小板减少、脑出血、肺水肿、肝出血和急性肾损伤等并发症的风险就会增加。由于先兆子痫在分娩后会消退，并且很少有长期后遗症，所以在分娩后数小时，上述这些并发症的风险便会消失。然而，如果是早产，则分娩可能会对胎儿不利。尽管在先兆子痫的情况下，胎儿出现宫内生长受限和死产的风险增加，但在特定病例中可能会使用保守处理（包括降压治疗）让胎儿达到发育成熟。对先兆子痫情况下的轻度高血压患者，我们不进行降压治疗；这种情况下，我们将轻度高血压定义为血压始终低于150/100mmHg。轻度妊娠期高血压女性降压治疗的益处是，可降低发展为重度高血压的风险，但为了该益处而将胎儿暴露于这些药物的潜在不良反应之下的理由并不充分。降低血压并不会影响先兆子痫的进程，因为其主要发病机制是胎盘血管系统异常，从而导致胎盘血流灌注不足，进而引起各种可导致孕妇广泛血管内皮功能障碍及多器官功能障碍的因子释放。应治疗重度妊娠期高血压，以防止孕妇发生血管并发症（如脑卒中、心力衰竭）。关于需要开始治疗的最佳血压阈值，目前尚无共识。

《妊娠期高血压疾病诊治指南（2020）》推荐的可选药物：

（1）拉贝洛尔：为 α、β 肾上腺素能受体阻滞剂。①口服：50~150mg，一日 3~4 次。②静脉注射：初始剂量为 20mg，10 分钟后如未有效降压则剂量加倍，最大单次剂量 80mg，直至血压被控制，每日最大总剂量 220mg。③静脉滴注：50~100mg 加入 5% 葡萄糖溶液 250~500ml，根据血压调整滴速，血压稳定后改口服。

（2）硝苯地平：为二氢吡啶类钙通道阻滞剂（国内为片剂）。普通片，5~10mg，一日 3~4 次，24 小时总量不超过 60mg。缓释片，30mg，口服，一日 1~2 次。

（3）尼莫地平：为二氢吡啶类钙通道阻滞剂，可选择性扩张脑血管。①口服：20~60mg，一日 2~3 次。②静脉滴注：20~40mg 加入 5% 葡萄糖溶液 250ml，每日总量不超过 360mg。

（4）尼卡地平：为二氢吡啶类钙通道阻滞剂。①口服：初始剂量 20~40mg，一日 3 次。②静脉滴注：每小时 1mg 为起始剂量，根据血压变化每 10 分钟调整 1 次用量；高血压急症，用 0.9% 氯化钠注射液或 5% 葡萄糖溶液稀释后，以盐酸尼卡地平计，0.01%~0.02%（1ml 中的含量为 0.1~0.2mg）的溶液以每分钟 0.5~6μg/kg 的滴注速度进行静脉滴注。从每分钟

0.5μg/kg 开始，将血压降到目标值后，边监测血压边调节滴注速度。

（5）酚妥拉明：为 α 肾上腺素能受体阻滞剂。静脉滴注，10~20mg 加入 5% 葡萄糖溶液 100~200ml，以 10μg/min 的速度开始静脉滴注，应根据降压效果调整滴注速度。

（6）硝酸甘油：作用于氧化亚氮合酶，可同时扩张静脉和动脉，降低心脏前、后负荷，主要用于合并急性心功能衰竭和急性冠状动脉综合征时的高血压急症的降压治疗。起始剂量 5~10μg/min，静脉滴注，每 5~10 分钟增加滴速至维持剂量 20~50μg/min。

（7）硝普钠：为强效血管扩张剂。静脉滴注，50mg 加入 5% 葡萄糖溶液 500ml 按 0.5~0.8μg/（kg·min）缓慢静脉滴注。妊娠期仅适用于其他降压药物无效的高血压危象孕妇。产前应用时间不宜超过 4 小时。

3. 分娩后

如产后血压升高 ≥ 150/100mmHg 应继续给予降压治疗。哺乳期可继续应用产前使用的降压药物，但禁用 ACEI 和 ARB 类（卡托普利、依那普利除外）降压药物。在各类降压药中，应选择进入人类母乳最少的药物。

（1）β 受体阻滞剂和 α/β 受体阻滞剂：在此类药物中，普萘洛尔、美托洛尔和拉贝洛尔进入母乳的量最低，婴儿相关剂量低于 2%。上述药物均未见婴儿不良事件。相比之下，阿替洛尔和醋丁洛尔排泄进入母乳的量更多，已有接受母乳喂养的婴儿发生 β 受体阻滞的报道；因此，对于正在哺乳 3 月龄以下婴儿或早产儿的母亲，或者正在大剂量用药的母亲，应优选其他药物。关于母乳喂养期间使用卡维地洛或比索洛尔，由于目前几乎没有已发表的经验，所以其他药物可能更好，尤其是在哺乳新生儿或早产儿时。

（2）钙通道阻滞剂：地尔硫䓬、硝苯地平、尼卡地平和维拉帕米的相关婴儿剂量均小于 2%，是可接受的。

（3）ACEI：这类药物进入母乳的量很少。卡托普利和依那普利可用于哺乳女性。然而，新生儿可能对这些降压药在血流动力学方面的影响（如低血压）和后果（如少尿和癫痫发作）更敏感。因此，在决定正在使用这些药物的女性是否应进行母乳喂养时，我们建议应考虑到婴儿的血流动力学状态。目前还没有关于哺乳期女性使用 ARB 的相关资料。

（4）利尿剂：理论上，利尿剂可减少母乳量，对哺乳期女性，氢氯噻嗪剂量 < 50mg/d 被认为是安全的。尚无关于呋塞米的信息，但其强烈的利尿作用令人担忧。

（5）甲基多巴和肼屈嗪：这两种药物似乎都比较安全，但甲基多巴有增高产后抑郁的风险。

（四）重度妊娠合并高血压

妊娠期、分娩期及产后任何时期出现重度高血压［收缩压 ≥ 160mmHg 和（或）舒张压 ≥ 110mmHg］须接受治疗，以防止孕妇发生严重并发症，如脑卒中、心力衰竭、肺水肿、高血压脑病或肾衰竭。抗高血压药物的选择和给药途径应优先于其他药物，药物选择主要是根据临床医师对药物的经验、用药成本和药物的可获得性。

对于出现的急性重度或持续性重度高血压的几种临床情形。

（1）若为未使用过降压药物者，可以首选口服，每 10~20 分钟监测一次血压，血压仍高则重复给药，2~3 次后效果不明显则立即改用静脉给药。

（2）若是在使用口服降压药物过程中出现了持续性重度高血压，应该考虑使用静脉降压方法。拉贝洛尔：开始时静脉给药 20mg、持续 2 分钟，随后若血压仍未达到目标水平，每隔 10 分钟给予 20~80mg，直至最大累积剂量达到 300mg。持续输注 1~2mg/min 可代替间歇给药。血压在给药后 5~10 分钟内开始降低，持续 3~6 小时。不必常规进行连续心脏监护，但若有相关共存疾病（如冠状动脉疾病）则应进行监测。乌拉地尔：10~15mg，缓慢静脉注射；静脉滴注最大药物浓度为4mg/ml，推荐初始速度为2mg/min，并根据血压情况调整。尼卡地平0.5~1.0μg/（kg·min），5~10分钟起效。因硝普钠可增加胎儿氰化物中毒风险，因此不建议使用，除非其他药物疗效不佳时可以考虑使用，即使必须应用，也不应超过3天。对重度先兆子痫，建议硫酸镁5g稀释至20ml，缓慢静脉注射（5分钟），维持量为1~2g/h；或5g稀释至20ml，深部肌内注射，每4小时1次，总量为一日25~30g。注意中毒反应。密切观察患者血压、腱反射及不良反应，并确定终止妊娠的时机。

（3）降压达标后，仍需要严密监测血压变化（如1小时内每10分钟测量1次，以后每15分钟测量1次维持1小时，再每30分钟测量1次维持1小时，接着每1小时测量1次维持4小时），有条件的机构应予持续心电监护监测血压，依据病情注意个体化处理。

三、注意事项

（1）妊娠合并轻度高血压患者，尚无证据表明药物治疗可以给胎儿带来益处或预防先兆子痫。此类患者可进行非药物治疗，并积极监测血压，定期复查尿常规等相关检查。

（2）目前没有任何一种降压药物对妊娠期高血压患者是绝对安全的。除甲基多巴和氢氯噻嗪在美国FDA的安全性评价中属于B级外，多数降压药物均属于C级，而氢氯噻嗪也有降低胎盘血流量的不良反应。因此，为妊娠高血压患者选择药物应权衡利弊，并在给药前对患者进行充分说明。

（3）降压注意个体化情况，降压过程力求平稳，控制血压不可波动过大，力求维持较稳定的目标血压；且在出现严重高血压，或发生器官损害（如急性左心室功能衰竭）时，需要紧急降压到目标血压范围，注意降压幅度不能太大，以平均动脉压（MAP）的10%~25%为宜，24~48小时达到稳定。

第二节　老年高血压

一、概述

年龄 ≥ 65 岁，在未使用降压药物的情况下，非同日 3 次测量血压，收缩压 ≥ 140mmHg 和（或）舒张压 ≥ 90mmHg，可诊断为老年高血压。曾明确诊断高血压且正在接受降压药物治疗的老年人，虽然血压 < 140/90mmHg，也应诊断为老年高血压。

1991 年全国高血压抽样调查资料显示，我国 ≥ 60 岁的老年人高血压患病率是 40.4%，2002 年全国营养调查显示患病率是 49.1%，2012—2015 年全国高血压分层多阶段随机抽样横断面调查资料显示患病率为 53.2%，患病率总体呈增高趋势。老年人群高血压患病率随年龄增长而显著增高，男性患病率为 51.1%，女性患病率为 55.3%。农村地区居民高血压患病率增长速度较城市快。2012—2015 年调查显示，≥ 60 岁人群高血压的知晓率、治疗率和控制率分别为 57.1%、51.4% 和 18.2%，较 2002 年明显增高。不同人口学特征比较，知晓率、治疗率和控制率均为女性高于男性，高血压治疗率城市显著高于农村；与我国北方地区相比，南方地区高血压患者的知晓率、治疗率和控制率较高；不同民族比较，少数民族居民的高血压治疗率和控制率低于汉族。值得注意的是，我国人群高血压 "三率" 仍处于较低的水平，老年高血压患者血压的控制率并未随着服药数量的增加而改善。

老年高血压患者心脑血管病风险显著增加，而降压治疗获益也十分明确。治疗的最终目标是延缓高血压所致心血管疾病进程，最大限度降低心血管疾病发病率和死亡率，改善生活质量，延长寿命。老年高血压降压治疗应强调收缩压达标，在能耐受的前提下，逐步使血压达标。在启动降压治疗后，需注意监测血压变化，避免降压过快带来的不良反应。同时，应重视危险因素的综合干预。在追求降压达标的同时，针对所有可逆性心血管危险因素（如吸烟、血脂异常或肥胖、血糖代谢异常或尿酸升高等）进行干预处理，并同时关注和治疗相关靶器官损害及临床疾病。大多数患者需长期甚至终身坚持治疗。由于老年高血压的病理生理与临床表现均有其特点，因此降压药物的选择与使用应充分考虑其特殊性。

二、老年高血压患者病理生理特点

随着年龄的增长，老年高血压患者外周血管阻力升高，心排出血量逐渐减少；其次，老年患者大血管僵硬度增加，弹性功能下降，血管顺应性降低，导致脉压增大；再者，老年人肾灌流量和 GFR 降低，而高血压患者这一变化更为明显。肾排钠功能下降，盐敏感性增强。血浆 RAAS 活性随年龄增长呈下降趋势，而儿茶酚胺水平则呈升高趋势。此外，随着年龄的增长，老年人糖耐量减低，胰岛素抵抗增加。

三、老年高血压患者临床特点

老年高血压患者临床上有其特殊表现：

（1）收缩压高、脉压增大，约 2/3 的老年高血压为单纯收缩期血压升高。随年龄增长，钙化性瓣膜病发生率增高，超声心动图可明确诊断。严重主动脉瓣狭窄者不能过度降压，以免影响重要器官的血供；若脉压过大，SBP 明显升高且 DBP 水平 < 50mmHg，应注意合并主动脉瓣关闭不全的可能性。与舒张压相比，收缩压与心、脑、肾等靶器官损害的关系更为密切，是心血管事件更为重要的独立预测因素。因此，老年患者降压治疗更应强调收缩压达标。

（2）老年人易发生血压异常波动。由于血压调节能力下降，老年人的血压水平容易受各种因素（如体位、进餐、情绪、季节或温度等）影响，称为异常血压波动。最常见为体位性低血压、餐后低血压和血压昼夜节律异常，晨峰现象明显，非构型或超构型改变增多。体位性低血压

（orthostatic hypotension，OH）指由卧位转为直立位时（或头部倾斜＞60°），收缩压下降≥20mmHg和（或）舒张压下降≥10mmHg；根据发生速度分为早期型（≤15秒）、经典型（≤3分钟）和迟发型（＞3分钟）。OH患者可无任何临床表现，严重者致卧床不起，其常见的临床症状包括疲乏、头晕、目眩、晕厥、跌倒，不常见的临床表现包括颈部及肩背部疼痛、衰弱等。部分病例可出现OH伴卧位高血压，即卧位时收缩压≥150mmHg或者舒张压≥90mmHg。据统计，≥60岁的老年人中非杓型血压的发生率可高达69%，是中青年人的3倍以上；≥80岁的老年人中83.3%丧失了正常的杓型血压节律。血压昼夜节律异常是靶器官损害、心血管事件、卒中和死亡的独立预测因素。餐后低血压指餐后2小时内收缩压较餐前下降20mmHg以上；或餐前收缩压≥100mmHg，而餐后＜90mmHg；或餐后血压下降未达到上述标准，但出现餐后心脑缺血症状。在我国住院老年患者中，发生率可高达80.1%。晨峰血压增高即清晨起床后2小时内的收缩压平均值–夜间睡眠时收缩压最低值（夜间血压最低值前后共3次收缩压的平均值）≥35mmHg。我国老年人晨峰血压增高的发生率为21.6%，高血压患者较正常人更多见。

（3）高龄老年高血压患者常伴有多种危险因素和相关疾病，合并糖尿病、高脂血症、冠心病、肾功能不全和脑血管病的检出率分别为39.8%、51.6%、52.7%、19.9%和48.4%，临床上多器官受损较常见。

（4）老年高血压患者伴有严重动脉硬化时，可出现袖带加压时难以压缩肱动脉、所测血压值高于动脉内测压值的现象，称为假性高血压，其发生率随年龄增长而增高。通过无创中心动脉压检测可获得相对较为准确的血压值。当SBP测量值异常升高但未合并相关靶器官损害或药物降压治疗后即出现低血压症状时，应考虑假性高血压的可能。SBP过低在高龄患者中可能引起跌倒、衰弱等不良预后的增加。

四、药物治疗方案与药物选择

尽管血压水平是影响心血管事件发生和预后的重要因素，但并非唯一因素。因此，需要全面、整体地评估老年高血压患者的心血管危险。

（1）危险因素评估：包括血压水平（1~3级）、吸烟或被动吸烟、血脂异常（总胆固醇 ≥ 5.2mmol/L 或低密度脂蛋白胆固醇 ≥ 3.4mmol/L 或高密度脂蛋白胆固醇 < 1.0mmol/L）、糖耐量受损（餐后2小时血糖 7.8~11.0mmol/L）和（或）空腹血糖异常（6.1~6.9mmol/L）、腹型肥胖（腰围：男性 ≥ 90cm，女性 ≥ 85cm）或肥胖（体质量指数 ≥ 28kg/m²）、早发心血管病家族史（一级亲属发病年龄 < 50岁）等，其中高血压是目前最重要的心血管危险因素；而高钠、低钾膳食，超重和肥胖、饮酒、精神紧张以及缺乏体力活动等又是高血压发病的重要危险因素。还需强调，年龄本身就是心血管病和高血压的危险因素。无论是初诊还是正在治疗随访期间的高血压患者，均应进行危险因素的定期评估。

（2）靶器官损害筛查：包括左心室肥厚（室间隔或左室后壁厚度 ≥ 11mm，或左心室质量指数男性 ≥ 115g/m²，女性 ≥ 95g/m²）、颈动脉内膜中层厚度增厚（≥ 0.9mm）或斑块、颈动脉 – 股动脉脉搏波传导速度 ≥ 12m/s，踝/臂指数 < 0.9，估算肾小球滤过率（estimated glomerular filtration rate, eGFR）降低［30~59ml/（min · 1.73m²）］或血清肌酐轻度升高（男性 115~133μmol/L，女性 107~124μmol/L），微量白蛋白尿（30~300mg/24h 或白蛋白/肌酐比值 30~300mg/g）。一个患者可以存在多个靶器官损害。

（3）伴发的相关临床疾病：包括心脏疾病（心肌梗死、心绞痛、冠脉血运重建、充血性心力衰竭）、脑血管疾病（缺血性卒中、脑出血、短暂性脑缺血发作）、糖尿病、肾脏疾病（糖尿病肾病、肾功能受损）以及外周血管疾病。

（4）危险分层：对老年高血压患者进行评估整体危险度，

有助于确定降压治疗时机、优化治疗方案以及心血管风险综合管理。因年龄偏大本身即是一种危险因素，故老年高血压患者至少属于心血管病的中危人群（详见表 5-2）。

表 5-2 老年人高血压患者的危险分层

其他危险因素和病史	血压水平		
	1 级	2 级	3 级
1~2 个危险因素	中危	中危	很高危
≥ 3 个危险因素或靶器官损害或糖尿病	高危	高危	很高危
并存在临床情况	很高危	很高危	很高危

CCB、ACEI、ARB、利尿剂及单片固定复方制剂，均可作为老年高血压降压治疗的初始用药或长期维持用药。老年高血压患者药物治疗应遵循以下几项原则：①小剂量用药：初始治疗时通常采用较小的有效治疗剂量，并根据需要，逐步增加剂量；②长效用药：尽可能使用一日 1 次，具有 24 小时持续降压作用的长效药物，有效控制夜间和清晨血压；③联合用药：若单药治疗疗效不满意，可采用两种或多种低剂量降压药物联合治疗以增加降压效果，单片复方制剂有助于提高患者的依从性；④适度用药：大多数老年患者需要联合降压治疗，包括起始阶段，但不推荐衰弱老年人和 ≥ 80 岁的高龄老年人在给药初期进行联合治疗；⑤个体化用药：根据患者具体情况、耐受性、个人意愿和经济承受能力，选择适合患者的降压药物。

根据患者的不同情况，优先选择某类降压药物。详见表 5-3、5-4。

表 5-3 老年高血压降压药物的选择

推荐	推荐类别	证据水平
推荐使用噻嗪类 / 样利尿剂、CCB、ACEI 和 ARB 进行降压的起始和维持治疗	I 类	A 级

续表

推荐	推荐类别	证据水平
对于大多数高于靶目标值 20mmHg 以上的老年患者，起始治疗可采用两药联合	I 类	A 级
如果两种药物联合治疗血压仍不能达标，推荐采用噻嗪类 / 样利尿剂、CCB、ACEI 或 ARB 三种药物联合治疗或使用单片复方制剂	I 类	A 级
≥ 80 岁的高龄患者和衰弱的老年患者，推荐初始降压采用小剂量单药治疗	I 类	A 级
不推荐两种 RAS 抑制剂联合	III 类	A 级

注：CCB：钙通道阻滞剂；ACE：血管紧张素转换酶抑制剂；ARB：血管紧张素受体阻滞剂；RAS：肾素 – 血管紧张素系统；1mmHg=0.133 kPa

表 5-4　特定情况下首选的药物

情况	药物
无症状靶器官损害	
LVH	ACEI、CCB、ARB
无症状动脉粥样硬化	ACEI、CCB、ARB
微量白蛋白尿	ACEI、ARB
轻度肾功能不全	ACEI、ARB
临床心血管事件	
既往心肌梗死	βB、ACEI、ARB
心绞痛	βB、CCB
心力衰竭	利尿剂、βB、ACEI、ARB、MRA
主动脉瘤	βB
房颤，预防	ACEI、ARB、βB、MRA

情况	药物
房颤，心室率控制	βB、非二氢吡啶类 CCB
外周动脉疾病	ACEI、CCB、ARB
其他	
单纯收缩期高血压（老年人）	利尿剂、CCB
代谢综合征	ACEI、ARB、CCB

注：LVH：左心室肥厚；ACEI：血管紧张素转换酶抑制剂；CCB：钙通道阻滞剂；ARB：血管紧张素受体阻滞剂；βB：β受体阻滞剂；MRA：醛固酮受体拮抗剂

利尿剂：主要是噻嗪类利尿剂，属于中效利尿剂。根据分子结构又可分为噻嗪型（如氢氯噻嗪）和噻嗪样利尿剂（如吲达帕胺）。保钾利尿剂属于弱效利尿剂，分为两类：一类为醛固酮受体拮抗剂，代表药物包括螺内酯和依普利酮；另一类作用不依赖醛固酮，代表药物包括氨苯蝶啶和阿米洛利。利尿剂尤其适合老年高血压、难治性高血压、心力衰竭合并高血压和盐敏感性高血压等患者。利尿剂单药治疗推荐使用小剂量，以避免不良反应发生。利尿剂较少单独使用，常作为联合用药的基本药物使用。合并症状性心力衰竭患者优选袢利尿剂。严重肾功能不全，特别是终末期肾病患者，应用噻嗪类利尿剂治疗时降压效果差，此时可选用呋塞米等袢利尿剂。痛风患者禁用噻嗪类利尿剂，除非已接受降尿酸治疗。高血钾与 CKD 3~4 期患者禁用醛固酮受体拮抗剂。此外，长期大剂量应用利尿剂单药治疗时还需注意其具有导致电解质紊乱、糖代谢异常、高尿酸血症、体位性低血压等不良反应的可能性。

CCB：根据血管和心脏的亲和力及作用比将其分为二氢吡啶类 CCB 与非二氢吡啶类 CCB。不同制剂的二氢吡啶类 CCB 的作用持续时间、血管选择性及药动学不同，其降压效果和不良反应也存在一定差异。应尽量使用长效制剂，以达到平稳持久有效的降压效果。CCB 制剂无绝对禁忌证；剂量相关的踝部水肿、颜面潮红、便秘，女性多见于男性；左旋氨氯地平踝部水肿等副作用相对少。维拉帕米与地尔硫䓬均有明显的负性肌力、负性传导作用，应避免用于左室收缩功能不全合并心脏房室传导功能障碍或病态窦房结综合征的高血压患者。同时，非二氢吡啶类 CCB+β 受体阻滞剂可诱发或加重缓慢性心律失常和心功能不全。

ACEI/ARB：各类 ACEI 制剂的作用机制大致相同。ACEI 具有良好的靶器官保护作用和心血管终点事件预防作用，尤其适用于伴慢性心力衰竭以及有心肌梗死病史的老年高血压患者。ACEI 对糖脂代谢无不良影响，可有效减少尿白蛋白排泄量，延缓肾脏病变的进展，适用于合并糖尿病肾病、代谢综合征、慢性肾脏病（chronic kidney disease，CKD）、蛋白尿或微量白蛋白尿的老年高血压患者。高血压伴心血管事件高风险患者，ARB 可以降低心血管死亡、心肌梗死、卒中或因心力衰竭住院等复合终点事件发生的风险。ARB 可降低糖尿病或肾病患者的蛋白尿及微量白蛋白尿，尤其适用于伴左室肥厚、心力衰竭、糖尿病肾病、代谢综合征、微量白蛋白尿或蛋白尿患者以及不能耐受 ACEI 的患者。

ACEI/ARB 使用注意：合并 CKD 患者或使用补钾、保钾药物者会增加高钾血症的风险；严重双侧肾动脉狭窄患者会增加急性肾衰的风险；服用 ACEI 发生血管性水肿病史的患者禁用；血肌酐水平 > 265μmol/L 者禁用。因干咳而不能耐受 ACEI 者可换用 ARB。ACEI 不宜与 ARB 合用。应用 ACEI/ARB 治疗前应检测血钾、血肌酐水平及估算肾小球滤过率（estimated glomerular filtration rate，eGFR）。由小剂量开始给药，在患者可耐受的前提下，逐渐上调至标准剂量。治疗 2~4 周后应评价疗效并复查血钾、血肌酐水平及 eGFR。若发现血钾水平升高（> 5.5mmol/L）、eGFR 降低 > 30% 或肌酐水平升高 > 30% 以上，应减小药物剂量并继续监测，必要时停药。

β受体阻滞剂：适用于伴快速性心律失常、心绞痛、慢性心力衰竭的老年高血压患者。在与其他降压药物的比较研究中，对于降低卒中事件发生率，β受体阻滞剂并未显示出优势。因此，不建议老年单纯收缩期高血压患者和卒中患者首选β受体阻滞剂，除非有β受体阻滞剂的强适应证，如合并冠心病或心力衰竭。通常，不适宜首选β受体阻滞剂的人群包括：有卒中倾向及心率＜80次/分的老年人、肥胖者、糖代谢异常者、卒中患者、间歇性跛行者、严重慢性阻塞性肺疾病患者。禁用于合并支气管哮喘、二度及以上房室传导阻滞及严重心动过缓的高血压患者。目标剂量的确定一般以心率为准。小剂量开始，避免突然停药。

降压药物的联合应用：单药治疗血压未达标的老年高血压患者，可选择联合应用2种降压药物。初始联合治疗可采用低剂量联用方案，若血压控制不佳，可逐渐调整至标准剂量。联合用药时，药物的降压作用机制应具有互补性，并可互相抵消或减轻药物不良反应。如ACEI或ARB联合小剂量噻嗪类利尿剂。应避免联合应用作用机制相似的降压药物，如ACEI联合ARB。但噻嗪类利尿剂或袢利尿剂和保钾利尿剂在特定情况下（如高血压合并心力衰竭）可以联合应用；二氢吡啶类CCB和非二氢吡啶类CCB亦如此。若需3药联合时，二氢吡啶类CCB+ACEI（或ARB）+噻嗪类利尿剂组成的联合方案最为常用。对于难治性高血压患者，可在上述3药联合基础上加用第4种药物，如醛固酮受体拮抗剂、β受体阻滞剂或α受体阻滞剂。

单片复方制剂通常由不同作用机制的降压药组成。与自由联合降压治疗相比，其优点是使用方便，可增加老年患者的治疗依从性。目前我国上市的新型固定配比复方制剂主要包括：ACEI+噻嗪类利尿剂、ARB+噻嗪类利尿剂、二氢吡啶类CCB＋ARB、二氢吡啶类CCB+β受体阻滞剂、噻嗪类利尿剂+保钾利尿剂等。我国传统的单片复方制剂，如长效的复方利血平氨苯蝶啶片（降压 0 号），以氢氯噻嗪、氨苯蝶啶、硫酸双肼屈嗪、利血平为主要成分；因价格经济并能安全有效降压，符合老年人降压药物应用的基本原则，且与 ACEI 或 ARB、CCB 等降压药物具有良好的协同作用，可作为高血压患者降压治疗的一种选择。

五、降压目标值与达标流程

老年高血压降压治疗应强调收缩压达标，在能耐受的前提下，逐步使血压达标。在启动降压治疗后，需注意监测血压变化，避免降压过快带来的不良反应。在追求降压达标的同时，针对所有可逆性心血管危险因素（如吸烟、血脂异常或肥胖、血糖代谢异常或尿酸升高等）进行干预处理，并同时关注和治疗相关靶器官损害及临床疾病。大多数患者需长期甚至终身坚持治疗。推荐起始药物治疗的血压值和降压目标值见表 5-5。

表 5-5　推荐起始药物治疗的血压值和降压目标值

推荐	推荐类别	证据水平
年龄 ≥ 65 岁，血压 ≥ 140/90mmHg，在生活方式干预的同时启动降压药物治疗，将血压降至 140/90mmHg 以下	Ⅰ 类	A 级
年龄 ≥ 80 岁，血压 ≥ 150/90mmHg，即启动降压药物治疗，首先应将血压降至 150/90mmHg 以下，若耐受性良好，则进一步将血压降至 140/90mmHg 以下	Ⅱa 类	B 级
评估确定为衰弱的高龄高血压患者，血压 ≥ 160/90mmHg，应考虑启动降压药物治疗，收缩压控制目标为 < 150mmHg 但尽量不低于 130mmHg	Ⅱa 类	C 级
如果患者对降压治疗耐受性良好，不应停止降压治疗	Ⅲ 类	A 级

达标流程：①起始单药治疗适用于下列患者：血

压 < 160/100mmHg；收缩压 150~179mmHg，舒张压 < 60mmHg；危险分层为中危。②起始联合药物治疗适用于下列患者：血压 ≥ 160/100mmHg；收缩压 > 180mmHg，舒张压 < 60mmHg；血压高于目标值 20/10mmHg；危险分层为高危。根据起始治疗的疗效决定是否需要第二步和第三步治疗措施。

六、老年高血压合并心脑血管病的降压策略

（1）血压与卒中发病危险呈对数线性关系，脑血管病的发病、复发、预后均与高血压密切相关。然而，过度降压又可导致低灌注性脑损害，促使卒中恶化，是发生卒中后认知功能障碍的重要基础。治疗推荐详见表 5-6。

表 5-6　老年高血压合并脑血管病的降压治疗推荐

推荐	推荐类别	证据水平
对于急性脑出血的患者，应将收缩压控制在 180mmHg 以下	Ⅱa 类	B 级
急性缺血性卒中的患者，应将收缩压控制在 200mmHg 以下	Ⅱa 类	C 级
既往长期接受降压药物治疗的急性缺血性脑卒中或短暂性脑缺血发作患者，为预防卒中复发和其他血管事件，推荐发病后数日即恢复降压治疗	Ⅰ 类	A 级
既往缺血性卒中或短暂性脑缺血发作患者，应根据患者具体情况确定降压目标，一般认为应将血压控制在 140/90mmHg 以下	Ⅱa 类	B 级
既往缺血性卒中高龄患者血压应控制在 150/90mmHg 以下	Ⅱa 类	C 级

（2）高血压合并冠心病的患者宜采取个体化、分级达标治疗策略。降压药物从小剂量开始，逐渐增加剂量或种类，使血压平稳达标，若出现降压治疗相关的心绞痛症状，应减少降

压药物剂量并寻找可能诱因。对于伴稳定型心绞痛和（或）既往心肌梗死病史者，初始降压治疗首选 β 受体阻滞剂和 RAAS 抑制剂。血压难以控制且心绞痛持续存在时，可加用长效二氢吡啶类 CCB；若无心绞痛持续存在，可选择二氢吡啶类 CCB、噻嗪类利尿剂和（或）醛固酮受体拮抗剂。对于患变异型心绞痛者，首选 CCB。对于伴稳定型心绞痛者，如无心肌梗死和心力衰竭病史，长效二氢吡啶类 CCB 也可作为初始治疗药物。合并 ACS 者，若无禁忌，起始降压治疗应包括 β 受体阻滞剂和 RAAS 抑制剂。若存在严重高血压或持续性心肌缺血，可选择静脉 β 受体阻滞剂（艾司洛尔等）。若血压难以控制或 β 受体阻滞剂存在禁忌，可选择长效二氢吡啶类 CCB；伴心力衰竭或肺淤血证据时，不宜给予非二氢吡啶类 CCB。硝酸酯类药物可用于控制血压，缓解心肌缺血和肺淤血症状。如伴心肌梗死、心力衰竭或糖尿病且血压控制欠佳，可加用醛固酮受体拮抗剂。治疗推荐详见表 5-7。

表 5-7　老年高血压合并冠心病的降压治疗推荐

推荐	推荐类别	证据水平
对于 < 80 岁者，血压控制目标为 < 140/90mmHg	Ⅰ 类	A 级
若一般状况好、能耐受降压治疗，尤其伴既往心肌梗死者，可降至 130/80mmHg 以下	Ⅱa 类	B 级
对于 ≥ 80 岁者，血压控制目标为 < 150/90mmHg，如耐受性良好，可进一步降至 140/90mmHg 以下	Ⅱa 类	B 级
对于脉压增大（ ≥ 60mmHg）者强调 SBP 达标，DBP < 60mmHg 时需在密切监测下逐步降至目标 SBP	Ⅱa 类	C 级

（3）心力衰竭是高血压较为常见的并存临床疾病。无论射血分数如何，合理控制血压有助于缓解心力衰竭症状、延缓心功能进一步恶化。治疗推荐详见表 5-8。

表 5-8　老年高血压合并心力衰竭的降压治疗推荐

推荐	推荐类别	证据水平
合并心力衰竭的老年高血压患者应首先将血压控制在 140/90mmHg 以下，若能耐受，进一步降至 130/80mmHg 以下	IIa 类	B 级
若无禁忌证，ACEI 或 ARB、醛固酮受体拮抗剂、利尿剂、β 受体阻滞剂、血管紧张素受体脑啡肽酶抑制剂（ARNI）均可作为治疗的选择	I 类	A 级
对于心力衰竭患者，不推荐应用非二氢吡啶类 CCB	III 类	C 级

（4）心房颤动随着年龄增长患病率呈明显升高趋势，65 岁以上的人群中房颤的发生率为 3%~4%。80% 的房颤患者合并高血压，房颤是高血压常见的合并症。房颤明显增加了高血压患者的卒中风险与心力衰竭的发生率，并增加患者的死亡率。积极控制血压是高血压合并房颤预防和治疗的关键，老年高血压患者需进一步评估血栓和出血风险并积极给予抗凝治疗，注重个体化的治疗，根据具体情况给予"节律"控制或"室率"控制。管理推荐详见表 5-9。

表 5-9　老年高血压合并房颤患者管理推荐

推荐	推荐类别	证据水平
短暂性脑缺血发作或缺血性卒中患者推荐短程心电图及随后连续心电监测至少 72 小时进行房颤筛查	I 类	B 级
对于房颤患者，特别是正接受抗凝治疗的患者，应积极进行降压治疗，将血压控制在 140/90mmHg 以下	IIa 类	B 级
推荐应用 ARB 或 ACEI 进行降压治疗预防新发房颤和阵发性房颤复发	I 类	B 级
推荐所有无禁忌证的 $CHA_2DS_2-VAS_C \geqslant 2$ 分的男性、$\geqslant 3$ 分的女性患者口服抗凝药物治疗	I 类	A 级

续表

推荐	推荐类别	证据水平
药物治疗无效、有症状的阵发性房颤推荐行射频消融治疗	Ⅰ类	A级
药物治疗无效、有症状的长期持续性房颤应考虑行射频消融治疗	Ⅱa类	C级

七、老年单纯收缩期高血压的治疗

老年单纯收缩期高血压治疗应以改善血管顺应性、保护内皮功能及减轻靶器官损害为出发点，在降低收缩压的基础上尽量不影响或少影响舒张压，从而最大限度地降低心脑血管风险。改善大动脉顺应性治疗，强调"优化反射波"，即减缓脉搏波的传导。RAAS 抑制剂（ACEI/ARB）、长效 CCB 对脉搏波传导速度具有改善作用，而 β 受体阻滞剂是负性作用。因此，老年单纯收缩期高血压患者宜选择长效 CCB、ARB、ACEI 或利尿剂。

老年单纯收缩期高血压药物治疗流程：一般老年患者舒张压应 ≥ 60mmHg。如收缩压 ≥ 150mmHg，舒张压为 60~90mmHg，可选用单药或联合治疗，尽可能使舒张压 ≥ 60mmHg。如舒张压 < 60mmHg，收缩压 < 150mmHg，宜观察，可不使用药物治疗；如收缩压 ≥ 150mmHg，可谨慎使用小剂量降压药物治疗；如收缩压 ≥ 180mmHg，则可联合治疗。

八、药物使用注意事项

（1）老年高血压降压应强调个体化，结合患者年龄、体质、靶器官功能状态、合并症等选择合理的药物和剂量。

（2）老年单纯收缩期高血压的治疗，一方面强调收缩压达标，另一方面应避免过度降低舒张压，同时兼顾组织器官灌注。在患者能耐受降压治疗的前提下，逐步、平稳降压，起始降压药物剂量宜小，递增时间需更长，应避免过快降压。

（3）血压变化大、易波动是老年高血压的临床特点。老年患者心血管反射功能减低，对容量不足和交感神经抑制剂敏感。因此，应重视防治低血压包括体位性低血压，禁用易导致体位性低血压的药物（哌唑嗪、柳胺苄心定等）；同时也应注意控制老年高血压患者的血压晨峰现象。

（4）老年高血压患者禁用影响认知功能的药物，如可乐定等。

第三节　儿童青少年高血压

一、流行现状和影响因素

儿童与青少年（指 18 岁以下人群）时期的高血压在全球呈现不同的发病率和发展趋势。国外的 Meta 分析显示，青少年高血压的患病率为 11.2%，非洲、亚洲及北美洲青少年高血压患病率分别为 25.5%、12.4% 和 7.3%。美国的相关研究显示，儿童高血压的发病率为 0.3%~4.5%，较 20 世纪 70 年代前统计的发病率（37.2%）大幅度降低，根据 2010 年全国学生体质调研报告，我国中小学生的高血压患病率为 14.5%，男生高于女生（16.1%vs 12.9%）。经过多时点测量血压得到的儿童高血压患病率为 4%~5%。近年来的调查数据显示，我国 7~17 岁正常体重青少年儿童高血压的发病率为男生 17%，女生 14.13%。总体而言，青少年高血压的发病率随着年龄的增加而不断上升，且近年来总体发病率均呈现不断升高的趋势。

青少年儿童高血压的影响因素较多，其中关联性最高的危险因素是肥胖，30%~40% 的儿童原发性高血压伴有肥胖，其他还包括：父母高血压史、缺乏运动、高盐高脂饮食、代谢综合征、吸烟、阻塞型睡眠呼吸暂停综合征（OSAHS）、慢性肾功能不全、早产和低出生体重等。在我国，超重、肥胖在青少年儿童中越来越普遍，是导致青少年儿童高血压发病率增高的重要因素。

二、诊断和评估

（一）诊断标准

青少年儿童高血压的诊断标准较成人复杂，目前对青少年儿童高血压的诊断，全球尚无较为统一的标准，由于儿童和青少年处于生长发育阶段，诊断儿童、青少年高血压需结合年龄、性别和身高等因素综合考虑，所以全球相对较多采用的诊断方式是根据性别、身高、年龄分组，以同性别、同年龄组、身高相近儿童及青少年血压队列数据的 P90、P95 为界点，经过多次不同时间测得平均收缩压和（或）舒张压数值来评估的。根据中华人民共和国国家卫生健康委员会发布的《中华人民共和国卫生行业标准 7~18 岁儿童青少年血压偏高筛查界值（2018）》和《中国高血压防治指南（2018 年修订版）》，我国对 18 岁以下人群的高血压测量与评价标准如下。

1. 血压测量

（1）血压计的选择：常用血压测量方法有听诊法和示波法。儿童青少年标准血压数据均是基于听诊法测量得出的结果，示波计式血压仪可用于儿童青少年的血压筛查。

（2）袖带的要求：准确的血压测量需要使用合适尺寸的袖带，儿科诊室应该配备各种尺寸的袖带，包括用于严重肥胖儿童青少年和青少年大腿的袖带。袖带长度应为上臂周长的 80%~100%，宽度至少为上臂周长 40%。多数 ≥ 12 岁的儿童可以使用成人袖带。儿童血压计袖带型号、上臂围和年龄对应情况参照表 5-10。

表 5-10　儿童血压计袖带型号、上臂围和年龄对应情况参照表

袖带型号	上臂围（cm）	年龄段（岁）
SS	12~18	3~5
S	18~22	6~11

续表

袖带型号	上臂围（cm）	年龄段（岁）
M	22~32	≥ 12
L	32~42	–
XL	42~50	–

（3）测量部位和姿势：为了保持与建立标准所测量的血压数据一致，应常规测量右上臂肱动脉血压，患者及观察者在测量过程中应保持安静。对初次测量血压的儿童，应测量四肢血压以排除主动脉狭窄；同时测量不同体位（坐、卧、立）血压以发现体位性高血压或继发性高血压。

（4）测量方式：随着科学技术的进步，血压测量的方法多种多样，包括诊室血压测量、24小时动态血压测量以及CAP等。

诊室血压测量：是目前最常用于筛查儿童高血压的测量方式，目前国际上仍以水银血压计Korotkoff法为诊断儿童高血压的金标准。测量步骤如下：①在测量之前，儿童需在安静的房间里休息3~5min，取平卧位；②患者及测量者在测量血压过程中保持安静；③选择合适的袖带，对于听诊血压，听诊器应放在肘窝的肱动脉上，袖口的下端应为肘窝上方2~3cm；③充气：袖带应充气至径向脉冲消失点以上20~30mmHg，④放气和听诊：袖带应以每秒2~3mmHg的速度放气，第一时项（Ⅰ Korotkoff）和第五时项（Ⅴ Korotkoff）听见的声音应被视为收缩压和舒张压，如果听到Korotkoff声音为0mmHg，则第四时项（Ⅳ Korotkoff）应视为舒张压，或在肱动脉上施加较小压力的情况下重复测量，应将读数精确到2mmHg；⑤测量下肢血压时，患者应处于俯卧位，选择合适大小的袖带，将听诊器放置在腘动脉上，腿部的收缩压比肱动脉压高10%~20%。

24小时动态血压监测（ambulatory blood pressure monitoring，ABPM）：不仅对成人高血压患者血压监测及管理较为重要，对儿童高血压患者更为重要。ABPM 有助于儿童高血压的诊断和管理，且对于诊断白大衣高血压、隐匿性高血压及夜间高血压意义显著。2013 年"动态血压监测指南"中，将 ABPM 作为评估心血管危险性及治疗达标的"金标准"。与诊室血压相比，24 小时动态血压与靶器官损伤显著相关，且有较好的可重复性。然而，目前对于儿童高血压患者应用 ABPM 尚无明确适应证。因此，ABPM 在儿童中的应用仍需进一步完善。

（5）测量频率：大于 3 岁的儿童青少年每年体检时要进行血压监测，并与体格发育指标一起进行监测。有高血压高危因素的儿童青少年（如肾脏疾病、糖尿病、主动脉弓梗阻或狭窄，或正在服用已知会升高血压的药物），应该在每次就诊时测量血压；其他健康的儿童青少年，只需要每年测量 1 次血压。如果小于 3 岁的儿童存在患高血压的风险，如早产、低出生体重、需重症监护的其他新生儿并发症、先天性心脏病（已修复或未修复）、反复泌尿系统感染、血尿或蛋白尿、泌尿系畸形、先天性肾脏疾病家族史、实体器官移植、恶性肿瘤、使用已知可升高血压的药物、伴随高血压的全身性疾病、颅内压升高等。每次健康体检时均需测量血压。

2. 血压评价标准

我国 2010 年《中国高血压防治指南》中第一次提及儿童和青少年高血压，为排除身高对儿童高血压错分的影响，在 2010 年中国儿童血压参照标准的基础上，《中国高血压防治指南（2018 年修订版）》制订出中国 3~17 岁儿童身高、年龄、性别对应的血压标准（简称"表格标准"）见表 5-11（附表 1、附表 2），根据每岁组不同身高水平对应的血压 P50、P90、P95 和 P99 值，以此判定儿童血压水平，以 SBP 和（或）DBP ≥ P95 为高血压；P90~P95 或 ≥ 120/80mmHg 为"正常高值血压"。该标准对成年心血管靶器官亚临床损害具有较好的预测价值，可用于人群流行病学调查、科学研究及临床医疗服务等场景下对高血压儿童的诊断。

表 5-11　中国 3~17 岁儿童每岁、身高对应的血压标准

附表 1　男童血压标准

年龄（岁）	身高百分位值	身高范围（cm）	SBP（mmHg）					DBP（mmHg）			
			50th	90th	95th	99th	50th	50th	90th	95th	99th
3	P_5	< 96	88	99	102	108	54	62	65	72
	P_{10}	96~97	88	100	103	109	54	63	65	72
	P_{25}	98~100	89	101	104	110	54	63	66	72
	P_{50}	101~103	90	102	105	112	54	63	66	73
	P_{75}	104~106	91	103	107	113	55	63	66	73
	P_{90}	107~108	92	104	107	114	55	63	66	73
	P_{95}	≥ 109	93	105	108	115	55	63	66	73
4	P_5	< 102	89	101	104	111	55	64	67	74
	P_{10}	102~104	90	102	105	111	55	64	67	74
	P_{25}	105~107	91	103	106	113	55	64	67	74
	P_{50}	108~110	92	104	108	114	56	64	67	74
	P_{75}	111~113	93	106	109	115	56	64	67	74
	P_{90}	114~116	94	107	110	117	56	65	68	75
	P_{95}	≥ 117	95	107	111	117	56	65	68	75

续表

年龄（岁）	身高百分位值	身高范围（cm）	SBP（mmHg）				DBP（mmHg）			
			50th	90th	95th	99th	50th	90th	95th	99th
5	P_5	<109	92	104	107	114	56	65	68	75
	P_{10}	109~110	92	104	107	114	56	65	68	75
	P_{25}	111~113	93	105	109	115	56	65	68	75
	P_{50}	114~117	94	106	110	117	57	65	69	76
	P_{75}	118~120	95	108	111	118	57	66	69	76
	P_{90}	121~123	96	109	112	119	58	67	70	77
	P_{95}	≥124	97	110	113	120	58	67	70	77
6	P_5	<114	93	105	109	115	57	66	69	76
	P_{10}	114~116	94	106	110	116	57	66	69	76
	P_{25}	117~119	95	107	111	117	58	66	69	77
	P_{50}	120~123	96	108	112	119	58	67	70	78
	P_{75}	124~126	97	110	113	120	59	68	71	78
	P_{90}	127~129	98	111	115	121	59	69	72	79
	P_{95}	≥130	99	112	116	123	60	69	73	80

续表

年龄（岁）	身高百分位值	身高范围（cm）	SBP（mmHg）				DBP（mmHg）			
			50th	90th	95th	99th	50th	90th	95th	99th
7	P_5	<118	94	106	110	117	58	67	70	77
	P_{10}	118~120	95	107	111	118	58	67	70	78
	P_{25}	121~123	96	108	112	119	59	68	71	78
	P_{50}	124~127	97	110	113	120	59	68	72	79
	P_{75}	128~131	98	112	115	122	60	70	73	81
	P_{90}	132~135	100	113	117	124	61	71	74	82
	P_{95}	≥136	100	114	117	125	62	71	74	82
8	P_5	<121	95	108	111	118	59	68	71	78
	P_{10}	121~123	95	108	112	119	59	68	71	79
	P_{25}	124~127	97	110	113	120	60	69	72	80
	P_{50}	128~132	98	111	115	122	61	70	73	81
	P_{75}	133~136	99	113	117	124	62	71	74	82
	P_{90}	137~139	101	114	118	125	62	72	75	83
	P_{95}	≥140	102	115	119	127	63	73	76	84

续表

年龄（岁）	身高百分位值	身高范围（cm）	SBP（mmHg）				DBP（mmHg）			
			50th	90th	95th	99th	50th	90th	95th	99th
9	P_5	<125	96	109	112	119	60	69	72	80
	P_{10}	125~128	96	109	113	120	60	69	73	80
	P_{25}	129~132	98	111	115	122	61	71	74	82
	P_{50}	133~137	99	113	117	124	62	72	75	83
	P_{75}	138~142	101	115	119	126	63	73	76	84
	P_{90}	143~145	102	116	120	128	64	73	77	85
	P_{95}	≥146	103	117	121	129	64	74	77	85
10	P_5	<130	97	110	114	121	61	70	74	81
	P_{10}	130~132	98	111	115	122	62	71	74	82
	P_{25}	133~137	99	113	116	124	62	72	75	83
	P_{50}	138~142	101	115	119	126	63	73	77	85
	P_{75}	143~147	102	117	120	128	64	74	77	85
	P_{90}	148~151	104	118	122	130	64	74	77	86
	P_{95}	≥152	105	119	123	131	64	74	77	86

续表

年龄（岁）	身高百分位值	身高范围（cm）	SBP（mmHg）				DBP（mmHg）			
			50th	90th	95th	99th	50th	90th	95th	99th
11	P_5	<134	98	111	115	122	62	72	75	83
	P_{10}	134~137	99	112	116	124	63	72	76	84
	P_{25}	138~142	100	114	118	126	64	73	77	85
	P_{50}	143~148	102	116	120	128	64	74	78	86
	P_{75}	149~153	104	119	123	130	64	74	78	86
	P_{90}	154~157	106	120	124	132	64	74	78	86
	P_{95}	≥158	106	121	125	133	64	74	78	86
12	P_5	<140	100	113	117	125	64	73	77	85
	P_{10}	140~144	101	115	119	126	64	74	78	86
	P_{25}	145~149	102	117	121	128	65	75	78	86
	P_{50}	150~155	104	119	123	131	65	75	78	86
	P_{75}	156~160	106	121	125	133	65	75	78	86
	P_{90}	161~164	108	123	127	135	65	75	78	87
	P_{95}	≥165	108	124	128	136	65	75	78	87

续表

年龄（岁）	身高百分位值	身高范围（cm）	SBP（mmHg）				DBP（mmHg）			
			50th	90th	95th	99th	50th	90th	95th	99th
13	P_5	＜147	102	116	120	158	65	75	78	86
	P_{10}	147~151	103	117	121	129	65	75	78	87
	P_{25}	152~156	104	119	123	131	65	75	79	87
	P_{50}	157~162	106	121	125	133	65	75	79	87
	P_{75}	163~167	108	123	128	136	65	75	79	87
	P_{90}	168~171	110	125	130	138	66	76	79	87
	P_{95}	≥172	110	126	130	139	66	76	79	88
14	P_5	＜154	103	118	122	130	65	75	79	87
	P_{10}	154~157	104	119	124	132	65	75	79	87
	P_{25}	158~162	106	121	125	133	65	75	79	87
	P_{50}	163~167	108	123	128	136	65	75	79	87
	P_{75}	168~172	109	125	130	138	66	76	79	88
	P_{90}	173~176	111	127	131	140	66	76	80	88
	P_{95}	≥177	112	128	133	141	67	77	80	89

年龄（岁）	身高百分位值	身高范围（cm）	SBP（mmHg）				DBP（mmHg）			
			50th	90th	95th	99th	50th	90th	95th	99th
15	P_5	<158	105	120	124	133	65	76	79	87
	P_{10}	158~161	106	121	125	133	65	76	79	87
	P_{25}	162~166	107	122	127	135	66	76	79	88
	P_{50}	167~170	109	124	128	137	66	76	80	88
	P_{75}	171~174	110	126	131	139	66	77	80	89
	P_{90}	175~178	112	128	132	141	67	77	81	89
	P_{95}	≥179	113	129	133	142	67	77	81	90
16	P_5	<161	105	121	125	133	66	76	79	88
	P_{10}	161~164	106	121	126	134	66	76	79	88
	P_{25}	165~168	107	123	127	136	66	76	80	88
	P_{50}	169~172	109	125	129	138	66	76	80	88
	P_{75}	173~176	111	126	131	140	67	77	80	89
	P_{90}	177~178	112	128	133	141	67	77	81	90
	P_{95}	≥180	113	129	134	142	67	78	81	90

年龄（岁）	身高百分位值	身高范围（cm）	SBP（mmHg）				DBP（mmHg）			
			50th	90th	95th	99th	50th	90th	95th	99th
17	P5	< 163	106	121	126	134	66	76	80	88
	P10	163~165	107	122	126	135	66	76	80	88
	P25	166~169	108	124	128	136	66	76	80	88
	P50	170~173	109	125	130	138	67	77	80	89
	P75	174~177	111	127	131	140	67	77	81	89
	P90	178~180	112	129	133	142	67	78	81	90
	P95	≥ 181	113	129	134	143	68	78	82	90

附表 2　女童血压标准

年龄（岁）	身高百分位值	身高范围（cm）	SBP（mmHg）				DBP（mmHg）			
			50th	90th	95th	99th	50th	90th	95th	99th
3	P_5	＜95	87	99	102	108	55	63	67	74
	P_{10}	95~96	88	99	103	109	55	63	67	74
	P_{25}	97~99	88	100	103	110	55	64	67	74
	P_{50}	100~102	89	101	104	111	55	64	67	74
	P_{75}	103~105	90	102	105	112	55	64	67	74
	P_{90}	106~107	91	103	106	113	55	64	67	75
	P_{95}	≥108	91	103	107	113	56	64	67	75
4	P_5	＜101	89	101	105	111	56	64	67	75
	P_{10}	101~103	89	101	105	111	56	64	67	75
	P_{25}	104~106	90	102	106	112	56	64	67	75
	P_{50}	107~109	91	103	107	113	56	64	67	75
	P_{75}	110~112	92	104	107	114	56	65	68	75
	P_{90}	113~114	93	105	109	115	56	65	68	76
	P_{95}	≥115	93	105	109	115	56	65	68	76

续表

年龄（岁）	身高百分位值	身高范围（cm）	SBP（mmHg）				DBP（mmHg）			
			50th	90th	95th	99th	50th	90th	95th	99th
5	P_5	<108	91	103	106	113	56	65	68	76
	P_{10}	108~109	91	103	107	113	56	65	68	76
	P_{25}	110~112	92	104	107	114	56	65	68	76
	P_{50}	113~116	93	105	109	115	57	65	68	76
	P_{75}	117~119	93	106	109	116	57	66	69	77
	P_{90}	120~122	94	107	111	117	58	66	70	77
	P_{95}	≥123	95	108	111	118	58	67	70	78
6	P_5	<113	92	104	108	115	57	65	69	76
	P_{10}	113~114	92	105	108	115	57	66	69	77
	P_{25}	115~118	93	106	109	116	57	66	69	77
	P_{50}	119~121	94	107	110	117	58	67	70	78
	P_{75}	122~125	95	108	112	118	58	67	71	79
	P_{90}	126~128	96	109	113	119	59	68	71	79
	P_{95}	≥129	97	110	114	121	59	69	72	80

续表

年龄（岁）	身高百分位值	身高范围（cm）	SBP（mmHg）				DBP（mmHg）			
			50th	90th	95th	99th	50th	90th	95th	99th
7	P_5	<116	93	105	109	115	57	66	69	77
	P_{10}	116~118	93	106	109	116	57	66	69	77
	P_{25}	119~122	94	107	110	117	58	67	70	78
	P_{50}	123~126	95	108	112	119	59	68	71	79
	P_{75}	127~130	96	109	113	120	59	69	72	80
	P_{90}	131~133	97	111	114	122	60	69	73	81
	P_{95}	≥134	98	112	115	122	61	70	73	82
8	P_5	<120	94	106	110	116	58	67	70	78
	P_{10}	120~122	94	107	111	117	58	67	71	79
	P_{25}	123~126	95	108	112	119	59	68	71	79
	P_{50}	127~131	96	109	113	120	60	69	72	80
	P_{75}	132~135	98	111	115	122	61	70	73	82
	P_{90}	136~138	99	112	116	123	61	71	74	83
	P_{95}	≥139	100	113	117	124	62	71	75	83

续表

年龄（岁）	身高百分位值	身高范围（cm）	SBP（mmHg）				DBP（mmHg）			
			50th	90th	95th	99th	50th	90th	95th	99th
9	P_5	＜124	95	108	111	118	59	68	71	79
	P_{10}	124~127	95	108	112	119	59	68	72	80
	P_{25}	128~132	97	110	113	120	60	69	73	81
	P_{50}	133~136	98	111	115	122	64	71	74	82
	P_{75}	137~141	100	113	117	124	62	72	75	84
	P_{90}	142~145	101	114	118	125	63	72	76	84
	P_{95}	≥146	102	115	119	126	63	73	76	85
10	P_5	＜130	96	109	113	120	60	69	73	81
	P_{10}	130~133	97	110	114	121	61	70	73	82
	P_{25}	134~138	99	112	116	123	62	71	75	83
	P_{50}	139~143	100	113	117	124	63	72	76	84
	P_{75}	144~147	101	115	119	126	63	73	76	85
	P_{90}	148~151	103	116	120	128	63	73	77	85
	P_{95}	≥152	103	117	121	129	64	73	77	86

续表

年龄（岁）	身高百分位值	身高范围（cm）	SBP（mmHg）				DBP（mmHg）			
			50th	90th	95th	99th	50th	90th	95th	99th
11	P_5	<136	98	112	115	122	62	71	75	86
	P_{10}	136~139	99	113	116	123	62	72	75	84
	P_{25}	140~144	101	114	118	125	63	73	76	85
	P_{50}	145~149	102	116	120	127	64	73	77	86
	P_{75}	150~154	103	117	121	128	64	74	77	86
	P_{90}	155~157	104	118	122	129	64	74	77	86
	P_{95}	≥158	104	118	122	130	64	74	77	86
12	P_5	<142	100	113	117	124	63	73	76	85
	P_{10}	142~145	101	114	118	125	63	73	77	85
	P_{25}	146~150	102	116	120	127	64	74	77	86
	P_{50}	151~154	103	117	121	129	64	74	78	86
	P_{75}	155~158	104	118	122	130	64	74	78	87
	P_{90}	159~162	105	119	123	130	64	74	78	87
	P_{95}	≥163	105	119	123	131	64	74	78	87

续表

年龄（岁）	身高百分位值	身高范围（cm）	SBP（mmHg）				DBP（mmHg）			
			50th	90th	95th	99th	50th	90th	95th	99th
13	P$_5$	＜147	101	115	119	126	64	74	77	86
	P$_{10}$	147~149	102	116	120	127	64	74	78	87
	P$_{25}$	150~153	103	117	121	128	64	74	78	87
	P$_{50}$	154~157	104	118	122	129	65	74	78	87
	P$_{75}$	158~161	105	119	123	130	65	74	78	87
	P$_{90}$	162~164	105	119	123	131	65	74	78	87
	P$_{95}$	≥165	105	119	123	131	65	75	78	87
14	P$_5$	＜149	102	116	120	127	65	74	78	87
	P$_{10}$	149~152	103	117	121	128	65	75	78	87
	P$_{25}$	153~155	104	118	122	129	65	75	78	87
	P$_{50}$	156~157	104	118	122	130	65	75	78	87
	P$_{75}$	160~163	105	119	123	130	65	75	78	87
	P$_{90}$	164~166	105	119	123	131	65	75	79	87
	P$_{95}$	≥167	106	120	124	131	65	75	79	88

续表

年龄（岁）	身高百分位值	身高范围（cm）	SBP（mmHg）				DBP（mmHg）			
			50th	90th	95th	99th	50th	90th	95th	99th
15	P_5	＜149	103	116	120	128	65	75	79	87
	P_{10}	151~152	103	117	121	128	65	75	79	88
	P_{25}	153~156	104	118	122	129	65	75	79	88
	P_{50}	157~160	105	119	123	130	65	75	79	88
	P_{75}	161~163	105	119	123	131	65	75	79	88
	P_{90}	164~166	105	120	124	131	65	75	79	88
	P_{95}	≥167	106	120	124	131	65	75	79	88
16	P_5	＜151	103	117	121	128	35	75	79	88
	P_{10}	151~153	103	117	121	129	35	75	79	88
	P_{25}	154~157	104	118	122	130	35	75	79	88
	P_{50}	158~160	105	119	123	130	35	75	79	88
	P_{75}	161~164	105	119	123	131	66	76	79	88
	P_{90}	165~157	106	120	124	131	66	76	79	88
	P_{95}	≥168	106	120	124	132	66	76	79	88

续表

年龄（岁）	身高百分位值	身高范围（cm）	SBP（mmHg）				DBP（mmHg）			
			50th	90th	95th	99th	50th	90th	95th	99th
17	P_5	<152	103	117	121	129	66	76	79	88
	P_{10}	152~154	104	118	122	129	66	76	79	89
	P_{25}	155~157	104	118	122	130	66	76	80	89
	P_{50}	158~161	105	119	123	130	66	76	80	89
	P_{75}	162~164	105	119	124	131	66	76	80	89
	P_{90}	165~167	106	120	124	132	66	76	80	89
	P_{95}	≥168	106	120	124	132	66	76	80	89

为方便临床医生对个体高血压患儿的快速诊断，《中国高血压防治指南（2018年修订版）》建议首先采用简化后的"公式标准"（见表5-12）进行初步判断，其判定的结果与"表格标准"诊断儿童高血压的一致率接近95%，对成年心血管靶器官损害的预测效果较好。对公式标准筛查出的可疑高血压患儿，再进一步采用"表格标准"确定诊断。

简化公式标准为：

男童：收缩压=100+2×年龄（岁），舒张压=65+年龄（岁）；女童：收缩压=100+1.5×年龄（岁），舒张压=65+年龄（岁）。

对简化公式标准筛查出的可疑高血压患儿，再进一步采用"表格标准"确定诊断。

表5-12　中国3~17岁儿童青少年高血压筛查的简化公式标准

性别	收缩压（mmHg）	舒张压（mmHg）
男	100+2×Age	65+Age
女	100+1.5×Age	65+Age

注：Age为年龄（岁）；1mmHg=0.133kPa；本表基于"表格标准"中的P_{95}制定，用于快速筛查可疑的高血压儿童

3. 诊断性评估

儿童高血压的个体诊断需要根据连续三个时间点的血压水平进行，相邻两个时间点至少间隔2周，增加第一时间点的测量次数，可大幅度增加阳性诊出率，进而减少需要进入第二时间点测量的患者。每个时间点至少测量3次血压，最终取平均值或最低读数确定有无高血压，只有3个时间点的SBP和（或）DBP均≥P95方可诊断为高血压；然后进行高血压程度分级：高血压1级：（P90~P99）+5mmHg；高血压2级：≥P99+5mmHg。

对儿童原发性高血压的诊断性评估包括4个方面：①评

估血压水平的真实性，进行高血压程度分级；②排除继发性高血压；③检测与评估靶器官损害及程度；④评估糖尿病等其他合并症。根据评估结果，制定相应的治疗计划。儿童高血压诊断及评估流程见图 5-1。

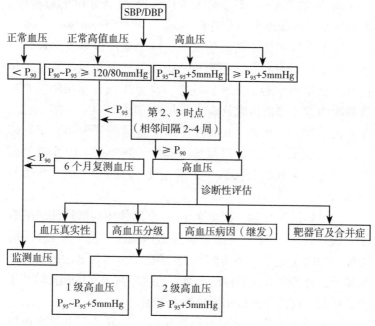

图 5-1　儿童高血压诊断及评估流程

（二）危险因素评估

儿童青少年高血压危险因素，一般分为可预防和不可预防。其中可预防的主要指超重、饮食习惯、盐摄入量、久坐的生活方式、睡眠质量和吸烟等，而不可预防的风险因素包括种族、性别、遗传背景、低出生体重、早产和社会经济不平等。

（1）超重、肥胖及腰围增加　肥胖的定义一般根据其体重指数，公式为：$BMI=$ 体重（kg）/ 身高^2（m^2）。按照中国肥胖问题工作组（WGOC）推荐的标准判定有无超重及肥胖：BMI 在 85~94 百分位数为超重，BMI ≥ 95 百分位数为肥胖。腰围（WC）也常作为衡量肥胖的方法。在 7~17 岁的中国青少年儿童中，BMI 升高的儿童其收缩压和舒张压平均升高 9.48mmHg 和 2.82mmHg。对于 WC > 85 个百分位的青少年，其收缩压和舒张压平均升高 8.10mmHg 和 2.65mmHg。

（2）饮食习惯 有证据表明，减少盐的摄取及增加蔬菜水果的摄入是有益儿童健康的。低盐饮食对超重的儿童、早产儿、出生小于胎龄儿和那些患有高血压或有非预防性心血管危险因素（高血压家族病史，非裔美国人）的人尤其重要。在年龄、性别、种族、BMI 及腰围无差异的青少年儿童群体中，钠的摄取量 > 1.5 倍每日推荐量（3450mg）的儿童的血压升高患病率比每日摄取小于推荐量（2300mg）的儿童明显增加。

（3）年龄与性别 根据 2014 年全国体质与健康调研的数据分析，我国 7~18 岁儿童青少年血压偏高，检出率为 6.4%，男生（7.0%）高于女生（5.7%）。来自于全球各地区的研究结果提示，青少年儿童男性的高血压患病率高于女性，且随着年龄的增加，高血压的检出率也随之增加。

（4）遗传因素 父母有高血压病史，或者有早发高血压家族史者的青少年儿童，其收缩压和舒张压水平高于平均值，其高血压的检出率也更高。父母的高血压史与儿童、青少年高血压有显著正相关关系，即儿童、青少年高血压有明显的家族聚集性，并且父母高血压史可能是儿童和青少年高血压的独立危险因素。

（5）低出生体重及早产 不论是儿童期还是成年期，女性收缩压与出生体重呈负相关关系，即出生体重越低，收缩压越高，且低出生体重增加儿童期和成年期女性患高血压的风险。经历了母亲子宫内营养不良或有生长发育迟缓的婴儿，在出生后处于营养转型的环境中，反而更容易出现体重的追赶生长，与之伴随的可能是血压水平的快速上升，从而增加罹患高血压的风险。因此低出生体重和早产也是青少年儿童高血压的影响因素。

（6）睡眠　睡眠时间 ≤ 8 小时的儿童肥胖发病率显著高于睡眠时间为 8~10 小时或 ≥ 10 小时的儿童。儿童睡眠时间不足会导致儿童肥胖率升高，而儿童肥胖与高血压密切相关。应用睡眠监测仪对小样本量青少年进行客观评估，发现睡眠质量差及睡眠时间短的青少年患高血压前期的危险分别增加 3.5 倍和 2.5 倍。

（7）生活环境及家庭收入水平　高血压患病率在农村地区（9.9%）比大城市（4.4%）的高，父母受教育水平较高家庭的子女较父母受教育水平较低庭的子女高血压患病率也存在差异（7.2% vs 3.5%），而且患病率还与低收入有关（5.3% vs 3.4%）。

（三）靶器官损害评估

血压高的儿童成年后更易发展为高血压，并且成年人心血管疾病（动脉粥样硬化、冠心病、原发性高血压）的病因从 5~8 岁就已经开始。2016 年欧洲儿童青少年高血压指南也建议一旦高血压的诊断成立，靶器官损害的评估就应该进行。由于高血压所造成靶器官损害的表现是逐渐出现的，如果未能早期识别，最终将导致严重后果。因此，靶器官损害的早期评估尤为重要。

（1）心脏左心室肥厚与儿童高血压密切相关。大概 8%~41% 高血压儿童的左室肥厚 > 95th，在调整年龄、性别、身高后，大概 10%~10.5% 儿童左心质量指数的值 > $51g/m^2$，该水平与成人心血管疾病患病率和死亡率显著相关的。

（2）肾脏微量蛋白尿是成人肾功能不全和心血管疾病患病率、死亡率的有效预测因子，仅轻度的血压增高即可发生肾小球滤过率下降及尿蛋白增加。微量蛋白尿的患病率在高血压儿童中是 20%，因此对于确诊高血压的青少年儿童患者，需常规检测肾功能及尿常规，以筛查和评估肾脏靶器官损害的情况。

（3）中枢神经系统是儿童高血压损害的主要靶器官之一。高血压脑病患儿双侧枕顶叶皮层和皮层下白质均对称性受累，依血压升高的程度不同可进一步累及双侧的额叶、颞叶等其他部位。尤其是在肥胖的高血压患儿中，存在更多的内化行为问题，且长期高血压患儿执行能力评分也较血压控制良好的患儿低。

（4）眼系统性血压升高导致的视网膜血管和视网膜病变，称为高血压性视网膜病变。血压升高可导致视网膜血管收缩、变窄，诱发视网膜动脉硬化，严重者可出现眼底出血，视盘水肿。临床上可表现为视力减退、视物模糊。

三、综合干预

（一）非药物治疗

非药物治疗主要是指通过改变生活方式，减少高血压的危险因素。生活方式的改变对于任何患有高血压的儿童或青少年来说都十分重要，包括定期进行体育锻炼，控制体重，限盐饮食，多食用新鲜水果、蔬菜、低脂乳制品及富含钙、镁、钾及锌的食物，充足睡眠，吃早饭，不吸烟及不饮酒等健康的生活方式对于儿童青少年高血压的基础治疗同样意义重大。最新的横断面研究表明智能手机成瘾可能是青少年高血压的新危险因素，减少每日智能手机的使用时间可能对降低儿童及青少年血压水平有所帮助。

减轻体重对于治疗肥胖相关的高血压是首要的方法。除此之外，减少久坐方式，如看电视、打游戏等，增加新鲜蔬菜、水果的摄入都有助于降低血压。饮食和体育活动的联合干预比饮食或身体活动的单独干预更能引起收缩压和舒张压的显著降低。减少盐的摄入、改善睡眠质量、戒烟等也有助于降压。

爱好高脂肪食物和甜食、口味偏咸都是导致儿童高血压的危险因素，学龄期儿童及青少年超重或肥胖会明显增加高血压的发生风险，每天夜间的休息时长、绿叶蔬菜的摄入、运动则是儿童青少年高血压的保护因素。

（二）药物治疗方案与药物选择

1. 药物治疗指征

是否对儿童高血压开始治疗，取决于许多因素，比如高血压症状、血压水平、靶器官的损害、对非药物治疗的反应等。2017年加拿大关于儿童高血压的指南建议，当青少年儿童高血压患者出现以下情况应该开始药物治疗：①症状性高血压；②伴有已确诊的靶器官损伤的高血压；③2级高血压；④血压≥P90且合并1型或2型糖尿病、慢性肾脏病或心力衰竭；⑤没有靶器官损害的1级高血压，经过≥6个月的非药物性治疗后仍未改善。

2. 血压控制目标

总体目标是将血压控制达到一个能降低儿童时期靶器官损伤风险的水平，并能降低其成年期高血压及其相关心血管疾病风险的水平。对于没有并发症的原发性高血压且没有高血压靶器官损害的儿童，其目标血压应控制在同性别、同年龄、同身高儿童血压的P95以下；伴并发症或有高血压靶器官损害的儿童，无论原发还是继发，其目标血压应控制在同性别、同年龄、同身高儿童血压的P90以下。

此外，欧洲高血压学会近年提出合并慢性肾脏病的高血压儿童应将血压控制在P75以内，若慢性肾脏病与蛋白尿均存在，则应使血压低于P50。

（1）药物治疗原则

儿童高血压的药物治疗常采用升阶梯疗法，一旦选择了合适的药物，儿童应以单药的最低推荐剂量开始治疗，并逐渐上调药量直至血压降至目标范围或达到最大推荐剂量。通过儿童用药及安全数据研究，2017年美国儿科学会推荐将ACEI、CCB或噻嗪类利尿剂作为儿童原发性高血压的推荐治疗药物，因β受体阻滞剂的副作用较大，故不推荐β受体阻滞剂作为儿童高血压的初始治疗药物。我国指南建议ACEI、ARB及钙拮抗剂作为首选。

如果使用单药治疗最大推荐剂量或耐受剂量4~8周血压仍不能成功达到目标血压，则建议换用另一种药物或者联合治疗，但不是所有的药都可以联合使用，R类药（ARB和β受体阻滞剂）是可以和V类药（钙通道阻滞剂和利尿剂）联合使用的，而临床中最常用的组合是ACEI和利尿剂。用药期间需要随访及监测患者血压水平，个体化调整治疗方案。

（2）药物分类

近10余年欧美各国已完成了20余种抗高血压药物的临床试验，美国食品药品监督管理局（Food and Drug Administration，FDA）批准了11种降压药物（包括经批准用于静脉注射的艾司洛尔）用于治疗儿童及青少年高血压。儿童高血压常用降压药物推荐剂量及用法见表5-13。

表5-13 儿童高血压常用降压药物推荐剂量及用法

药物分类	药名（中文/英文）	推荐每日起始剂量	每日最大剂量	用法	中国说明书儿童安全性
ACEI	依那普利 Enalapril	0.08mg/kg~5mg	0.58mg/kg~40mg	口服，一日1次	慎用
		0.005~0.01mg/kg	—	静脉滴注	
	卡托普利 Captopril	0.3~0.5mg/kg	6mg/kg	口服，一日2~3次	尚未建立
	福辛普利 Fosinopril	0.1~0.6mg/kg	40mg	口服，一日1次	尚未建立
	赖诺普利 Lisinopril	0.08~0.6mg/kg	0.6mg/kg~40mg	口服，一日1次	尚未建立
	雷米普利 Ramipril	1.5~6mg	—	口服，一日1次	禁用
	贝那普利 Benazepril	0.2mg/kg~10mg	0.6mg/kg~40mg	口服，一日1次	尚未建立
ARB	氯沙坦 Losartan	0.7mg/kg~50mg	1.4mg/kg~100mg	口服，一日1次	仅有国外儿童研究资料
	缬沙坦 Valsartan	0.4mg/kg	40~80mg	口服，一日1次	尚未建立
	坎地沙坦 Candesartan	0.16~0.5mg/kg	—	口服，一日1次	尚未建立
	奥美沙坦 Candesartan	10~20mg	20~40mg	口服，一日1次	仅有国外儿童研究资料
	厄贝沙坦 Irbesartan	75~150mg	300mg	口服，一日1次	尚未建立

续表

药物分类	药名（中文/英文）	推荐每日起始剂量	每日最大剂量	用法	中国说明书儿童安全性
CCB	氨氯地平 Amlodipine	0.06~0.3mg/kg	5~10mg	口服，一日1次	6~17岁可用
	硝苯地平 Nifedipine	0.25~0.5mg/kg	3mg/kg~120mg	口服，一日1~2次	尚未建立
	非洛地平 Felodipine	2.5mg	10mg	口服，一日1次	尚未建立
	尼卡地平 Nicardipine	1~3μg/（kg·min）	–	静脉滴注	尚未建立
β受体阻滞剂	普萘洛尔 Propranolol	1mg/kg	4mg/kg~640mg	口服，一日2~3次	尚未确定
	阿替洛尔 Atenolol	0.5~1mg/kg	2mg/kg~100mg	口服，一日1~2次	可用
	美托洛尔 Metoprolol	0.5~1mg/kg	2mg/kg	口服，一日1~2次	使用经验有限
	艾司洛尔 Esmolol	100~500μg/（kg·min）	–	静脉滴注	尚无充分研究
利尿剂	氨苯蝶啶 Triamterene	1~2mg/kg	3~4mg/kg~300mg	口服，一日2次	未进行实验，有推荐剂量
	氯噻酮 Chlortalidone	0.3mg/kg	2mg/kg~50mg	口服，一日1次	可用
	氢氯噻嗪 Hydrochlorothiazide	0.5~1mg/kg	3mg/kg	口服，一日1次	可用
	呋塞米 Furosemide	0.5~2.0mg/kg	6mg/kg	口服，一日1~2次	可用

续表

药物分类	药名（中文/英文）	推荐每日起始剂量	每日最大剂量	用法	中国说明书儿童安全性
	呋塞米 Furosemide	0.5~2mg/kg	6mg/kg	静脉滴注，一日 1~2 次	可用
	螺内酯 Spironolactone	1mg/kg	3.3mg/kg~100mg	口服，一日 1~2 次	未进行试验，有推荐剂量
	阿米洛利 Amiloride	0.4~0.6mg/kg	20mg	口服，一日 1 次	未进行试验
	依普利酮 Eplerenone	25mg	100mg	口服，一日 1~2 次	未知
血管扩张剂	硝普钠 Sodium nitroprusside	0.5~8μg/(kg·min)	—	静脉滴注	可用
	硝酸甘油 Nitroglycerine	0.1~2mg/(kg·min)	—	静脉滴注	尚不确定安全性
	肼屈嗪 Hydralazine	0.75mg/kg	7.5mg/kg~200mg	口服，一日 4 次	尚不确定，有推荐剂量
	二氮嗪 Diazoxide	0.3~5.0μg/(kg·min)	—	静脉滴注	可用
		1~5mg/kg	—	静脉推注	
α 受体阻滞剂	哌唑嗪 Prazosin	0.05~0.1mg/kg	0.5mg/kg	口服，一日 3 次	可用
	酚妥拉明 Phentolamine	0.1~0.2mg/kg	5mg	静脉注射	尚无可靠可参考文献

①血管紧张素转换酶抑制剂：该类药物通过竞争性抑制血管紧张素转化酶活性，抑制血管紧张素Ⅱ的生成、减少醛固酮的分泌以及减慢有血管扩张作用的缓激肽的降解，舒张血管，从而降低血压，在对儿童用药研究当中，刺激性干咳和血管性水肿等不良反应均较成人少见。

ACEI 在儿科用药中具有最高的安全性，而高钾血症、双侧肾动脉狭窄患者需禁用。目前我国国家药品监督管理局批准的用于儿童降压的 ACEI 仅有卡托普利，卡托普利为短效制剂，需频繁给药，一日 2~3 次，因此可能造成血压波动，对靶器官的保护不利。通过美国 FDA 批准用于儿童降压的 ACEI，依那普利、福辛普利、赖诺普利、贝那普利均为长效制剂，在儿童试验中均证明有良好的安全性及耐受性。

②血管紧张素受体阻滞剂：主要通过阻滞血管紧张素Ⅱ的血管收缩、水钠潴留与重构作用而发挥降压作用。这类药物不影响缓激肽代谢水平，引起刺激性干咳的频率较低，常见不良反应有头痛、头晕，因其有与 ACEI 相似的作用机制，可用于不能耐受 ACEI 的高血压患者，禁忌证同 ACEI。我国尚无被药监部门批准的血管紧张素受体阻滞剂（angiotensin receptor blocker，ARB）儿童用药。目前氯沙坦、缬沙坦、坎地沙坦、奥美沙坦已经通过美国 FDA 批准用于儿童降压。国外的临床研究表明，氯沙坦可显著降低 1~17 岁儿童的蛋白尿水平，优于安慰剂（血压正常人群）和氨氯地平（高血压人群）。

③钙通道阻滞剂：分为二氢吡啶类及非二氢吡啶类，主要通过阻滞血管平滑肌的钙通道，减弱兴奋 - 收缩偶联，抑制血管平滑肌收缩，进而降低血压。此类药物常见的不良反应包括心跳加快、面色潮红、头痛、脚踝部水肿。我国药监部门和美国 FDA 目前批准用于儿童的 CCB 类药物仅有氨氯地平。第二、三代二氢吡啶类 CCB 有非洛地平和氨氯地平，短效硝苯地平作为第一代二氢吡啶类 CCB，因缺乏大型的儿童临床研究数据，尚不能证实其安全性和有效性。尼卡地平常用于高

血压急症中，剂量 1~3μg/（kg·min），静脉用药 5~10 分钟后起效。非二氢吡啶类 CCB 因其负性肌力作用，较少用于高血压治疗中。

④β受体阻滞剂：主要包括非选择性β受体阻滞剂和选择性 β_1 受体阻滞剂，可通过抑制肾素 - 血管紧张素系统，降低血管张力，抑制心肌收缩力和减慢心率从而降低心排出血量，发挥降压作用。此类药物主要的不良反应是心动过缓、乏力，对支气管哮喘、急性心力衰竭、病态窦房结综合征、二度及以上房室传导阻滞患者禁用，运动员应慎用。目前通过我国药监部门批准的儿童用药有普萘洛尔、阿替洛尔，美国 FDA 批准用于儿童降压的有美托洛尔、艾司洛尔。为防止反弹性高血压和心动过速，使用β受体阻滞剂时应避免突然停药。

⑤利尿剂：包括袢利尿剂、噻嗪类利尿剂及保钾利尿剂，主要通过减少钠和水的重吸收，减少细胞外容量，降低左心室充盈从而达到降压作用。此类药物长期使用可引起电解质及代谢紊乱，使用时需严密监测电解质水平并随访血脂、血糖、尿酸等，运动员应慎用。目前关于利尿剂治疗儿童高血压的研究较少，我国药监部门批准用于儿童降压的利尿剂有氢氯噻嗪、呋塞米、氨苯蝶啶、氯噻酮，美国 FDA 尚无批准用于儿童降压的利尿剂。高血压患者若存在水钠潴留应首选利尿剂降压，例如充血性心力衰竭、肾小球肾炎等。原发性高血压患者常选择噻嗪类药物降压，如氢氯噻嗪。呋塞米作为传统降压药，很少单独用于治疗高血压。由醛固酮增多症导致高血压的患儿可尝试使用氨苯蝶啶及螺内酯。

⑥α受体阻滞剂：α受体阻滞剂能与α受体结合，阻滞儿茶酚胺的收缩血管作用，舒张血管而达到降压目的。目前常用的非选择性的α受体阻断剂有酚妥拉明，常用的选择性 α_1 受体阻滞剂有哌唑嗪，二者一般不作为一线降压药物，常用于难治性高血压，主要不良反应为体位性低血压，此外，酚妥拉明还因其对 α_2 受体的阻滞作用可能导致反射性心跳加

快。目前通过我国药监部门批准用于儿童的 α 受体阻滞剂仅有哌唑嗪。哌唑嗪起始剂量为 0.05~0.10mg/（kg·d），最大剂量为 0.5mg/（kg·d），分 3 次服用；酚妥拉明主要用于高血压危象，是嗜铬细胞瘤所致高血压的首选药物，起始剂量为 0.1mg/（kg·d），静脉注射。

⑦血管平滑肌扩张药：此类药物直接作用于血管平滑肌，通过松弛血管平滑肌、舒张小血管发挥降压作用。硝普钠通过释放一氧化氮扩张小动脉、小静脉降低血压，治疗起始剂量为 0.5~1.0μg/（kg·min），根据降压效果逐渐调整，常规剂量为 3~5μg/（kg·min），最大剂量不应超过 8μg/（kg·min），大剂量或长时间使用可能引起氰化物在血液中浓度升高而中毒，故应该监测血药浓度。

二氮嗪静脉注射能够快速降低血压，但是血压控制时间短，可能发生降压过度且易引起血压波动、反射性心动过速和水钠潴留。二氮嗪还可能导致高血糖。

近年来，关于儿童青少年高血压的研究逐年增加，国内这方面的临床研究尚处于发展阶段，大部分儿童高血压治疗经验主要来源于成人数据和临床经验，高血压药物在儿童及青少年治疗中的安全性及有效性缺乏高质量的证据支持，仍需大量的临床研究来指导我国儿童高血压的规范化诊治。

（三）其他治疗

与成人高血压一致，青少年儿童的高血压，主要以生活方式干预联合药物的方式来进行治疗，目前暂无介入或外科手术等方式对高血压进行治疗。对于继发性高血压如原发性醛固酮增多症、嗜铬细胞瘤、肾性高血压，可通过肿瘤切除、肾动脉狭窄支架植入术等手术或介入的方法来干预。

第四节　药源性高血压

一、概述

药源性高血压是指应用某种药物引起患者血压升高超过正常范围的一种疾病。这是药物的药理或毒副反应、药物相互作用所致，也可由于用药方法不当引起，是当前高血压实际控制率不理想的主要原因之一，也是继发性高血压的发生原因之一。充分认识临床工作中引起药源性高血压的常见药物将有助于实现理想的血压控制。

不同药物致药源性高血压的发病率不同，例如，20%使用糖皮质激素的患者会出现高血压，连续服用口服避孕药1年可使4%~5%的女性患者发生轻度高血压，但由于诊断的混杂因素较多，整体药源性高血压的发病率并不明确。药源性高血压在多数情况下可以预见，采取一定的措施即可防止发生，但如果未引起注意或处理不及时，会产生严重后果。因此，药源性高血压，尤其是严重或致命的药源性高血压值得引起临床上的关注。

药源性高血压的致病机制十分复杂，如：水钠潴留、交感神经活动亢进、激素调节系统异常、RAAS激活以及动脉弹性功能和结构改变等，均可引起血压的升高。肾上腺素能神经系统、RAAS、肾功能和血流量、激素系统以及血管内皮系统对动脉血压也有调节的作用。因此，导致这些因素改变的药物，如：交感神经兴奋剂、抗抑郁药、肾上腺皮质激素、非甾体抗炎药和口服避孕药等，均可导致药源性高血压。

某些药物可能兼有多种致病机制。使心肌收缩力增强的药物可使心率加快，心排出血量增加，大剂量时可收缩皮肤和黏膜血管导致血压上升，α、β受体激动剂如肾上腺素、去甲肾上腺素、异丙肾上腺素、多巴胺、多巴酚丁胺、间羟胺等，在静脉滴注速度过快时，可引起血压骤升，甚至发生意外；麻黄碱长期应用可引起高血压；沙丁胺醇、特布他林等用于治疗哮喘时可引起心率加快、血压升高；静脉麻醉药氯胺酮临床剂量即可使血压持续升高。加强重吸收药物可促进肾小管对钠、水再吸收，引起水钠潴留，导致水肿及高血压，如皮质激素类、解热镇痛药等。阿片受体拮抗药拮抗大剂量麻醉性镇痛药后，由于痛觉突然恢复，可产生交感神经系统兴奋，引起血压升高、心率加快、心律失常甚至肺水肿和心脏骤停，如纳洛酮。中枢兴奋药如咖啡因、尼可刹米、哌甲酯、特别是注射给药易致高血压，可能与较大剂量兴奋血管运动中枢有关。缩血管作用药可使血压升高，如子宫收缩药麦角新碱、垂体后叶素。氯胺酮有兴奋交感神经中枢作用，一般情况以兴奋为主，临床剂量（1~2mg/kg）能使收缩压升高 25%，个别会有血压极度升高。环孢素可能会增加血管阻力和减少钠排出而致高血压，在儿童及肺移植病例表现更为严重。接下来，就对引起药源性高血压主要的一些药物进行分别的介绍。

（一）非甾体抗炎药与高血压

非甾体抗炎药（non-steroidal anti-inflammatory drugs，NSAIDs）长期或大剂量应用，可引起或加重高血压，也可干扰降压药物的药理作用。其机制包括抑制环氧化酶合成，使前列腺素 I_2（PGI_2）和前列腺素 E_2（PGE_2）的合成与释放减少，抑制前列腺素直接扩血管作用从而导致周围血管舒张减少，导致血管收缩；增加内皮素 -1 合成以及促进近端肾小管对钠的重吸收，导致水钠潴留，最终引起血压升高。

NSAIDs 引起血压明显升高主要见于服用 NSAIDs 的高血压患者，其对于血压正常者影响较小。对于老年、糖尿病和肾功能不全者，NSAIDs 引起的高血压更为明显，并伴有明显的水钠潴留症状，导致外周水肿，严重者甚至导致心力衰竭。

不同种类的 NSAIDs 对血压影响差异较大。选择性 NSAIDs 升压作用比非选择性 NSAIDs 强，非选择性 NSAIDs 如吲哚美辛、萘普生和吡罗昔康是导致血压升高的高危药物，引起高血压患者血压升高的幅度最大。选择性 COX-2 抑制剂导致的血压升高的效果与非选择性 COX 抑制剂相似，甚至比非选择性 COX 抑制剂更容易诱发高血压，但不同的 COX-2 也存在差别，如罗非昔布与塞来昔布均属于选择性 COX-2 抑制剂，但罗非昔布可明显升高血压，而塞来昔布却对血压没有明显影响。在选择性 NSAIDs 中，以罗非昔布升高血压的作用最明显。

NSAIDs 导致血压增加的作用与剂量和疗程相关，有研究表明，塞来昔布 400mg、每天 2 次可提高收缩压 5.2mmHg，而每天口服 400mg 以下对血压无影响。使用 NSAIDs 一周以上可使仰卧位平均动脉压显著增加 5mmHg。

NSAIDs 也可能增加除高血压之外的其他心血管风险，有研究表明，使用一周以上的 NSAIDs，尤其对于无心肌梗死病史的患者，发生心肌梗死的风险随着剂量的增加而上升。既往认为，对乙酰氨基酚被视为一种安全的药物，但有研究表明，其可显著升高冠状动脉粥样硬化性心脏病患者的平均收缩压及舒张压，并干扰 RAAS 抑制剂的降压疗效，增加冠状动脉急性缺血事件的发生风险，且心肌梗死的发生风险增加，尤其对于无心肌梗死病史的患者。

NSAIDs 亦可拮抗 β 受体阻滞剂、利尿药和 ACEI 等降压药物的降压作用，但不影响 CCB 及中枢降压药的药理作用。长期大量服用 NSAIDs 期间必须监测血压，且不可突然停药。大多数 NSAIDs 引起的高血压在停药后即可恢复，必要时可使用一些降压药。CCB 在 NSAIDs 相关高血压的处理中优于其他种类降压药，可作为首选。

（二）糖皮质激素与高血压

类固醇激素包括盐皮质激素和糖皮质激素，二者均可导致血压升高。盐皮质激素如氟氢可的松，其升高血压的机制为促进肾脏远曲小管对钠、水的重吸收，导致血容量升高，常用于治疗原发性肾上腺皮质功能减退症及自主神经病变所致的体位性低血压。使用糖皮质激素的患者中约 20% 可出现血压升高，甚至导致高血压危象。其机制包括：①盐皮质激素样效应，使水钠潴留；②体液分布发生变化；③末梢血管对儿茶酚胺的敏感性增加；④兴奋交感神经；⑤促进脂肪分解，引起高脂血症和动脉硬化等。

糖皮质激素受体基因是高血压的一个潜在候选基因，目前至少发现 5 种疾病与该受体基因的多态性有关。糖皮质激素受体基因多态性可能与原发性高血压的发病有一定相关性，但尚未得到肯定的结果。虽然短期应用小剂量糖皮质激素对血压影响较小，但当口服 80~200mg 氧化可的松时，24 小时内收缩压可升高 15mmHg，此种情况多见于老年人或有原发性高血压家族史者，且具有剂量相关性。

临床使用糖皮质激素时应严格掌握适应证，避免长期大量使用，必要时可加用利尿药。晨间或隔日晨间一次服用泼尼松治疗高血压患儿可减少泼尼松的副作用，降低高血压的发生率。出现高血压脑病后应尽快停用或减量糖皮质激素，按高血压脑病给予静脉注射地西泮、呋塞米和利血平等药物治疗，并随后再静脉滴注甘露醇脱水治疗。建议临床使用类固醇激素时应予最小有效剂量和最短维持时间，减少血压升高等不良反应。

（三）甘草制剂与高血压

甘草所含的甘草酸是导致血压升高的主要成分，甘草酸可以抑制 11-β- 羟基类固醇脱氢酶，这种酶将皮质醇转化为皮质酮，受抑制后皮质醇增多，作用于盐皮质激素受体产生盐皮质激素活性，导致“假性醛固酮增多效应”。可引起醛固酮样作用即水钠潴留、增加钾的排出，同时还能使健康人血中的游离型氢化可的松作用增加 8 倍，长期大量使用可致血压升高。持续摄入含有 100mg 以上甘草酸产品可导致平均收缩压升高 5mmHg，平均舒张压升高 3mmHg，同时血钾、肾素和醛固酮水平将受到抑制。

目前，常用的甘草制剂有复方甘草酸单铵、甘草酸二铵、复方甘草酸苷等，用药时应监测血压，必要时加用螺内酯。若出现严重水钠潴留或高血压且对症处理无效时，建议停药观察，甘草制剂导致的高血压一般停药后可自行恢复。

甘草及其活性成分甘草酸被广泛用作饮料、糖果等食品或卷烟、咀嚼烟草的调味添加剂，甘草根作为一种草药也被广泛应用，因此对于甘草制剂导致的药源性高血压在诊断和排查时，应对患者进行仔细的问诊，除了解药物的使用情况外，还需留意饮食中是否添加甘草成分。

（四）免疫抑制剂与高血压

免疫抑制剂广泛应用于临床，如移植物抗宿主病、风湿性疾病、肾病综合征等，常用的药物包括环孢素、他克莫司，均与高血压的发生密切相关。国内外研究报道发现肝移植术后患者高血压发病率高达 51%~54%，高血压类型以收缩压和舒张压同时升高为主，单纯收缩压或舒张压升高少见。目前普遍认为造成移植后高血压的主要原因是应用免疫抑制剂，部分使用环孢素、他克莫司、左旋咪唑等免疫抑制剂的患者可在用药数周内出现血压升高，发生机制可能是水钠潴留、交感神经兴奋增强。

环孢素可能通过升高肾脏血管内皮素水平，降低肾小球滤过率，同时抑制前列腺素的合成和释放，以及减少一氧化氮的生成，促进血管收缩，升高血压；另外，环孢素的直接肾毒性也与高血压的发生有关。环孢素可使平均动脉压升高 5~11mmHg，且存在剂量 – 效应关系，显著增加卒中、心肌梗死、心力衰竭等心血管疾病的发生风险。使用免疫抑制剂的器官移植患者，移植后高血压是影响移植器官及患者生存的主要独立危险因素。环孢素相关高血压的特点是与年龄、性别和种族无关，大多数为轻至中度无症状高血压，仅少数发展为重度高血压，甚至高血压脑病，表现为血压昼夜节律紊乱，正常夜间血压降低的规律消失或反转（非杓型高血压），通常在撤药后改善，但可能不完全恢复。

有研究提示，肾移植1年后环孢素相关高血压的发生率为32.7%~81.6%。在骨髓移植患者中，环孢素相关高血压的发生率为57%，而服用甲氨蝶呤者高血压发生率仅为4%。心脏移植患者环孢素相关高血压发生率几乎达100%，且在移植后短时间即发生。脏器移植后早期，环孢素一定程度地抑制RAAS活性，所以高血压患者单独使用ACEI的降压效果有限。环孢素导致的高血压可用钙通道阻滞剂和利尿药治疗（但地尔硫䓬可影响环孢素的肝内代谢，应避免使用）。

他克莫司也可导致高血压，但发生率较环孢素轻，约为48%，对严重环孢素相关高血压者可考虑用他克莫司代替环孢素，西罗莫司及吗替麦考酚酯对血压的影响相对较小。

（五）避孕药与高血压

避孕药是雌激素和孕激素合剂，不论是雌激素还是孕激素，均可导致血压升高，雌激素致血压升高的影响高于孕激素，因此雌激素成分是致高血压的主要原因。雌激素参与血压升高机制尚未完全阐明，可能的机制有：使血管内液体向组织间隙转移，减少循环血量，兴奋交感神经，导致血压升高，还可使血浆肝源性和肾源性血管紧张素原浓度增加，使RAAS活性增加，进一步升高血压，并能使肾小球滤过率降低和肾小管钠重吸收增强，导致水钠潴留，外周阻力增大，血压升高。

无论是绝经期还是绝经后妇女，使用雌激素替代治疗或激素替代治疗后均可使体内雌激素和黄体酮浓度升高，导致血压不同程度的升高，其中半数合并轻度高血压，其发生率较非服用者高2~6倍，以饮酒、吸烟、高血压家族史、妊娠高血压史和钠盐摄入量多者多见。

口服避孕药使用时间与高血压风险之间存在正相关，口服避孕药时间每增加 5 年，高血压风险增加 13%，连续使用含低剂量雌激素的口服避孕药 15 年以上，高血压风险显著增加。雌激素引起的高血压对剂量亦敏感且成正相关，即使低剂量（35μg）雌激素也可明显升高收缩压及舒张压。此外，基因型表现为 A-20C 位点 AC/CC、A-6G 位点 AG/GG、T174M 位点 CC 或 C11535A 位点 CA/AA 的女性累积使用口服避孕药 ≥ 15 年，出现高血压的风险显著高于未使用口服避孕药者。

轻度高血压患者可以服用避孕药，但由于避孕药会导致水钠潴留，故服用时要同时服用利尿药。血压未控制的育龄期女性应避免口服避孕药，可选择避孕套或结扎等方式安全避孕。中至重度高血压患者若病情发展迅速、血压显著升高，一般不可服用避孕药。

口服避孕药所致高血压通常可逆，停用口服避孕药 3 个月内血压即可恢复至服药前水平。随着避孕药停用，其风险迅速减少。

雄激素和同化激素（如甲睾酮及达那唑）也可因体内雌激素 / 雄激素比值的变换引起水钠潴留，心搏出量增加，血压升高。因此，体内性激素水平的变化可能是高血压的独立危险因子，可作为原发性高血压部分病因的推测和提示。

（六）其他药物与高血压

（1）含钠药物：结构中含有钠盐的药物（如抗生素、制酸剂等）时，由于血管平滑肌细胞和血细胞内钠离子含量增加，可直接或间接地使外周阻力增加。钠盐对高龄、女性、肥胖、具有高血压家族史、合并糖尿病和肾脏疾病、肾功能低下者更易引起血压升高，其机制可能包括：①细胞内水钠潴留，血管壁增厚，膜电位降低，血管对加压物质敏感性增加；② Na^+、K^+-ATP 酶抑制，细胞内 Na^+ 增加，通过细胞膜 Na^+-Ca^{2+} 交换，使细胞 Ca^{2+} 增多，血管收缩而引起血压升高。

（2）重组人促红细胞生成素（recombinant human erythro-poietin，r-HuEPO）：r-HuEPO 用于治疗肾性贫血和恶性肿瘤相关贫血等难治性贫血。接受 r-HuEPO 治疗的患者，20%~30%并发高血压，最早在治疗 2 周后即出现，迟者治疗 4 个月之后才发生，多数高血压不严重，但也有报道称可发生高血压危象或高血压脑病。除疾病本身病理机制（如肾衰竭时水钠潴留）可引起血压升高外，r-HuEPO 本身药理作用也可致高血压。r-HuEPO 可促进内皮素 I 释放、血栓烷素 B_2 合成增加，前列腺素 I_2 和血管内皮细胞一氧化氮合成下降，并使末梢血管异常反应性收缩，引起外周血管阻力增加，导致高血压。通常可通过加强血液透析与超滤以及降压药物治疗控制，否则需要暂停或减少促红素的剂量。

（3）三环类抗抑郁药：三环类抗抑郁药（如丙米嗪、阿米替林、去甲替林、氯米帕明）与高血压的关系比较复杂。其可兴奋末梢 α 受体和抑制胺泵功能，使去甲肾上腺素作用增强和延长而引起血压增高；增强交感神经兴奋药物的升压作用，使嗜铬细胞瘤患者血压升高；此外还可抑制可乐定、甲基多巴和胍乙啶等药物进入神经末梢、减弱降压作用。因此，高血压患者伴有抑郁状态时应慎用三环类抗抑郁药。

（4）卡马西平：卡马西平引起的高血压非常罕见，多出现在服用过量以及需要大剂量维持治疗的患者中。和三环类抗抑郁药相似，卡马西平也有亚氨基芪环，因此与三环类抗抑郁药物引起血压升高的机制相似。卡马西平能够增强细胞色素 P450 氧化酶系统的活性，从而加快多种降压药的清除速率。但其引起高血压的机制仍不明确。此外，卡马西平具有抗利尿作用，可用于治疗尿崩症，可能与其导致高血压发生有关，但相关报道很少。

（5）单胺氧化酶抑制剂（monoamine oxidase inhibitors，MAOIs）：MAOIs 类药物（如苯乙肼、反苯环丙胺、托洛沙酮等）抑制单胺氧化酶的活性，升高突触间儿茶酚胺和 5- 羟色胺（5-hydroxytryptamine，5-HT）的浓度。服用MAOIs后，儿茶酚胺的分解代谢会因单胺氧化酶活性受抑制而受阻，使体内儿茶酚胺类物质堆积，引起血压升高。食用含酪胺的食物（奶酪、肝脏、香蕉、扁豆、巧克力、葡萄酒等）能与MAOIs产生协同作用，使血压进一步升高。MAOIs不宜与利血平、胍乙啶等药联用，一般也不用于高血压患者抑郁症的治疗。

（6）文拉法辛：文拉法辛是一种新型抗抑郁药，为5-羟色胺、去甲肾上腺素和多巴胺的再摄取抑制剂，也具有上述致血压升高作用，其升高血压的机制为增加体内去甲肾上腺素水平，从而激动心脏β受体及血管α受体。大剂量使用文拉法辛（平均剂量364.15mg）在起始治疗后可使12.5%的患者出现高血压。文拉法辛引起的高血压更易发生在男性以及高龄人群，且呈剂量依赖性，每日30mg的剂量可引起舒张压升高。

（7）血管内皮生长因子信号通路抑制剂（VEGI）：血管内皮生长因子信号通路抑制剂广泛用于治疗各种恶性肿瘤，包括血管内皮生长因子单克隆抗体（如贝伐珠单抗）或酪氨酸激酶抑制剂（如索拉非尼、舒尼替尼等），高血压是这类药物最常见的副作用之一。不同的抗血管生成药物引起高血压发生率相似。血管内皮生长因子信号通路抑制剂通过以下作用引起血管收缩，升高血压：①阻断血管内皮生长因子信号通路，使血管内皮生长因子介导的内皮细胞合成一氧化氮减少；②导致微血管稀薄化，即组成微循环的毛细血管数目减少；③增加内皮素Ⅰ的活性。

贝伐珠单抗是一种抗血管内皮生长因子单克隆抗体，用于治疗转移性结肠癌、直肠癌和肾癌等。临床试验中，贝伐珠单抗组需要药物干预的高血压发生率明显高于安慰剂组，总发生率达32%，严重高血压（＞200/100mmHg）的发生率增加3~5倍，11%~16%受试者需要多种药物联合治疗控制高血压。

索拉非尼是血管内皮生长因子信号通路中的酪氨酸激酶抑制剂，抑制血管内皮细胞增殖，用于治疗进展期肾癌和肝细胞癌等。在肾癌治疗全球评价研究中，索拉非尼相关高血压的发生率为 17%，索拉非尼组 2 级高血压发生率达 4%，而对照组小于 1%。最新的临床 Meta 分析显示，应用索拉非尼治疗的患者高血压发生率为 23.4%，严重高血压为 5.7%。

舒尼替尼也有导致高血压的副作用，荟萃分析结果显示，应用舒尼替尼治疗的患者中高血压发生率为 21.6%，严重高血压为 6.8%，与对照组相比高血压风险明显增加。在应用抗血管生成药物治疗的所有患者中约 1% 可能发生危及生命的高血压。

血压增高可能是抗血管生成治疗有效的标志之一，多数高血压短暂，且易控制，但仍应密切监测血压，必要时早期使用抗高血压药物。RAAS 抑制剂、利尿药、β 受体阻滞剂以及钙通道阻滞剂可用于控制血压，但二氢吡啶类钙通道阻滞剂（如硝苯地平）能诱导血管内皮生长因子分泌，与上述抗血管生成药物合用时需谨慎；硝酸盐类制剂可增加内源性一氧化氮生成，有助于控制血压。

（8）抗微生物药：近年来，抗微生物药物引起的高血压病例不断增多。可引起高血压的抗微生物药较多，主要有青霉素类、头孢菌素类、喹诺酮类等抗菌药物。不同抗菌药物导致的高血压机制可能不同。甲硝唑、呋喃唑酮、头孢曲松、头孢噻肟以及青霉素等均被报道可导致高血压。

（9）高效抗反转录病毒疗法（highly active antiretroviral therapy，HAART）：HAART 可升高收缩压，但在最初 6 个月内血压一般无明显变化。血压升高通常发生在年龄较大、基础收缩压较高、血胆固醇较高或 CD4 细胞计数低者，大样本量研究中，高血压的发生率为 26.1%；接受洛匹那韦或利托那韦治疗者发生高血压的风险最高，而接受阿扎那韦治疗的风险相对较小，茚地那韦有导致严重高血压和肾萎缩的报道，抗人类免疫缺陷病毒三联药物治疗联用苯丙醇胺可致高血压危象。建议对使用 HAART 的患者常规监测血压，并对心脏相关代谢危险因素（如血糖、血脂及尿酸等）进行积极干预。

（10）咖啡因：可通过兴奋交感神经和拮抗内源性腺苷产

生升压效应，其引起血压的升高机制主要包括增加交感神经活动和儿茶酚胺释放，及作为内源性腺苷拮抗剂来升压。2~3 杯咖啡所含的咖啡因可使血压平均升高 4~5mmHg/3mmHg，对于不常饮用咖啡者，可使血压急性升高 10mmHg。咖啡因所致急性血压升高通常在 2 周后消失，可见咖啡因作为咖啡中的主要成分，可能在急性期影响血压水平。血压不稳定的高血压患者应避免摄入含咖啡因的饮料。

（11）可卡因：大剂量使用可卡因可通过提高肾上腺素能受体活性而致血压升高，可卡因所致高血压通常是一过性的，在一小样本研究中，伊拉地平可明显降低可卡因引起的高血压。使用 β 受体阻滞剂的高血压患者吸食可卡因可诱发高血压危象，此类患者应避免使用可卡因。

（12）拟交感活性药：临床中拟交感活性药常作为减充血药物，治疗感冒鼻塞和卡他症状，常用药物为伪麻黄碱。伪麻黄碱可通过刺激血管平滑肌上的 α_1 肾上腺素能受体，激活交感神经系统，从而引起血管收缩，导致血压升高。通常伪麻黄碱会导致收缩压增高，而对舒张压水平无明显影响；高剂量及速释制剂使收缩压升高更明显，且伪麻黄碱的升压作用与使用时间存在明显负相关。与男性相比，伪麻黄碱对女性的血压、心率影响较小。由于不同研究对血压显著变化的定义不同，且缺乏长时间用药的临床试验，伪麻黄碱所致血压升高是否与患者不良结局有关，目前尚无定论。高血压患者需慎用含有伪麻黄碱等拟交感活性药的感冒药，避免发生药源性血压波动。

（13）抗结核药：利福平是经典抗结核药物，对细胞内外结核杆菌均有杀灭作用。利福平具有的肝酶诱导特性决定了其可与多种药物相互作用。在细胞色素 P450 超家族中，利福平诱导 CYP3A4 的作用最为突出，可明显降低经 CYP3A4 代谢药物的血药浓度。在临床常用的抗高血压药物中，磺胺类利尿剂（吲达帕胺），CCB（硝苯地平、维拉帕米）和 ARB（氯沙坦）均经 CYP3A4 代谢，受利福平影响，这些药物的降压疗效减弱，而其他的抗高血压药物受利福平影响较小。因此，在使用利福平进行抗结核治疗过程中，降压药物应选择 ACEI、β 受体阻滞剂及非磺胺类利尿剂等。

可导致药源性高血压的药物还有很多，中枢神经兴奋剂如安非他命、西布曲明，其他拟交感活性药物如茶碱、沙丁胺醇，雄激素如达那唑，麦角生物碱如溴隐亭，抗风湿药如来氟米特，以及某些药物如 β 受体阻滞剂、可乐定，停药后导致的撤药综合征等，均可不同程度地升高血压，甚至诱发高血压危象。临床医生应告知患者这些药物可能导致高血压，并指导患者监测血压，以避免发生严重不良反应。具体引起药源性高血压的药物分类及品种，见表 5-14。

二、药物治疗方案与药物选择

一旦发生了药源性高血压，基本治疗原则为：立即停用致病药物；根据不同药物所致高血压选用合适的药物进行治疗；如果是由于撤药导致的高血压，则应立即恢复原用抗高血压药物（剂量同前或略高）；对抗高血压药物引起的反常性高血压要仔细查找基础疾病并积极治疗，同时可换用其他抗高血压药物；对有并发症（如脑出血、脑水肿和心力衰竭等）的药源性高血压患者应积极处理并发症。

（1）NSAIDs 也会拮抗降压药物的临床疗效，尤其对 ACEI 或 ARB 的影响显著，但不影响 CCB 及中枢性降压药的疗效。因此，NSAIDs 所致高血压首选 CCB 治疗。对血压不稳定的高血压患者应避免长期大剂量使用 NSAIDs，血压正常者在使用 NSAIDs 期间也应密切监测血压水平。

（2）类固醇激素引起的高血压通常可逆，停药后血压可基本恢复正常，部分患者需要药物治疗。药物治疗主要通过减少水钠潴留以抵消其对肾脏影响，首选利尿剂，联合 ACEI 或 ARB，可实现血压良好控制。

（3）甘草制剂导致的血压升高在停用后一般可自行恢复，

使用过程中需严密监测血压，必要时可用醛固酮受体拮抗剂治疗。

（4）所有降压药物治疗均能有效降低移植后高血压，然而使用 ACEI 或 β 受体阻滞剂后移植物衰竭和患者死亡的风险明显增加，使用 ARB 或 CCB 则无此现象。因此，ARB 或 CCB 是治疗环孢素相关高血压安全有效的药物。

（5）EPO 相关性高血压的治疗主要是延长 EPO 应用间隔，增加抗高血压药物剂量或加用利尿剂。建议应用 EPO 治疗时，应在 12~16 周内逐步纠正贫血，同时监测红细胞压积及血压。

（6）抑郁症患者如果出现血压轻度升高，可减少文拉法辛的剂量；如果减量后对抑郁症的疗效较差，可尝试常规剂量联合降压药物或换用其他抗抑郁药。

（7）对接受 VEGI 治疗的肿瘤患者，应注意其是否存在心血管并发症和相关危险因素，防止发生恶性高血压。在高血压急症或抗高血压药物不足以控制血压时，应考虑停用该药物或减量。由于该药的高血压效应主要依赖于外周血管阻力的增加，二氢吡啶类 CCB 和 RAAS 抑制剂则可能是最合适的降压药。

总之，根据不同药源性高血压的发病机制选用合适的抗高血压药是解决药源性高血压的关键。

三、注意事项

高血压患者若出现药源性血压波动应尽可能停用或减少引起血压波动的相关药物，大部分患者血压可恢复至用药前水平。因病情需要暂时无法停用相关药物时，可适当减量，并根据药物的作用机制联合使用降压药物。用药期间密切监测血压变化，若血压 > 140/90mmHg，出现高血压症状，应积极进行风险评估，停用或减量相关药物。在防控药源性高血压过程中，还应重视改善不良生活方式，包括合理膳食、增加运动、减轻体重、戒烟限酒、减轻精神压力等。必要时进行降压治疗，减少心脑血管事件发生风险。

表5-14　导致药源性高血压的常见药物、作用机制及治疗

种类	分类	常见药物	作用机制	治疗和注意事项
激素类	雌激素	雌二醇、尼尔雌醇、倍美力孕三烯酮、去氧孕烯-炔雌醇	①水钠潴留 ②RAAS激活 ③胰岛素抵抗	利尿剂 ACEI（ARB） β受体阻滞剂
	孕激素	安宫黄体酮、炔诺酮、醋酸甲羟孕酮	大剂量用药会产生肾上腺皮质激素反应	
	雄激素	甲睾酮、苯丙酸诺龙、康力龙	①诱发红细胞增多症 ②影响钾离子通道和雄激素受体的调节,导致氨、钠、钾、磷的潴留和胰岛素抵抗	
	催产素		大剂量使用时出现抗利尿作用	
	垂体后叶素		①收缩小动脉 ②促使肾脏对水的重吸收增加	利尿剂
	糖皮质激素	氢化可的松、地塞米松、泼尼松	皮质醇和皮质酮均有盐皮质激素活性	CCB ACEI（ARB） 注意血钾变化
	盐皮质激素	9α-氟氢可的松、醋酸去氧皮质酮油剂、优甲乐	增加钠的重吸收和促进钾的排泄	利尿剂 注意血钾变化
	甲状腺素钠	优甲乐	交感神经系统兴奋性增高	
影响交感神经兴奋的药物	麻醉药	氯胺酮、地氟烷、七氟醚、盐酸纳洛酮	交感神经兴奋性增高	α受体阻滞剂 可乐定、地尔硫䓬

续表

种类	分类	常见药物	作用机制	治疗和注意事项
	麻醉药	利他林、苯丙胺、可卡因	促使多巴胺和NE从神经末梢释放并阻断其回收，使相应的突触部位含量增高和作用时间延长	α受体阻滞剂 维拉帕米 硝酸甘油
	抗震颤麻痹药	左旋多巴	刺激突触后膜的多巴胺受体发挥抗震颤麻痹作用同时有升压作用	其他方式减轻体重
	减肥药	西布曲明	抑制脑内5-羟色胺及NE的再摄取，增加突触间隙NE含量，交感神经兴奋性增高	ACEI（ARB）β受体阻滞剂
	肾上腺素β$_2$受体激动剂	硫酸沙丁胺醇、盐酸班布特罗、硫酸特布他林、氯丙那林	激活腺苷酸环化酶，增加细胞内环磷腺苷的合成	慎用于嗜铬细胞瘤或甲状腺功能亢进症
	茶碱类	氨茶碱、多索茶碱、二羟丙茶碱	促进内源性肾上腺素和去甲肾上腺素释放的增加	
	非类固醇类抗炎药	吲哚美辛、布洛芬、保泰松、西乐葆、奥斯克、英太青	①水钠潴留 ②减少循环中前列腺素的含量 ③肾脏损伤	CCB ACEI（ARB）
中草药	甘草类	甘利欣、胆酸、生胃酮	①抑制11β-羟类固醇脱氢酶的活性 ②皮质醇介导盐皮质固醇产生过多而发生血压升高 ③阻止前列腺素的合成 ④抑制组胺的合成及释放	利尿剂 CCB ACEI（ARB）

种类	分类	常见药物	作用机制	治疗和注意事项
其他	麻黄素类	麻黄素滴鼻剂，麻黄素与氯苯那敏、苯海拉明等配伍	①直接激动肾上腺素 α 和 β₂ 受体 ②间接促进 NE 神经递质的释放 ③较显著的中枢兴奋作用	α 受体阻滞剂 β 受体阻滞剂
	单胺氧化酶抑制剂类	异烟肼、呋喃唑酮、酮康唑；利血平；三环类抗抑郁药	拮抗单胺氧化酶及其他酶类，不利于细胞内外的儿茶酚胺的灭活而使血管收缩作用增强	α 受体阻滞剂
	噻唑烷二酮	马来酸罗格列酮，吡格列酮	水钠潴留	严重心衰者慎用
	重组人促红细胞生成素		①血管收缩与细胞内的钙稳态及交感神经兴奋性增加 ②刺激血管内皮细胞内皮素合成 ③红细胞增多症 ④遗传学机制	首选 CCB 或 α 受体阻滞剂，利尿剂和 ACEI 降压不敏感
	环孢素和免疫抑制剂	环孢素 A，他克莫司	①交感神经系统的激活 ②血容量扩张时利尿反应迟钝 ③NO 介导的血管舒张功能受损和内皮素释放增加 ④阻断神经钙蛋白后，肾交感神经传入神经激活	CCB（可能增加血环孢素浓度）多种降压药物联合使用（含可乐定）

第五节 肺动脉高压

一、概述

（一）肺动脉高压的定义

肺动脉高压（pulmonary hypertension，PH）是指由多种异源性疾病（病因）和不同发病机制所致肺血管结构或功能改变，引起肺血管阻力和肺动脉压力升高的临床和病理生理综合征，继而发展成右心衰竭甚至死亡。

PH 的血流动力学定义：PH 是指海平面、静息状态下，经右心导管检查（right heart catheterization，RHC）测定的肺动脉平均压（mean pulmonary artery pressure，mPAP）≥ 25mmHg（1mmHg=0.133 kPa）。

（二）肺动脉高压的临床分类

临床上将 PH 分为 5 大类（表 5-15）：①动脉性 PH（pulmonary arterial hypertension，PAH）；②左心疾病所致 PH；③肺部疾病和（或）低氧所致 PH；④慢性血栓栓塞性 PH（chronic thromboembolic pulmonary hypertension，CTEPH）和（或）其他肺动脉阻塞性病变所致 PH；⑤未明和（或）多因素所致 PH。

表 5-15 肺动脉高压（PH）的临床分类

分类亚类	
1 动脉性肺动脉高压（PAH）	1.1 特发性肺动脉高压（IPAH）
	1.2 遗传性肺动脉高压（HPAH）
	1.3 药物和毒物相关肺动脉高压
	1.4 疾病相关的肺动脉高压

分类亚类	
1 动脉性肺动脉高压（PAH）	1.4.1 结缔组织病
	1.4.2 HIV 感染
	1.4.3 门脉高压
	1.4.4 先天性心脏病
	1.4.5 血吸虫病
	1.5 对钙通道阻滞剂长期有效的肺动脉高压
	1.6 具有明显肺静脉 / 肺毛细血管受累（肺静脉闭塞病 / 肺毛细血管瘤病）的肺动脉高压
	1.7 新生儿持续性肺动脉高压（PPHN）
2 左心疾病所致肺动脉高压	2.1 射血分数保留的心力衰竭
	2.2 射血分数降低的心力衰竭
	2.3 瓣膜性心脏病
	2.4 导致毛细血管后肺动脉高压的先天性 / 获得性心血管病
3 肺部疾病和（或）低氧所致肺动脉高压	3.1 阻塞性肺疾病
	3.2 限制性肺疾病
	3.3 其他阻塞性和限制性并存的肺疾病
	3.4 非肺部疾病导致的低氧血症
	3.5 肺发育障碍性疾病
4 慢性血栓栓塞性肺动脉高压和（或）其他肺动脉阻塞性病变所致肺动脉高压	4.1 慢性血栓栓塞性肺动脉高压
	4.2 其他肺动脉阻塞性疾病：肺动脉肉瘤或血管肉瘤等恶性肿瘤、肺血管炎、先天性肺动脉狭窄、寄生虫（包虫病）

分类亚类
5 未明和（或）多因素所致肺动脉高压 5.1 血液系统疾病（如慢性溶血性贫血、骨髓增殖性疾病） 5.2 系统性和代谢性疾病（如结节病、戈谢病、糖原储积症） 5.3 复杂性先天性心脏病 5.4 其他（如纤维性纵隔炎）

（三）肺动脉高压的病理生理

PH 发病机制复杂，是多因素、多环节共同作用的结果，包括外因（低氧、烟草、粉尘、其他理化生物因素等）、内因（遗传、发育、结构、疾病等）及交互因素（微生态、感染、免疫、药物等）。多种血管活性分子 [内皮素、血管紧张素 II、前列环素、一氧化氮（nitricoxide，NO）、一氧化碳、硫化氢及二氧化硫、雌激素等]、多种离子通道（钾离子通道、钙离子通道、锌离子通道及新型阳离子通道）、多条信号通路 [低氧诱导因子 /TRPC 通路、MAPK 通路、Rho/ROCK 通路、PI3K/AKT 通路、BMP/TGFβ 通路、核因子 κB（NFκB）通路和 Notch 通路] 参与 PH 疾病的发生发展。

肺动脉压力的高低取决于肺血流量和肺血管阻力（pulmonary vascular resistance，PVR）的综合效应。PVR 主要由肺小动脉、肺毛细血管和肺静脉阻力构成。任何可导致肺血流量增加和或肺血管阻力升高的结构和功能异常的因素均可引发 PH。肺动脉压力升高导致右心室后负荷增加，从而引起右心室肥厚、扩张、功能不全，最终出现右心衰竭。

左心疾病所致 PH 主要由于左心收缩、舒张功能障碍和（或）左心瓣膜疾病引起的肺动脉压力异常升高所致，其病理生理特征为左心充盈压升高，肺静脉回流受阻，肺静脉压力升高，从而继发肺动脉压力升高。

肺部疾病和（或）低氧所致 PH 是一类由于肺实质或间质长期破坏、缺氧以及继发的肺血管床损害所导致的 PH，其病理生理学机制涉及低氧相关肺血管收缩（重塑）、血管内皮及平滑肌功能障碍、炎症、高凝状态等多个环节。

CTEPH 致病因素较多，发病机制复杂，部分患者是急性肺血栓栓塞（PTE）的一种远期并发症。急性 PTE 后血栓不完全溶解并发生机化，导致 PVR 持续增加，引起肺血管重塑，最终导致右心功能衰竭。

（四）肺动脉高压的诊断

1. 临床表现

PH 的临床症状缺乏特异性，主要表现为进行性右心功能不全的相关症状，常为劳累后诱发，表现为疲劳、呼吸困难、胸闷、胸痛和晕厥，部分患者还可表现为干咳和运动诱发的恶心、呕吐。晚期患者静息状态下可有症状发作。随着右心功能不全的加重可出现踝部、下肢甚至腹部、全身水肿。导致 PH 的基础疾病或伴随疾病也会有相应的临床表现。部分患者的临床表现与 PH 的并发症和肺血流的异常分布有关，包括咯血、声音嘶哑、胸痛等。严重肺动脉扩张可引起肺动脉破裂或夹层。

2. 诊断性检查

（1）心电图：PH 心电图可表现为肺性 P 波、QRS 电轴右偏、右室肥厚、右束支传导阻滞、Q-Tc 间期延长等。心电图对 PH 诊断的敏感性低，正常心电图并不能排除 PH。异常心电图多见于严重的 PH。右室肥厚有助于初诊 PH 患者的诊断并对预后具有预测价值，但用于 PH 筛查的敏感性和特异性低。QRS 波群和 Q-Tc 间期延长提示病情严重。疾病晚期可见室上性心律失常，尤其是心房扑动和心房颤动，室性心律失常少见。房性心律失常影响心输出量，加重病情。

（2）胸部 X 线：PH 患者胸部 X 线可见肺动脉段凸出，中心肺动脉扩张，与周围肺动脉纤细或截断形成鲜明对比，表现为"残根"征，以及右心房和右心室扩大的征象。

X 线胸片有助于筛查 PH 的病因，如左心疾病、肺部疾病、先天性心脏病和栓塞性疾病等在 X 线胸片上具有相应的影像学特征。PH 的严重程度与胸片异常程度并无相关，正常的 X 线胸片不能排除 PH。

（3）肺功能和动脉血气分析：肺功能检查在 PH 的病因诊断中具有较高价值，对于肺部疾病所致 PH，根据第 1 秒用力肺活量（forced expiratory volume in one second，FEV1）、用力肺活量（forced vital capacity，FVC）、肺总量（total lung capacity，TLC）、一氧化碳弥散量（carbon monoxide diffusing capacity，DLco）可以鉴别阻塞性、限制性以及混合性通气功能障碍的肺部疾病。胸廓畸形、胸膜增厚与 ILD 相关 PH 在肺功能的表现上相似，可以表现为肺容积的减少。PAH 由于血管的张力增高，肺组织僵硬度增加，可表现为轻度限制性通气功能障碍，同时肺小动脉扩张压迫终末呼吸道或肺泡也可引起轻度气道阻塞。大部分 PAH 患者的弥散功能表现为轻或中度下降。

阻塞性气道疾病及神经肌肉疾患可能表现为低氧血症及高碳酸血症。如出现与疾病程度不相符的低氧血症需考虑到动静脉分流的情况。轻症 PAH 的动脉血气分析可完全正常，病情严重者可能存在过度通气，表现为二氧化碳分压下降及低氧血症。肺功能测定和动脉血气分析不仅可以帮助发现潜在的气道或肺部疾病，还和 PAH 的严重程度相关。IPAH 患者如 DLco 显著降低（＜ 45% 预测值）往往提示心输出量明显降低，预示预后不良。IPAH 患者二氧化碳分压值越低，说明过度通气越严重，预后越差，而氧分压和预后无明确相关性。

（4）超声心动图：超声心动图可用于 PH 诊断筛查、病因鉴别和心功能评价。

根据静息状态下超声心动图测量的三尖瓣反流峰值流速

（tricuspid regurgitation velocity，TRV）和其他指标可以评估 PH 的可能性（表 5-16），用低、中、高度可能表示。根据临床表现和超声心动图评估的 PH 可能性判断是否需行 RHC。除 TRV 外，其他提示 PH 的指标参见表 5-17。对于有症状的患者，可依据超声心动图 PH 的可能性做进一步评估。

超声心动图有助于鉴别 PH 的病因，如 CHD、左心疾病等。经食道超声对于某些 CHD 的诊断更为准确。

超声心动图对于心脏功能评价具有较好的价值，如可根据三尖瓣环收缩期位移（tricuspid annular plane systolic excursion，TAPSE）、右室心肌做功指数（Tei index，Tei 指数）、左心室偏心指数、右心房面积等评估患者的右心功能，并可预测预后。

表 5-16　可疑肺动脉高压（PH）患者超声心动图诊断 PH 的可能性

三尖瓣反流峰值流速（m/s）	存在其他支持 PH 的超声心动图征象	PH 的可能性
≤ 2.8 或测不出	无	低
≤ 2.8 或测不出	有	中
2.9~3.4	无	中
2.9~3.4	有	高
> 3.4	不需要	高

表 5-17　其他支持肺动脉高压（PH）的超声心动图征象

A：心室 [a]	B：肺动脉 [a]	C：下腔静脉和右心房 [a]
右心室/左心室内径比> 1.0	多普勒右室流出道加速时间< 105m/s 和（或）收缩中期切迹	下腔静脉直径> 21mm 伴吸气时塌陷（深吸气时塌陷率< 50% 或平静呼吸时塌陷率< 20%）

A：心室 [a]	B：肺动脉 [a]	C：下腔静脉和右心房 [a]
室间隔扁平［收缩期和（或）舒张期左室偏心指数＞ 1.1］	舒张早期肺动脉反流速度＞ 2.2m/s	收缩末期右心房面积＞ $18cm^2$
	主动脉直径＞ 25mm	

注：a 至少满足 A、B、C 三类指标中的两项，方可说明存在支持 PH 的超声心动图征象

（5）核素肺通气/灌注显像：核素肺通气/灌注（ventilation/perfusion，V/Q）显像是判断 PH 患者是否存在肺动脉狭窄或闭塞性病变（包括栓塞性疾病等）的重要检查手段。如果存在呈肺段分布的灌注缺损且与通气显像不匹配，则需要考虑肺动脉狭窄/闭塞性病变的可能性。PAH 的肺 V/Q 显像可能正常，也可能存在非肺段性灌注缺损。

筛查 CTEPH 应用 V/Q 显像比 CT 肺动脉造影（computer tomography pulmonary angiography，CTPA）敏感性高，正常或低度可能 V/Q 显像可基本排除 CTEPH（敏感性 90%~100%、特异性 94%~100%）。V/Q 显像易出现假阳性，尤其存在严重心肺部疾病时，需要结合其他检查进行鉴别。

（6）胸部 CT：CT 可显示右心室和右心房扩大、主肺动脉扩张，并可通过测量主肺动脉与升主动脉直径比来评估 PH 可能性。高分辨 CT（high resolution CT，HRCT）还有助于 PH 病因筛查，肺部疾病所致 PH 患者 HRCT 可检出肺气肿、肺大疱、肺纤维化等肺部病变，PVOD/PCH 患者 HRCT 可发现弥漫性小叶中心性磨玻璃结节、小叶间隔增厚、纵隔淋巴结肿大等征象。

CTPA 是诊断肺血管病的重要检查手段，对制定 CTEPH 的治疗方案也非常重要，可为肺动脉血栓内膜剥脱术（PEA）提供影像学依据。CTEPH 常见的 CTPA 征象包括：肺动脉完

全阻塞，肺动脉内条带影、网状充盈缺损，以及肺动脉管壁不规则增厚等。由于 CT 技术的发展，CTPA 诊断肺血管病的敏感性和特异性也越来越高，可部分替代肺动脉造影检查。

（7）肺动脉造影：肺动脉造影主要用于了解肺血管形态和血流灌注情况，是 PTE 的"参比"诊断标准，也常用于其他肺血管堵塞、狭窄、闭塞和肺动静脉畸形等肺血管病变的鉴别。CTEPH 患者大多需行肺动脉造影检查，以判断能否从 PEA 或球囊肺动脉成形术（balloon pulmonary angioplasty，BPA）中获益。

（8）心血管磁共振：心血管磁共振（cardiac magnetic resonance，CMR）成像可直接评价右心室大小、形态和功能，并可无创评估血流量，包括心输出量、每搏输出量和右心室质量。MR 血管造影对导致肺血管堵塞的病因鉴别可能有帮助，特别适用于孕妇或对碘造影剂过敏者。

由于 CMR 具有无创、可重复的特点，且对右心功能的评估与 RHC 相比具有较高的一致性，因而可作为 PAH 患者基线和随访时对病情严重性判断的手段。

（9）血液学检查：血液学检查主要用于筛查 PH 的病因和评价器官损害情况。

风湿免疫病相关自身抗体、肝炎标志物、HIV 抗体等是特定 PH 类型的重要标志。血常规检查异常需要警惕各类血液系统疾病（如白血病、贫血、红细胞增多症、骨髓增生异常综合征、多发性骨髓瘤等）、结缔组织疾病以及慢性缺氧性疾病（红细胞及血红蛋白代偿性升高）等。肝功能异常（主要是转氨酶和胆红素）需要考虑门脉高压、药物损伤、血液系统疾病及心衰等原因。对于原因不明的儿童 PH 患者，需检测同型半胱氨酸及血、尿有机酸代谢以明确是否存在代谢性疾病（如甲基丙二酸尿症等）。

CTEPH 患者需要行易栓症筛查（包括遗传性和获得性），特别是抗磷脂抗体、狼疮抗凝物、抗 β_2 糖蛋白 1 抗体。

所有 PH 患者在初诊及随访过程中需要测定血液脑利钠肽（BNP）或 N 末端脑利钠肽前体（NT-proBNP），用于评估病情及指导治疗。

（10）腹部超声：腹部超声可以了解腹部脏器的结构和功能，为 PH 的病因筛查提供依据。腹部超声可以确诊但不能完全排除门脉高压，也可以为右心衰竭提供线索，如肝脾肿大、肝瘀血、腹水以及肝静脉、门静脉扩张等。

（11）右心导管检查和急性血管反应试验：RHC 是诊断和评价 PH 的标准方法，通过 RHC 可获得血流动力学数据，包括右房压、右室压（收缩压、舒张压和平均压）、肺动脉压力（收缩压、舒张压和平均压）、肺动脉楔压（pulmonary artery wedge pressure，PAWP）、心输出量、混合静脉血氧饱和度（mixed venous oxygen saturation，SvO_2）和 PVR 等，有助于判断有无心内左向右分流，评价对肺血管扩张剂的反应性和制定治疗策略。

规范操作的 RHC，采集的数据才可靠。RHC 过程中需要注意的几个方面：①全程进行心电和血压监护，必要时吸氧；②选择合适的静脉穿刺路径；③测压前校准好零点（一般采用仰卧位时第 4 肋间隙前胸壁至床面中点作为零点校准位，代表左心房所在水平）；④首次导管检查或有心腔内分流患者应采集腔静脉、右心各腔室、肺动脉血测定血氧饱和度；⑤记录腔静脉、右心各腔室、肺动脉压力；⑥漂浮导管测定 PAWP；⑦导管所获压力值均须在呼气末采集；⑧心输出量可以采用热稀释法测定（一般不用于有心内及大动脉水平分流患者），也可以用 Fick 法测得。

急性血管反应试验的目的是筛选出对口服高剂量 CCB 有效的患者。对 IPAH、DPAH 和 HPAH 患者应进行急性血管反应试验，阳性患者预后优于阴性患者。用于急性血管反应试验的药物包括吸入用 NO、吸入用伊洛前列素、静脉用前列环素（依前列醇）和静脉用腺苷，具体用法见表 5-18。静脉用腺苷患者耐受性差，已很少采用。

急性血管反应试验阳性标准为：用药后 mPAP 下降幅度 ≥ 10mmHg，且 mPAP 值下降到 ≤ 40mmHg，同时心输出量增加或不变。通常仅有 10%IPAH 患者可达到阳性标准。

表 5-18　急性血管反应试验的药物及使用方法

药物	使用方法	半衰期	剂量范围	剂量调整方法
依前列醇	静脉注射	3 分钟	2~12ng/（kg·min）	每 10 分钟增加 2.0ng/（kg·min），直到靶剂量
腺苷	静脉注射	5~10 秒	50~350μg/（kg·min）	每 2 分钟增加 50μg/（kg·min），直到靶剂量或出现不能耐受的不良反应
一氧化氮	吸入	15~30 秒	（10~20）× 10^{-6}	持续吸入 5 分钟
伊洛前列素	吸入	30 分钟	20μg	持续吸入 10~15 分钟

（12）基因检测：对 PAH 患者进行基因检测具有重要意义。遗传学诊断有助于 PAH 家系成员明确自身是否携带致病突变基因及其临床意义。携带突变基因但尚无临床表现的家族成员需要进行早期筛查并密切随访。

（五）肺动脉高压的诊断流程

PH 的诊断建议从疑诊（临床及超声心动图筛查）、确诊（血流动力学诊断）、求因（病因诊断）及功能评价（严重程度评估）四个方面进行。这四个方面并非严格按照流程分步进行，临床操作过程中可能会有交叉，其中病因诊断贯穿于 PH 诊断的全过程。

1. 疑诊

通过病史、症状、体征以及心电图、X 线胸片等疑诊 PH 的患者，进行超声心动图的筛查，以明确发生 PH 的可能性。要重视 PH 的早期诊断，对存在 PAH 相关疾病和（或）危险因素，如家族史、CTD、CHD、HIV 感染、门脉高压，能诱发 PAH 的药物或毒物摄入史者，应注意定期进行 PH 的筛查。

2. 确诊

对于存在 PH 相关疾病和（或）危险因素的患者，如果超声心动图高度怀疑 PH，需要做 RHC 进行诊断与鉴别。

3. 求因

对于左心疾病或肺部疾病患者，当合并重度 PH 和（或）右心室功能不全时，应转诊到 PH 中心，进一步寻找导致 PH 的病因。如果 V/Q 显像显示呈肺段分布、与通气不匹配的灌注缺损，需要考虑 CTEPH。根据 CTPA、RHC 和肺动脉造影进行最终诊断。

4. 功能评价

对于明确诊断为 PAH 的患者，需要根据 WHO 功能分级（见表 5-19）、6 分钟步行试验（6 分钟 utes walking test，6MWT）及相关检查结果等进行严重程度评估，以利于制定治疗方案。

表 5-19 WHO 功能分级

分级	分级标准
I 级	患者体力活动不受限，日常体力活动不会导致呼吸困难、乏力、胸痛或接近晕厥
II 级	患者体力活动轻度受限，休息时无不适，但日常活动会出现呼吸困难、乏力、胸痛或接近晕厥
III 级	患者体力活动明显受限，休息时无不适，但轻微日常活动会出现呼吸困难、乏力、胸痛或接近晕厥
IV 级	患者不能进行任何体力活动。存在右心衰竭征象，休息时可出现呼吸困难和（或）乏力，任何体力活动均可加重症状

二、肺动脉高压药物治疗方案及药物选择

（一）PAH 药物治疗方案

PAH 是指肺动脉（主要是肺小动脉）病变所引起的肺血管阻力和肺动脉压力升高，而 PAWP 正常，其血流动力学定义为 mPAP ≥ 25mmHg，PAWP ≤ 15mmHg 和 PVR > 3WU（1WU=80dyn·s·cm^{-5}），主要包括 IPAH、HPAH 药物或毒物相关 PAH 以及疾病相关性 PAH。

1. 基础治疗

（1）口服抗凝药：早期对 IPAH 患者进行尸检发现半数以上有血栓形成，抗凝治疗与预后改善相关；此后 Meta 分析显示华法林抗凝治疗能改善 IPAH 患者预后；但这些研究大多是在靶向治疗时代前的回顾性研究，缺乏随机对照研究数据。近年 PAH 注册登记研究和系统性回顾分析显示，抗凝治疗存在不一样的效果，SSc-PAH 患者不能从抗凝治疗中获益，甚至还会增加死亡的风险。

（2）利尿剂：PAH 患者出现失代偿性右心衰竭时导致液体潴留、中心静脉压升高、肝淤血、多浆膜腔积液等，使用利尿剂可改善上述状况，但目前尚没有应用利尿剂的随机对照研究。常用利尿剂包括袢利尿剂（呋塞米、托拉塞米）和醛固酮受体抑制剂（螺内酯）。近年排水型利尿剂血管加压素 V2 受体拮抗剂（托伐普坦）也尝试在这类患者中应用，不降低有效循环血容量，但确切疗效及安全性尚需经进一步临床研究证实。应用利尿剂治疗时需要监测体重、肾功能、电解质等血生化指标，避免低血容量和电解质紊乱。

（3）地高辛和其他心血管药物：地高辛可以增加心脏收缩力，改善心输出量，但其在 PAH 患者中的长期疗效尚不明确；可用于降低 PAH 患者发生快速房性心律失常的心室率。不建议应用 ACEI、ARB、β 受体阻滞剂、硝酸酯类或伊伐布

雷定等药物治疗 PAH，如因合并左心疾病（高血压、冠心病等）需要应用以上药物者，需观察血压、心率等，注意药物间相互作用。

（4）贫血的治疗：研究显示 PAH 包括 IPAH、CHD-PAH 以及 CTD-PAH 等患者常伴有铁缺乏，并且铁缺乏与 PAH 严重程度和预后相关。一项开放性非随机对照临床试验结果显示，缺铁的 PAH 患者经静脉补铁治疗 2 个月后，缺铁状况和 6MWD 明显改善。另一项多中心、随机、双盲、安慰剂对照、交叉临床试验结果显示，静脉铁剂治疗的 IPAH 患者 PVR 明显降低。研究显示 IPAH 患者肠道对铁的吸收减少，缺铁的患者接受口服铁剂治疗 4 周后仅有 44% 患者铁蛋白轻度升高。

2. 特异性治疗

（1）钙通道阻滞剂治疗

急性血管反应试验阳性患者建议给予足量 CCBs 治疗，心率偏慢者考虑应用硝苯地平和氨氯地平，心率偏快者倾向于应用地尔硫䓬。建议起始使用低剂量，逐渐增加至可耐受的最高剂量，硝苯地平一日 120~240mg，地尔硫䓬一日 240~720mg，氨氯地平最高可达一日 20mg。

未进行急性血管反应试验或者反应阴性的患者因低血压、晕厥、右心衰竭等可能的严重副作用，不应使用 CCBs 类药物。对于其他类型的 PAH 患者，急性血管反应试验无法预测 CCBs 的长期疗效，亦不推荐使用 CCBs。

（2）内皮素受体拮抗剂（ERA）

内皮素系统异常激活是 PAH 发生发展的重要机制之一。内皮素 -1 主要通过与肺血管壁上的内皮素受体 A 和 B 结合发挥肺血管收缩和促平滑肌细胞有丝分裂的作用。内皮素受体拮抗剂通过阻断内皮素 - 内皮素受体信号传导发挥治疗 PAH 的作用。需注意，由于内皮素受体拮抗剂有潜在致畸作用，服用此类药物需严格避孕。

①波生坦：波生坦是第一个合成的 ERA 类药物，为双重

内皮素受体拮抗剂，可同时拮抗内皮素 A 和 B 受体。波生坦可以改善 IPAH、CTDPAH、CHDPAH、HIVPAH 患者的运动耐量、心功能分级、血流动力学参数以及临床恶化时间，延展研究显示波生坦治疗组 3 年存活率好于传统治疗组。此外，在欧美，波生坦还有治疗儿童 PAH 的情况。波生坦引起肝脏转氨酶升高的发生率为 6%~10%，且有导致贫血和外周浮肿的风险。治疗期间应监测肝功能和血常规，尤其是治疗开始时的前3~6 个月。

②安立生坦：安立生坦是一种高选择性内皮素 A 受体拮抗剂，研究显示安立生坦 5mg 和 10mg 两个剂量均能显著改善患者 6 MWD，呈较明显的剂量 – 效应关系。对 PDE5 抑制剂治疗反应不理想的 PAH 患者序贯联合安立生坦治疗 24 周，能明显改善患者运动耐量和血流动力学参数。与单药治疗相比，初始联合安立生坦和他达拉非可明显降低临床恶化事件发生率，这种起始联合方案对于 WHO 功能分级 Ⅱ 级的患者中的获益不亚于 Ⅲ 级的患者。国人研究也显示安立生坦能改善 PAH 患者 12 周运动耐量、心功能等，序贯联合他达拉非治疗能改善运动耐量，降低临床恶化事件发生率。安立生坦最常见的不良反应是外周水肿，大多数患者为轻到中度，仅有 1.6% 的患者长期服用安立生坦会发生重度外周水肿。服用安立生坦无需常规监测肝功能。

③马昔腾坦：马昔腾坦是新一代双重 ERA，具有更好的组织穿透力和受体亲和力。一项随机对照研究显示，与安慰剂相比马昔腾坦 10mg 单药或联合治疗均能显著降低患者疾病恶化（死亡）风险和因 PAH 导致的死亡率或住院率，改善患者 6MWD、WHO 功能分级、生活质量、血流动力学参数和NT-proBNP。对接受背景治疗的患者进行亚组分析，马昔腾坦序贯联合治疗组与安慰剂组相比能够明显降低患者疾病恶化（死亡）风险和因 PAH 导致的死亡率或住院率。在新发 PAH患者初始联合马昔腾坦和他达拉非治疗的研究结果显示，16

周 PVR 下降 47%，6MWD、WHO 功能分级和 NT-proBNP 也有改善。马昔腾坦严重不良反应为贫血，需严密监测血常规，无需常规监测肝功能。

（3）5 型磷酸二酯酶抑制剂（PDE5 抑制剂）：NO 是重要的血管扩张因子，通过维持血管平滑肌细胞内环磷酸鸟苷（cyclic guanosine monophosphate，cGMP）浓度到达扩血管效应。肺血管包含大量的 PDE5，它是 cGMP 的降解酶。PDE5 抑制剂可以通过减少 cGMP 的降解，升高其浓度，从而引起血管舒张。此外，PDE5 抑制剂还有抗增殖的作用。目前，PDE5 抑制剂主要包括西地那非、他达拉非和伐地那非。

①西地那非：西地那非是首个批准用于 PAH 治疗的 PDE5 抑制剂，多项临床研究证实西地那非可改善我国 PAH 患者的症状和心功能，安全性和耐受性均较好。对西地那非单药治疗的患者随访 3 年，6MWD 和 WHO 功能分级的改善得以维持。与传统治疗相比，西地那非可改善 PAH 患者 1 年、2 年和 3 年的生存率。西地那非常见不良反应主要源于其血管舒张作用（如头痛、潮热和鼻衄）和对其他非 PDE5 的抑制作用（肌肉疼痛和视觉障碍）等。上述不良反应往往是轻至中度，且具有剂量依赖性，绝大部分患者可逐渐耐受。

②他达拉非：他达拉非是一种长效的 PDE5 抑制剂。一项纳入 405 例 PAH 患者的研究，随机给予安慰剂及他达拉非 2.5mg、10mg、20mg 或 40mg 治疗 16 周，结果显示 40mg 组能明显改善 PAH 患者 6MWD、WHO 功能分级和临床恶化出现的时间。波生坦序贯联合他达拉非较单用波生坦组 6MWD 也有明显改善。对接受他达拉非 20mg 或 40mg 的 PAH 患者进行 52 周随访，结果发现 6MWD 得以继续维持。他达拉非的不良反应与西地那非相似。

③伐地那非：伐地那非也是一种高选择性 PDE5 抑制剂，可明显改善 PAH 患者的运动耐量，其不良反应与西地那非类似。

（4）鸟苷酸环化酶激动剂：利奥西呱是一种新型的可溶性鸟苷酸环化酶激动剂，具有独特的双重激活 sGC 机制，其作用效果不依赖于体内 NO 水平，可单独或与 NO 协同提高血浆中的 cGMP 水平，引起血管舒张和抗重塑作用。一项研究纳入 443 例 PAH 患者，其中 50% 的患者接受过背景治疗。结果显示，与安慰剂相比，利奥西呱能明显改善 PAH 患者的运动耐量、血流动力学、心功能分级，降低 NT-proBNP 水平以及临床恶化事件发生率。对其中入选的 77 例中国患者进行分析显示疗效和安全性与总体一致。

利奥西呱联合西地那非在 PH 患者中的安全性和有效性研究结果显示，两药联合组低血压发生率明显升高，而血流动力学参数或运动能力无明显差异，因此，不建议 PDE5 抑制剂和利奥西呱联合使用。

一项前瞻性开放标签多中心的单臂研究中，61 例 PDE5 抑制剂治疗反应不足的 PAH 患者换用利奥西呱治疗，24 周时患者 6MWD 增加，WHO 功能分级改善，NT-proBNP 降低，研究显示治疗反应不足的 PAH 患者可能从 PDE5 抑制剂转换为利奥西呱的治疗中获益。

利奥西呱的常见不良反应：消化道症状（恶心、呕吐、腹泻）最常见（49%），约 9% 的患者出现低血压，6% 的患者出现咯血。大多数患者不良反应为轻至中度，约 11% 的患者因无法耐受而停药。既往反复咯血的患者慎用。

（5）前列环素类似物和前列环素受体激动剂：前列环素由血管内皮细胞产生，具有强效扩张血管作用，也是目前最强的内源性血小板聚集抑制剂。研究表明 PAH 患者肺动脉中前列环素合成酶的表达下降，尿中代谢水平降低，人工合成的前列环素类似物可用于治疗 PAH。

①依前列醇：依前列醇是首个人工合成的前列环素类似物，半衰期短（3~5 分钟），需要应用持续输注装置通过深静脉持续泵入。长期观察表明静脉注射依前列醇能改善心功能

Ⅲ、Ⅳ级的 IPAH 患者的生存率，并且功能分级、运动耐量和血流动力学均获得明显改善。此外，研究也报道静脉注射依前列醇对于疾病相关 PAH 也具有同样疗效。

②伊洛前列素：伊洛前列素是一种前列环素类化合物，可通过肺泡型雾化装置给药，研究显示 WHO 功能Ⅲ或Ⅳ级 PAH 和不宜手术的 CTEPH 患者，雾化吸入伊洛前列素（一日 30μg）与安慰剂相比，能明显改善 6 MWD 和 WHO 功能分级；长期研究结果显示伊洛前列素能改善 PAH 患者运动耐量、血流动力学以及生存率。国内研究显示常规半剂量（一日 15μg）的伊洛前列素雾化吸入也能明显改善 PAH 患者运动耐量和功能分级；伊洛前列素起效迅速，20μg 雾化吸入可以作为 PAH 患者急性肺血管反应试验的药物并具有很好的耐受性。

③曲前列尼尔：曲前列尼尔是一种在室温下相对稳定、半衰期较长的人工合成前列环素。曲前列尼尔有多种剂型，可通过皮下或静脉持续注射，也可通过吸入或口服给药。皮下及静脉注射起始剂量一般为 1.25ng/（kg·min），根据患者耐受程度逐渐加量，目标剂量一般为 20~80ng/（kg·min）。皮下注射曲前列尼尔最常见的不良反应为注射部位疼痛和消化系统症状，其次为面部潮热和头痛等。其中注射部位疼痛和消化道症状是我国患者停药的最主要原因。对出现明显不良反应的患者可考虑减缓加量速度，并适当对症治疗。研究证实口服曲前列尼尔可改善既往无背景治疗的 PAH 患者的运动耐量。

④司来帕格：司来帕格是一种口服选择性前列环素 IP 受体激动剂，尽管与其代谢产物具有和内源性前列环素相似的作用模式，但其与前列环素的药理学机制不同。亚组分析显示，与 PDE5 抑制剂单药相比，司来帕格两药序贯联合治疗可使 PAH 患者恶化（死亡）风险降低 42%；与内皮素受体拮抗剂单药相比，司来帕格两药序贯联合治疗可使恶化（死亡）风险降低 34%；与 PDE5 抑制剂联合内皮素受体拮抗剂相比，司来帕格三药序贯联合治疗可使 PAH 患者恶化（死亡）风险降低

37%。司来帕格的不良反应和其他前列环素类药物相似，主要为头痛和消化系统症状。

（6）靶向药物联合治疗和药物间相互作用

①靶向药物联合治疗：PAH 是一个进展性疾病，延迟达标治疗（达到低危状态）可能会影响患者的长期预后。建议 PAH 起始联合治疗，尽早达标。对于初治 PAH 患者，若为低危或中危状态，起始联合不同通路靶向药物治疗（表 5-20）；若为高危状态，起始联合应包括前列环素类靶向药物静脉用药治疗。

表 5-20　PAH 靶向药物的类型、推荐用法和不良反应

靶向药物	用法	不良反应
前列环素类似物		
依前列醇	2~4ng/（kg·min）起始，持续静脉泵入，逐渐加到目标剂量	头痛、消化道症状、输注路径感染
伊洛前列素	每次 10~20μg，一日吸入 6~9 次	头痛、脸红、低血压
曲前列尼尔	1.25ng/（kg·min）起始，静脉或皮下注射，逐渐加到目标剂量	输注部位疼痛、头痛、腹泻
贝前列素	0~20μg，qid，口服	头痛、面色潮红
前列环素受体激动剂		
司来帕格	200μg，bid，逐渐上调至耐受剂量，最大剂量为 1600μg，bid	头痛、腹泻、恶性呕吐、下颌疼痛
内皮素受体拮抗剂		
波生坦	62.5~125mg，bid	转氨酶升高、外周水肿、贫血
安立生坦	5~10mg，qd	头痛、外周水肿、贫血
马昔腾坦	10mg，qd	贫血

续表

靶向药物	用法	不良反应
PDE5 抑制剂		
西地那非	20mg，tid	头痛、脸红、视觉障碍等
他达那非	20~40mg，qd	头痛、脸红、肌痛
伐地那非	5mg，bid	头痛、脸红、肌痛
鸟苷酸环化酶激动剂		
利奥西呱	1mg，tid，根据血压情况每2周上调一次剂量，直至2.5mg，tid	消化道症状、低血压、咯血

对于经治 PAH 患者，若仍未达到低危状态，需进行序贯联合治疗。已有多项临床研究证实序贯联合较单药治疗能取得更好疗效。近年来以临床事件驱动的随机对照研究显示，双药或三药序贯联合治疗组的死亡（住院）风险较对照组明显降低。国内一项随机对照研究纳入 124 例接受安立生坦治疗至少 4 个月的 PAH 患者，序贯联合他达拉非治疗 16 周，较单药安立生坦组 6MWD 明显改善，临床恶化事件发生率显著降低。一项纳入 4095 例 PAH 患者的 Meta 分析显示，序贯联合治疗能将临床恶化风险降低达 35%。

②药物相互作用：靶向药物联合治疗时需考虑到药物间的相互作用。波生坦是细胞色素 P450 同工酶 CYP2C9 和 CYP3A4 的诱导物，当通过该同工酶代谢的药物与波生坦同时应用时，其浓度就会降低，而抑制这些酶可提高波生坦血药浓度。西地那非由细胞色素 P450 同工酶 CYP3A4（主要途径）和 CYP2C9（次要途径）代谢，当存在 CYP3A4 底物、抑制剂及 CYP3A4 底物联合 β 受体阻滞剂时，西地那非生物利用度升高、清除率降低。当西地那非与波生坦等 P450 同工酶诱导物合用时会导致清除增加，从而影响西地那非疗效，因此，临床

中合并用药时需要注意。为避免体循环低血压，当 PAH 靶向治疗联合应用抗高血压药物时需要谨慎，例如 β 受体阻滞剂、血管紧张素转换酶抑制剂等。

（二）左心疾病所致肺动脉高压的药物治疗

左心疾病是导致 PH 的常见原因。左心收缩、舒张功能障碍和（或）左心瓣膜疾病是最常见的引起肺动脉压力升高的左心疾病，其病理生理特征为左室充盈压升高，继发左房重塑，肺静脉回流受阻，进一步导致肺静脉压力升高，随着病程进展和压力传导，肺动脉发生血管内皮功能障碍并出现反应性血管收缩、神经内分泌与炎性细胞激活、NO 减少、内皮素分泌增加及 BNP 舒张血管作用降低等病理生理改变，从而促使肺血管重塑，导致 PH 的发生，进一步限制右室将血液转移到肺动脉的能力，造成右心超负荷及右心功能衰竭，同时通过心室相互依赖性也会再次损害左室的充盈。左心疾病合并 PH 时症状更为严重，运动能力下降明显，预后更差。

左心疾病所致 PH 以治疗原发左心疾病为主，药物治疗包括利尿剂、ACEI、β 受体阻滞剂等。至今尚没有大样本的随机对照临床试验证实靶向药物可以使左心疾病所致 PH 患者获益。鉴于此，目前仍不推荐此类患者常规使用靶向药物。

（三）肺部疾病和（或）低氧所致肺动脉高压的药物治疗

肺部疾病和（或）低氧所致 PH 的症状不典型，常与肺部疾病本身所致的胸闷、呼吸困难症状重叠而被掩盖，随着疾病的进展，在肺部疾病体征基础上，可出现 PH 和右心衰竭的征象。对于临床疑诊 PH 的肺部疾病患者，需进一步针对 PH 进行检查。超声心动图是筛查肺部疾病和（或）低氧所致 PH 的最佳无创检查方法。但由于受到肺气肿的影响，只有 38% 的

COPD 患者能够通过检测 TRV 以估测肺动脉收缩压，对于操作人员的技术要求较高。

肺部疾病和（或）低氧所致 PH 主要针对原发病治疗，推荐长程氧疗，不推荐常规给予靶向药物治疗。

（四）慢性血栓栓塞性肺动脉高压的药物治疗

CTEPH 是以肺动脉血栓机化、肺血管重塑致血管狭窄或闭塞，肺动脉压力进行性升高，最终导致右心功能衰竭为特征的一类疾病。CTEPH 属 PH 的第四大类，也是可能治愈的一类 PH。CTEPH 患者若无抗凝禁忌，推荐终生抗凝治疗。

虽然肺动脉血栓内膜剥脱术（PEA）是大多数 CTEPH 患者的治疗选择，但仍有约 40% 的患者由于血栓位置难以触及而不适合行 PEA。sGC 激动剂（利奥西呱）等靶向药物可改善 CTEPH 患者的活动耐力或血流动力学，可用于不能行 PEA 手术以及 PEA 术后持续或再发的 CTEPH 患者。利奥西呱是目前唯一获批 CTEPH 适应证的靶向治疗药物。

（五）儿童肺动脉高压的药物治疗

不同类型的儿童 PH 治疗策略不同，建议确诊为 PH 的患儿转诊到专科医疗机构接受规范治疗。在强心、利尿和吸氧等一般治疗的基础上，在无明确禁忌证的前提下，先行 RHC 和必要的急性血管反应试验。

年龄 > 1 岁且急性血管反应试验持续阳性的儿童 IPAH（HPAH）患者，可口服 CCBs。对于阴性且风险较低的儿童 PAH 患者，建议开始口服单个靶向药物治疗（由于针对儿童 PAH 治疗的循证医学证据有限，主要参照成人 PAH 的治疗策略。靶向药物缺乏儿童专用剂型，儿童 PAH 需按照千克体重给药），包括 ERA（波生坦）或 PDE5 抑制剂（西地那非、他达拉非）。2019 年我国批准波生坦用于 ≥ 3 岁的 PAH 患儿，儿童推荐剂量见表 5-21。西地那非应用于 1~17 岁的儿

童 PAH 患儿，推荐剂量为：年龄＜1 岁，0.5~1mg/kg，每日 3
次；体重＜20kg，10mg，每日 3 次；体重＞20kg，20mg，每
日 3 次。

如果靶向药物效果不好但临床评估后仍属于低危状态，
也可试用雾化吸入前列环素类似物或前列环素受体激动剂。单
药治疗后临床恶化者需要考虑早期联合靶向药物治疗。高危
PAH 患儿静脉滴注依前列醇或曲前列尼尔为首选治疗方案，
也可考虑皮下注射曲前列尼尔或早期联合靶向药物治疗。

表 5-21   波生坦儿童剂型用法用量

患儿体重（年龄≥3 岁）	初始 4 周和维持剂量（4 周后）
＜20kg	2mg/kg，每日 2 次
20~40kg	一次 62.5mg，每日 2 次
＞40kg	一次 125mg，每日 2 次

三、肺动脉高压患者注意事项

（1）避孕：肺动脉高压患者妊娠期病死率显著升高，生
育期女性患者应严格避孕。尽管急性肺血管扩张试验阳性
IPAH 患者的妊娠安全性已有明显改善，但仍应在肺血管疾病
专科和产科医师的严密随访下进行，剖宫产为此类患者的首选
方案。

（2）预防感染：感染可导致肺动脉高压患者病情加重，
推荐在秋冬交替季节接种流感疫苗和肺炎链球菌疫苗，降低肺
部感染发生风险。

（3）心理支持：肺动脉高压患者易产生不同程度的焦虑
和（或）抑郁状态，应充分考虑并评估患者的精神心理状态，
鼓励家属给予心理支持，必要时请专科医师进行干预和疏导。

（4）择期手术：择期手术会增加肺动脉高压患者病情恶
化的风险，应尽可能采用局部或区域阻滞麻醉，避免全身麻

醉，尤其是需气管插管的全身麻醉手术。

（5）出行：约 1/4 的肺动脉高压患者在飞行过程中会出现低氧状态（定义为指尖氧饱和度 < 60mmHg 时），需谨慎飞行或在飞行过程中有氧气支持。此外，肺动脉高压患者应避免前往高海拔（1500~2000 m 以上）地区或低氧环境。

（6）康复和运动训练：病情相对稳定的患者应进行适度运动和康复训练，有助于提高运动耐量、心肺功能和改善生活质量。建议在有经验的心脏或呼吸病中心接受康复训练、运动，以不引起明显气短、眩晕、胸痛为宜。

（7）遗传学变异：对筛查出基因突变的 PAH 患者，需要告知关于遗传学变异的可能性，以及家庭成员可能携带相关的突变 PAH 的风险增加，并建议相关家庭成员进行筛查及早期诊断。基因检测和遗传学咨询严格遵循当地法规的要求，遵循伦理原则。

（8）随访：建议患者每 3~6 个月进行随访评估，随访检查项目包括 WHO 功能分级、血常规、血生化、动脉血氧饱和度、BNP 或 NT-proBNP、6MWT、超声心动图等，根据患者病情和用药情况进行其他检查项目包括铁代谢、D 二聚体、肌钙蛋白、甲状腺功能等。建议在调整治疗方案或临床恶化时复查RHC。

第六节　围术期高血压

一、围术期抗高血压药物治疗概述

围术期高血压是指从确定手术到与本手术有关的治疗基本结束期间内，患者的血压升高幅度大于基础血压的30%，或收缩压 ≥ 140mmHg 和（或）舒张压 ≥ 90mmHg。

（一）围术期高血压的病因

（1）原发性高血压：占 90%-95%，是遗传易感性和环境因素相互作用的结果，还有一些其他因素如体重超重、口服避孕药、睡眠呼吸暂停综合征等。

（2）继发性高血压：占 5%~10%，血压升高是某些疾病的一种表现，主要见于肾脏疾病、内分泌疾病、血管疾病、颅脑疾病以及妊娠期高血压等。

（3）紧张焦虑：主要是患者对麻醉、手术强烈的恐惧感所致，这类患者仅在进入手术室后测量血压时才出现高血压，回到病房或应用镇静剂后，血压即可恢复正常。

（4）麻醉：期间发生高血压的原因较多，主要与麻醉方式、麻醉期间的管理以及一些药物应用有关。

（5）手术操作：一些手术操作，如颅脑手术牵拉、嗜铬细胞瘤手术肾上腺血流阻断前等，可引起短时的血压增高。对引起继发性高血压的肾血管病变、嗜铬细胞瘤、原发性醛固酮增多症等，术中都有可能发生严重的高血压，甚至心、脑血管意外。

（6）其他：除上述外，较为常见的引起血压升高的原因还有：液体输入过量或体外循环流量较大；颅内压升高；升压药物使用不当；肠胀气；尿潴留；寒冷与低温；术毕应用纳洛酮拮抗阿片类药物的呼吸抑制作用；术后伤口疼痛、咳嗽、恶心、呕吐等；术后因麻醉对血管的舒张作用消失，血容量过多。

（二）围术期高血压的高危因素

（1）原发性高血压，术前控制不理想或不合理停用降压药物；

（2）继发性高血压、嗜铬细胞瘤、肾动脉狭窄、原发性醛固酮增多症等；

（3）清醒状态下进行有创操作；

（4）手术操作刺激；

（5）麻醉深度不当或镇痛不全；

（6）气管导管、导尿管、引流管等不良刺激；

（7）药物使用不当；

（8）颅内高压；

（9）缺氧或二氧化碳蓄积；

（10）寒战、恶心、呕吐等不良反应；

（11）紧张、焦虑、恐惧、失眠等心理应激因素。

（三）围手术期血压的管理

1.患者术前血压评估

（1）是否有高血压病。鉴别术前高血压是持续状态还是紧张焦虑引起的，长期高血压的患者常伴有压力感受器敏感性降低，导致术中血流动力学不稳定。

（2）高血压的程度。判断是否需要进一步控制血压：Ⅰ、Ⅱ级高血压（BP＜180/110mmHg），危险性与一般病人相仿，手术并不增加围术期心血管并发症发生的风险。而Ⅲ级高血压（BP≥180/110mmHg）未控制时，围术期发生心肌梗死、心力衰竭及脑血管意外的危险性明显增加，需选择合适的降压药物，使血压稳定在一定水平。

（3）靶器官受累情况。高血压伴重要脏器功能损害者，麻醉手术的危险性显著增加。应注意了解有无心绞痛、心力衰竭、高血压脑病、糖尿病以及肾功能、脂类代谢紊乱等合并症。如存在上述靶器官受累或生理紊乱的情况，术前在控制血压水平的同时应对并存疾病进行治疗。

（4）了解患者术前用药情况：中枢降压药、β受体阻滞剂不宜骤然停药。

（5）手术部位和种类及评估手术时间：①高危手术（心脏危险性＞5%）：急诊大手术（尤其是老年人）、主动脉或其他大血管手术、外周血管手术、长时间手术（＞4小时）和（或）失血较多等。②中危手术（1%＜心脏危险性≤5%）：颈动脉内膜剥离术、头颈部手术、腹腔内或胸腔内手术、矫形外科手术、前列腺手术等。③低危手术（心脏危险性≤1%）：内镜检查、浅表手术、白内障手术、乳腺手术等。

（6）其他：除紧急手术外，择期手术一般应在血压得到控制之后进行，并调整受损器官功能的稳定。

2. 围术期血压监测

围术期血压异常主要表现为术前血压升高、麻醉诱导期气管插管和术终拔管期高血压、诱导后期低血压、术中血压不稳定及术后高血压。术前血压升高的程度与其基础血压、受刺激的程度有关，应密切监测患者的血压。原则上对无高血压病史的患者，术前轻、中度血压升高（SBP 140~179mmHg、DBP 90~109mmHg）不影响手术进行，可严密观察，不急于处理，稳定病人情绪和消除紧张状态后血压多可恢复正常。术前重度以上（> 180/110mmHg）高血压患者，建议缓慢降压治疗。对于进入手术室后血压仍高于180/110mmHg的患者推荐择期手术。但对危及生命的紧急状况，为抢救生命，无论血压多高，都应急诊手术；对严重高血压合并威胁生命的靶器官损害及状态的，应在短时间内采取措施改善威胁生命的脏器功能。术中切皮等刺激可引起血压升高，而大失血等导致的血容量不足及麻醉过深等可致低血压，平均动脉压下降33%持续10分钟以上或短时间内下降50%均可造成心肌缺血，因此在术中应持续监测患者的血压。

术后的血压一般与术前高血压的程度、血压准备是否充分、手术创伤的大小、失血量的多少、麻醉方式及术中血管活性药物的应用等因素有关。术后短时间内血压不会太高，一般偏低或较正常。但随着临床上血容量的补充和麻醉药、镇静药及止血药物作用的逐渐消退，血压往往会逐渐升高。因此，术后应严密观察，及时监测血压变化，发现异常，及时处理。

（四）围术期高血压控制原则

（1）保证重要脏器灌注，降低心脏后负荷，维护心功能。

（2）术前继续服用β受体阻滞剂和钙通道阻断剂，停用血管紧张素转换酶抑制剂及血管紧张素受体拮抗剂。

（3）血压控制目标：一般认为，患者年龄≥60岁，血压控制目标<150/90mmHg；患者年龄<60岁，血压控制目标<140/90mmHg；糖尿病和慢性肾病患者，血压控制目标<140/90mmHg。术中血压波动幅度不超过基础血压的30%。

（4）目前尚无延期手术的高血压阈值，原则上轻、中度高血压（<180/110mmHg）不影响手术进行；为抢救生命的急诊手术，不论血压多高，都应急诊手术；对严重高血压合并威胁生命的靶器官损害，应在短时间内采取措施改善生命脏器功能，如高血压合并左心衰、不稳定心绞痛或变异型心绞痛、少尿型肾功能衰竭、严重低钾血症（<2.9 mmol/L）。对进入手术室后血压仍高于180/110mmHg的择期手术患者，建议推迟手术或者因患者有选期手术需要（如肿瘤患者伴有少量出血），在征得家属同意的情况下手术。

二、围术期抗高血压药物治疗方案与药物选择

（一）一般手术围术期高血压降压药物的选择

1. 高血压患者术前降压药物的应用建议

欧美及我国高血压管理指南均推荐：在接受大手术的高血压患者中，长期使用β受体阻滞剂的高血压患者在围术期期间应继续使用；CCB治疗剂量对血流动力学无明显影响，且能增加静脉麻醉药、吸入麻醉药、肌松药和镇痛药的作用，故不主张术前停药，对于不能耐受β受体阻滞剂的患者可考虑启动该类药物治疗；而RASS抑制剂（ACEI和ARB）会增加围术期低血压和血管性休克的风险，ACEI术前停用或减量，ARB则建议手术当天停用或建议术前停用，待体液容量恢复后再服用；利尿剂则由于其降低血管平滑肌对缩血管物质的反应性，增加术中血压控制的难度，同时可能会加重手术相关的体液缺失，因此主张术前停药，但具体的停药时间应根据患者

个人具体疾病情况来确定。高血压患者术前降压药选用推荐意见详见表 5-22。

表 5-22　高血压患者术前常用降压药选用推荐意见

降压药物	围术期用药建议	理由
β 受体阻滞剂	继续用药	可降低术后房颤发生率、非心脏手术心血管并发症的发生率及病死率，适用于术前血压控制。术前要避免突然停用 β 受体阻滞剂，防止术中心率的反跳。围术期要维持此类药物使用的种类以及剂量，无法口服药物的高血压患者可经肠道外给药
RASS 抑制剂	术前停用	包括 ACEI 和 ARB，增加围术期低血压和血管性休克的风险，ACEI 术前停用或减量；ARB 则建议手术当天停用，待体液容量恢复后再服用
钙通道阻滞剂	术前不需停药	可改善心肌氧供需平衡，治疗剂量对血流动力学无明显影响。同时，能增加静脉麻醉药、吸入麻醉药、肌松药和镇痛药的作用
利尿剂	术前需停药	降低血管平滑肌对缩血管物质的反应性，增加术中血压控制的难度，同时利尿剂可能会加重手术相关的体液缺失

注：RASS：肾素血管紧张素 - 醛固酮系统；ACEI：血管紧张素转化酶抑制剂；ARB：血管紧张素 Ⅱ 受体拮抗剂

2. 一般手术围术期降压药物的选择

围术期高血压有别于临床高血压，在降压药物的选择上也有所不同。临床高血压以控制血压平稳为目的，主张选用中、长效的降压药；而围术期高血压则以短时间内调整好血压为宗旨，主要选用起效迅速、作用时间短的药物。肾上腺素 α_1 受体阻滞剂（乌拉地尔）和 β 受体阻滞剂（艾司洛尔）以及二氢吡啶类钙通道阻滞剂（尼卡地平）等是围术期常用的降压药物（表5-23）。另外，许多吸入性麻醉药和部分静脉用的麻醉药也有降压作用。

一般手术患者在麻醉状态下极易出现高血压反应，若患者血压在短时间内急剧升高，超过基础血压30%即应处理。气管插管、手术切皮、开胸去肋、开腹、内脏探查等强烈刺激性的操作极易导致血压急剧波动，除适时适当地加深麻醉外，可追加异丙酚、芬太尼等麻醉药来辅助控制血压；若血压持续较高，可加用乌拉地尔或尼卡地平等起效迅速、作用时间较短的降压药，1分钟左右均可有效地降压，而少见后继的低血压，如仍未能有效控制，可考虑使用硝普钠，短时间内可迅速降压，但应注意严格控制剂量及速度，禁止静脉注射，防止低血压的发生。围术期控制血压药物的选择应根据患者的基础疾病来进行，同时结合药物使用的经济性。

表 5-23 围术期高血压常用静脉降压药

降压药物	适应证	用法用量	起效时间	持续时间	不良反应	禁忌证
美托洛尔	围术期高血压，诱导麻醉或麻醉期间出现的窦性心动过速	3~5mg 静脉注射，间隔 5 分钟重复，最大可用到 15mg	5~10 分钟	5~10 小时	低血压、心力衰竭、心脏传导阻滞、头晕、疲劳、抑郁、支气管痉挛、腹泻、皮肤瘙痒、皮疹	二度和三度房室传导阻滞、心源性休克、严重窦性心动过缓（心率<60 次/分）、收缩期血压小于 90mmHg、病态窦房结综合征及孕妇禁用
艾司洛尔	围术期高血压，窦性心动过速、心房颤动、心房扑动时控制心室率	0.15~0.3mg/(kg·min) 泵入	1~2 分钟	10~20 分钟	低血压、支气管痉挛、心力衰竭、心脏传导阻滞	支气管哮喘或有支气管哮喘病史、严重慢性阻塞性肺疾病、窦性心动过缓、二度和三度房室传导阻滞、难治性心功能不全、心源性休克及对本品过敏者禁用
拉贝洛尔	外科手术前控制血压，还可用于高血压危象	25~50mg 静脉注射 15 分钟可重复，总量可达 200mg；也可静脉泵入 1~4mg/min，根据血压调整	5~10 分钟	3~6 小时	恶心、头皮发麻、支气管痉挛、头晕、心脏传导阻滞、直立低血压	支气管哮喘、心源性休克、二度和三度房室传导阻滞、重度或急性心力衰竭、重度窦性心动过缓、严重持续低血压及对本药过敏者禁用

续表

降压药物	适应证	用法用量	起效时间	持续时间	不良反应	禁忌证
乌拉地尔	围术期高血压以及高血压危象、重度高血压，重症和极重度难治性高血压	25mg静脉注射，2分钟可重复，总量可达100mg，或者静脉泵入5~40mg/h，根据血压调整	0.5~3分钟	40~90分钟	低血压、头痛、头晕	对本药过敏者，主动脉峡部狭窄或动静脉分流的患者（肾透析时的分流除外），哺乳期妇女禁用
地尔硫草	手术时异常高血压的急救处置、高血压急症	5~10mg静脉注射，或5~15μg/(kg·min)泵入	2~7分钟	0.5~10小时	心动过缓、房室传导阻滞、低血压、心力衰竭、外周水肿、头痛、便秘、肝毒性	严重低血压患者、病态窦房结综合征、二度以上房室传导阻滞（安置心室起搏器除外）、心源性休克、急性心肌梗死伴心力衰竭、严重充血性心肌病、严重心肌病、妊娠期妇女或可能妊娠的妇女及对本药过敏者禁用
尼卡地平	手术时异常高血压的急救处置、高血压急症	0.5~10μg/(kg·min)静脉给予，根据血压调整	5~10分钟	1~4小时	心动过速、头痛、周围水肿、心绞痛、恶心、房室传导阻滞、头晕	重度主动脉狭窄者、颅内出血尚未完全止血者、脑卒中急性期颅内压增高及对本药过敏者禁用

降压药物	适应证	用法用量	起效时间	持续时间	不良反应	禁忌证
硝普钠	手术前后阵发性高血压等的紧急降压；麻醉期同控制性降压、高血压急症	6.25~12.5μg/min泵入，根据血压调整剂量	立即	2~10分钟	低血压、心动过速、头痛、氰化物和硫氰酸盐中毒、脸红、恶心、呕吐、肌肉痉挛、肺分流	代偿性高血压（如伴动、静脉分流或主动脉狭窄的高血压）、外周血管阻力降低引起的充血性心力衰竭、低血压、视神经萎缩、烟草中毒性弱视、颅内高压、妊娠期妇女及对本药过敏者禁用
硝酸甘油	围术期高血压	起始量5~100μg/min静脉滴注，逐渐滴定，最高剂量200~400μg/min	2~5分钟	5~10分钟	低血压、头痛、头晕、呕吐、快速耐受性、高铁血红蛋白血症	早期心肌梗死伴严重低血压及心动过速、急性循环衰竭、严重低血压（SBP<90mmHg）、梗阻性肥厚型心肌病、缩窄性心包炎、心包填塞、重症脑出血或头颅外伤、颅内压增高、对本药及硝酸盐类药物过敏者禁用

（二）特殊类型手术围术期高血压的血压控制目标及降压药物的选择

1. 心脏外科手术围术期

心脏外科手术一般需要麻醉和体外循环，因此心脏外科手术围术期血压影响因素较多，一般围术期血压控制目标为SBP < 140mmHg，但具体情况有不同的要求，下文将对每种不同情况进行详细叙述。

（1）术前血压管理：术前需要充分的镇静，先麻醉后再降压。麻醉中出现高血压时，首先必须消除诱发血压增高的各种因素，并且要保证麻醉深度适宜。对于血压过度增高的病人，可同时给予血管扩张剂，每次静脉注射尼卡地平0.5~1mg或乌拉地尔12.5~25mg或酚妥拉明1~5mg。

（2）术中血压管理：①体外循环期间。维持适当灌注流量，体外循环中动脉压一般维持在50~80mmHg间，老年人血管阻力高，灌注压亦相应偏高，小儿则可稍微偏低。若平均动脉压 > 90mmHg应加深麻醉或用降压药物，如乌拉地尔、尼卡地平。血压过高或过低，必须消除诱发血压异常的各种因素，应针对原因做相应处理。在灌注流量调整前要考虑到血管阻力、温度、血液稀释对血压的影响。②主动脉瓣膜手术在体外循环转流和术后易发生高血压，可用乌拉地尔、尼卡地平、硝普钠处理；对合并心肌肥厚的患者应维持血压在较高水平。③二尖瓣成形术后应控制SBP < 120mmHg。④冠状动脉旁路移植术围术期应维持较高的灌注压，平均动脉压 > 70mmHg，避免降压过程中心率增快。不建议用硝普钠控制血压，以免引起冠脉窃血。⑤动脉导管结扎术在结扎导管时将SBP降至70~80mmHg或血压降低不超过基础水平的40%，应注意术后高血压反跳，及时给予镇静剂和乌拉地尔、β受体阻滞剂或钙通道阻滞剂等降压治疗。

（3）术后血压管理：完善镇痛，消除高血压诱因，根据心功能状况合理控制血压。

2. 妊娠期高血压疾病围术期

妊娠期高血压疾病是妊娠期特有的疾病，包括妊娠期高血压、先兆子痫、子痫、慢性高血压并发先兆子痫以及妊娠合并慢性高血压。妊娠期高血压疾病的治疗目的是预防重度先兆子痫和子痫的发生，降低母儿围产期患病率和死亡率，改善围产结局。

孕妇未并发器官功能损伤，收缩压（SBP）应控制在130~155mmHg 为宜，舒张压（DBP）应控制在 80~105mmHg；孕妇并发器官功能损伤，则 SBP 应控制在 130~139mmHg，DBP 应控制在 80~89mmHg。在出现严重高血压或发生器官损害（如急性左心室功能衰竭）时，需要紧急降压到目标血压范围，注意降压幅度不能太大，以平均动脉压的 10%~25% 为宜，24~48 小时达到稳定。

分娩期间应监测血压并继续降压治疗，应将血压控制在 < 160/110mmHg。对于需要行剖宫产终止妊娠的患者，需要减缓降压速度或是暂时停用降压药，因为硬膜外麻醉可以降低大约 15% 的血压。而且麻醉效果比较好的情况下，容易出现仰卧位低血压综合征，所以通常不需要在手术时应用降压药，但术后 30 分钟，应注意麻醉效果后的血压回升，及时应用降压药物控制血压波动。如产后血压升高 ≥ 150/100mmHg 应继续给予降压治疗。先兆子痫孕妇产后 3~6 天是产褥期血压高峰期，高血压、蛋白尿等症状仍可能反复出现甚至加重，此期间仍应每天监测血压。重度子痫前期孕妇产后应继续使用硫酸镁至少 24~48 小时，预防产后子痫。注意产后迟发型先兆子痫及子痫（发生在产后 48 小时后的先兆子痫及子痫）的发生。

哺乳期可继续应用产前使用的降压药物，甲基多巴除外，使用甲基多巴者可换用 ACEI 和 ARB 类（卡托普利、依那普利除外）降压药。产后血压持续升高要注意评估和排查其他系统疾病的存在。

　　用于治疗妊娠期高血压疾病的降压药物应选择不减少肾脏、胎盘灌注，同时对胎儿影响小的药物。妊娠期高血压疾病常用的口服降压药物有拉贝洛尔、硝苯地平及甲基多巴等，禁止使用血管紧张素转换酶抑制剂（ACEI）和血管紧张素 Ⅱ 受体拮抗剂（ARB）。口服降压时，建议采用联合用药。若口服降压效果不理想，可改用静脉用药，常用的有拉贝洛尔、尼卡地平、硝酸甘油、酚妥拉明、乌拉地尔及硝普钠等（表 5-24）。

表 5-24　妊娠期高血压疾病围术期常用降压药

降压药物	用法用量	备注
拉贝洛尔	口服：50~150mg，每天 3~4 次 静脉注射：初始剂量 20mg，然后 1~2mg/min，10 分钟后如未有效降压则剂量加倍，单次最大剂量 80mg，直至血压控制，每天最大总剂量 220mg；也可 50~100mg 稀释后静脉滴注	目前唯一被推荐用于妊娠高血压的 α/β 受体阻滞剂；降压的同时不影响肾脏、胎盘灌注，是妊娠期高血压及先兆子痫一线用药
硝苯地平	有短效和缓控释制剂两种。短效剂用法：5~10mg，口服，每天 3~4 次，每天最大剂量 60mg（短效硝苯地平可用于紧急降压，10mg，口服，30~45 分钟未起效重复上述剂量，但不推荐常规使用）。缓控释制剂用法：缓释片 20mg，口服，每天 1~2 次；或控释制剂 30~60mg，每天 1 次	短效硝苯地平在舌下含服的状态下，降压速度快速，服药后 10~30 分钟明显降低平均动脉压，极易导致严重低血压、心肌梗死、胎儿预后不良等。因此，短效制剂舌下含服只作为妊娠期或产褥期急性、重度高血压紧急治疗的备选方案。在无法立即获得静脉药物时，舌下含服短效硝苯地平 10mg 可作为静脉注射拉贝洛尔替代选择之一
甲基多巴	250~500mg，口服，每天 2~3 次，每 2 天调整剂量 1 次，直至达到预期疗效，每天最大剂量不宜超过 3g	

降压药物	用法用量	备注
尼卡地平	口服：初始剂量 20~40mg，每天 3 次；静脉滴注：0.5~1.0μg/(kg·min)，5~10 分钟起效	
硝酸甘油	起始剂量 5~10μg/min 静脉滴注，每 5~10 分钟增加滴速至维持剂量 20~50μg/min	
酚妥拉明	静脉滴注：一次 10~20mg，以 5% 葡萄糖注射液稀释至 100~200ml，滴速为 10μg/min，应根据降压效果调整滴注剂量	酚妥拉明可降低心脏后负荷，改善肺动脉高压，改善心肌供氧是妊娠期高血压心脏病的首选药物
乌拉地尔	缓慢静脉注射 10~50mg，监测血压变化，降压效果应在 5 分钟内即可显示。若效果不够满意，可重复用药。在静脉滴注乌拉地尔后，予持续静脉滴注以维持降压作用，应根据病人的血压调整给药速度，推荐初始速度为 2mg/min，维持速度为 9mg/h	乌拉地尔降压效果快，适用于治疗高血压危象、难治性高血压，用于控制围术期高血压
硝普钠	0.5~0.8μg/(kg·min) 缓慢静脉滴注	因硝普钠可增加胎儿氰化物中毒风险，因此不建议常规使用，仅适用于其他降压药物无效的高血压危象孕妇，且产前应用时间不宜超过 4 小时
硫酸镁	严重先兆子痫患者需在手术前后及时给予硫酸镁治疗，一般首次剂量为 4~6g，维持剂量 1~2g/h，24 小时总量不超过 25g，至少要维持给药 24 小时。推荐先兆子痫行剖宫产时，术中持续性静脉滴注硫酸镁，以预防子痫发生，持续到产后 12~24 小时	硫酸镁是先兆子痫解痉和预防子痫发作疗效最确切，应用最广泛的药物

3. 颅脑病变围术期

有高血压病史的患者在围术期可持续使用 β 受体阻滞剂和 CCBs；由于利尿剂的使用会出现围术期低渗透压和低钾血症风险，应在手术当天停止使用，如存在利尿剂持续治疗，术前一天应注意复查钾离子，手术后利尿剂需尽早恢复使用；在手术当日应停止使用 RASS 抑制剂（ACEI 或者 ARB）。围术期出现高血压急症者需给予静脉降压药物治疗，推荐降压药物包括乌拉地尔、依那普利、尼卡地平、拉贝洛尔或艾司洛尔，应避免使用增高颅内压风险的硝普钠。降压药物宜从小剂量应用，谨防发生低血压。

4. 嗜铬细胞瘤围术期

嗜铬细胞瘤可合成和分泌大量儿茶酚胺而致继发性高血压。临床可表现为阵发性、持续性或在持续性高血压的基础上阵发性加重。

（1）术前抗高血压药物准备宜首选 α 受体阻滞剂，可使用非选择性 α 受体阻滞剂，酚苄明 $0.5\sim1mg/(kg \cdot d)$；或者选择性 $α_1$ 受体阻滞剂，哌唑嗪一次 $1\sim3mg$、每天 3 次。临床上常用酚苄明，一次 $10\sim20mg$、每天 $2\sim3$ 次，连续两周。如患者服用 α 受体阻滞剂后出现心动过速或患者合并儿茶酚胺心肌病，可加用 β 受体阻滞剂：美托洛尔每天 $25\sim50mg$、阿替洛尔每天 $25\sim50mg$、普萘洛尔每天 $10\sim30mg$。在嗜铬细胞瘤患者中，建议加用高选择性 $β_1$ 受体阻滞剂，β 受体阻滞剂应使用到手术当天早晨。如患者血压仍未能控制，则可加用钙通道阻滞剂：硝苯地平每天 $30\sim60mg$，氨氯地平每天 $5\sim10mg$。另外，嗜铬细胞瘤患者应在服用 α 受体阻滞剂后开始口服电解质，进行正常或高盐（每天多于 5g）饮食，鼓励患者多饮水；入院后 $1\sim2$ 天可静脉补充晶体液或人工胶体液；可在患者进入手术室前给予 1L 或更多的平衡盐溶液。

（2）术中的首要目标是在切除肿瘤的同时，维持患者血流动力学稳定。①诱导前准备：对于术前血压控制不佳，肿瘤较大，术前儿茶酚胺水平高的患者可在手术当天早晨给予镇静催眠药，以免患者紧张焦虑引起高血压危象。②麻醉诱导：丙泊酚可以安全地用于嗜铬细胞瘤患者的诱导，依托咪酯对血流动力学的影响小，可用于心功能较差、容量不足的患者。诱导时给予少量利多卡因、艾司洛尔也能减少血压的突然升高。麻醉前禁用阿托品、吗啡、筒箭毒碱，因其可抑制迷走神经并诱发心律失常。③肿瘤切除前：术中触碰肿瘤往往会导致过量儿茶酚胺释放，血压急剧升高。当血压升高较缓和时，可给予 5~25mg 乌拉地尔或 0.2~1.0mg 尼卡地平降压治疗；当血压急剧升高时，酚妥拉明持续静脉滴注。术中出现心率 > 100 次/分或快速型心律失常，则在使用 α 受体阻滞剂后，静脉注射选择性 β_1 受体阻滞剂艾司洛尔。④肿瘤切除后：血供阻断后，部分患者的血压可出现迅速的降低，应立即停止所有血管扩张剂，由开放的外周通路和中心静脉快速补液，液体复苏往往比血管活性药的使用更有效。

（3）血流动力学的管理仍然是术后的首要任务。大多数患者的血管活性药会逐渐减量至停药，术后 24~48 小时要密切监测患者的血压和心率，如出现血压明显下降或低血压，则应立即停用 α 受体阻滞剂并快速补充血容量，必要时使用血管活性药物。

三、注意事项

（一）心脏手术围术期高血压管理

（1）充分的术前镇静；

（2）基本原则是先麻醉后再降压，麻醉应有合适的深度，选择以阿片类药物为主的全身麻醉；

（3）体外循环期间维持适当灌注流量。若 MAP > 90mmHg 应加深麻醉或用降压药物，如乌拉地尔、尼卡地平；

（4）术后完善镇痛，消除高血压诱因，根据心功能状况合理控制血压；

（5）主动脉瓣膜手术在体外循环转流和术后易发生高血压，可用乌拉地尔、尼卡地平、硝普钠处理；对合并心肌肥厚的患者应维持血压在较高水平。二尖瓣成形术后应控制收缩压＜ 120mmHg；

（6）冠状动脉旁路移植术围术期应维持较高的灌注压，MAP ＞ 70mmHg，避免降压过程中 HR 增快，保持 MAP/HR ＞ 1。不建议用硝普钠控制血压，以免引起冠脉窃血；

（7）动脉导管结扎术在结扎导管时将收缩压降至 70~80mmHg 或血压降低不超过基础水平的 40%，应注意术后高血压反跳，及时给予镇静剂、乌拉地尔、β 受体阻滞剂或钙离子通道阻断剂等治疗。

（二）主动脉夹层围术期高血压管理

（1）术前积极控制血压及降低心室收缩力，防止夹层假腔扩张、撕裂的前提下，尽可能保证组织器官灌注；

（2）充分镇痛的同时，尽快将收缩压控制到 100~120mmHg，心率尽量控制在 50~60 次 / 分；

（3）药物治疗的基本原则：快速、平稳、联合用药。首选 β 受体阻滞剂，或联合应用乌拉地尔、硝普钠等血管扩张剂；

（4）在遵循基本原则的同时，对于不同类型的主动脉夹层应注意差异化和个体化治疗。

① A 型：应更积极地将心率、血压控制在上述达标水平，以防止夹层破裂，确保患者生命安全，并在此基础上尽快进行外科手术治疗。

② B 型：目前多主张一周后再行大血管覆膜支架术，围术期的血压控制则应根据个体的年龄、既往血压水平、有无脑卒中病史、肝肾功能状况及夹层累及脏器分支血管的程度等具体情况，将血压控制在保证重要脏器血流灌注的最低水平。有

创动脉测压应建立在肢体动脉未受累及的那侧，以保证血压监测的真实准确。如需置换主动脉弓，应双侧桡动脉测压，以判断脑或体循环灌注压。

（5）术后为保证组织器官的灌注应维持较高水平的血压。

（三）妊娠期高血压围术期高血压管理

（1）大多数降压药物在 FDA 妊娠分级中属于 C 级，妊娠期高血压疾病患者选择药物时应在有效控制血压的同时充分考虑药物对母体与婴儿的安全性，权衡利弊下使用。因胎盘无自动调节血压功能，降压过程力求平稳，不能过快、过度，在控制血压同时应注意补充容量，以免影响胎儿血供。常用降压药物有乌拉地尔、钙通道阻滞剂，慎用硝普钠。

（2）围术期血压不宜高于治疗前水平，避免发生高血压危象，高血压脑病或脑卒中。另一方面，为保证胎盘血流灌注，血压不低于 130/80mmHg。

（3）应注意降压药物与镇静药物、解痉药（如硫酸镁）的相互作用。

（四）颅内病变围术期高血压管理

（1）颅内病变引起的高血压常见原因有颅脑外伤、脑出血、颅脑肿瘤及颅内感染等，尤其以颅脑外伤及脑出血常见。其共同特点多因颅内压升高引起高血压，此外，部分垂体肿瘤可导致水钠潴留而引起高血压，脑干血管活动中枢损伤或占位也可导致高血压。

（2）关于自发性脑出血血压管理目标，我国结合实际情况建议：①收缩压在 150~220mmHg 和无急性降压治疗禁忌证的脑出血患者，急性期收缩压降至 140mmHg 是安全的（Ⅰ，A），且能有效改善功能结局（Ⅱa，B）。②收缩压＞220mmHg 的脑出血患者，连续静脉用药强化降低血压和频繁血压监测是合理的（Ⅱb，C）。但在临床实践中应根据患者高血压病史的长短、基础血压值、颅内压情况及入院时的血压情况个体化决定降压目标。

（3）为了防止过度降压导致脑灌注压不足，可在入院时高血压基础上每日降压15%~20%，这种分布阶梯式的降压方法可供参考。脑出血急性期推荐静脉给予快速降压药物，可选择乌拉地尔、拉贝洛尔、盐酸艾司洛尔、依那普利等。

（4）重症动脉瘤性蛛网膜下腔出血管理专家共识（2015）建议：①目前尚不明确能够降低动脉瘤再出血风险的最佳血压水平，动脉瘤处理前可将收缩压控制在140~160mmHg（中等质量证据，强推荐）；②处理动脉瘤后，应参考患者的基础血压，合理调整目标值，避免低血压造成的脑缺血（低质量证据，弱推荐）；③降低血压同时应保证脑灌注压（CPP）≥60mmHg；④一切有利于降低颅内压的措施，如限制液体入量、利尿、巴比妥类镇静、过度通气等均有助于降低血压。对机械通气的患者，应维持$PaCO_2$在30~35mmHg，以利于降低颅内压；⑤避免应用可能增高颅内压的降压药物，优先选用乌拉地尔。

（五）嗜铬细胞瘤围术期高血压管理

（1）术前应积极抗高血压治疗同时补充容量，最终目标为术前24小时内未出现血压＞160/90mmHg；未发生血压＜80/45mmHg及体位性低血压；术前1周ECG无ST段或T波改变；无频发性室性期前收缩。

（2）α肾上腺素能受体阻滞剂为术前控制血压的主要药物，以酚苄明、酚妥拉明最为常用。β肾上腺素能受体阻滞剂是控制心率的常用药物，但切忌在未使用α受体阻滞剂时单独使用，以免出现仅阻滞β受体的血管扩张作用后加重肾上腺素作用于α受体所导致的血压剧增。

（3）术中一旦血压超过基础血压1/3或达到200mmHg时，除分析、排除诱发原因外，应立即采取降压措施，同时提示外科医师暂停手术操作。常用药物为酚妥拉明、乌拉地尔、硝普钠。若同时心率＞ 100 次 / 分，可静脉注射 β 受体阻滞剂。

（4）术中应尽量避免使用刺激交感神经系统的药物（如麻黄碱、氯胺酮等）、抑制副交感神经系统的药物、引起组胺释放的药物（如吗啡、阿曲库铵、氟哌利多等）。

参考文献

［1］国家卫生计生委合理用药专家委员会，中国医师协会高血压专业委员会. 高血压合理用药指南（第 2 版）［J］. 中国医学前沿杂志（电子版），2017，9（7）：28-126.

［2］中国老年医学学会高血压分会，国家老年疾病临床医学研究中心中国老年心血管病防治联盟. 中国老年高血压管理指南 2019［J］. 中华老年多器官疾病杂志，2019，18（2）：81-106.

［3］中华医学会妇产科学分会妊娠期高血压疾病学组. 妊娠期高血压疾病诊治指南（2020）［J］. 中华妇产科杂志，2020（04）：227-238.

［4］Phyllis August. Treatment of hypertension in pregnant and postpartum women［DB/OL］. UpToDate（20210112）［20210305］. https：//www.uptodate.cn/contents/zh-Hans/treatment-of-hypertension-in-pregnant-and-postpartum-women?csi=0de26ca3-62e5-4b22-be33-bd215112ef92&source=contentShare.

［5］黄钊，许君，杨亚梅，等. 儿童高血压的药物治疗进展［J］. 实用医药杂志，2020，37（10）：83-87.

［6］马佳，陈肯，张宇清. 儿童高血压的诊断及测量［J］. 医学综述，2020，26（19）：3860-3864.

［7］马佳，陈肯，张宇清. 儿童及青少年单纯收缩期高血压

发病机制研究进展［J］. 心血管病学进展, 2020, 41（4）:
392-394, 433.

［8］丁翔宇, 王建欣, 冯超, 等. 儿童青少年高血压临床治
疗指南质量的系统性评价［J］. 中国医药导报, 2020, 17
（6）: 73-76.

［9］黄橙, 陈丽星, 周应秋, 等. 儿童青少年原发性高血压
影响因素及诊治［J］. 当代医学, 2019, 25（15）: 190-
193.

［10］陈琦玲. 特殊类型高血压临床诊治要点专家建议［J］.
中国全科医学, 2020, 23（10）: 1202-1228.

［11］张毅, 曹小倩, 卢新政. 药源性高血压研究进展［J］.
国际心血管病杂志, 2020, 47（4）: 216-220.

［12］Rapsomaniki E, Timmis A, George J, et al. Blood pressure
and incidence of twelve cardiovascular diseases: lifetime
risks, healthy life-years lost, and age-specific associations
in 1·25 million people［J］. Lancet, 2014, 383（9932）:
1899-1911.

［13］WilliamsB, ManciaG, SpieringW, et al. 2018 ESC/ESH
Guidelines for the management of arterial hypertension［J］.
Kardiolpol, 2019, 7（2）: 71-159.

［14］Kassel L E, Odum L E. Our Own Worst Enemy:
Pharmacologic Mechanisms of Hypertension［J］. Advances
in Chronic Kidney Disease, 2015, 22（3）: 245-252.

［15］Snowden S, Nelson R. The Effects of Nonsteroidal Anti-
Inflammatory Drugs on Blood Pressure in Hypertensive
Patients［J］. Cardiology in Review, 2011, 19（4）: 184-
191.

［16］Lovell A R, Ernst M E. Drug-Induced Hypertension: Focus
on Mechanisms and Management［J］. Current Hypertension
Reports, 2017, 19（5）: 39.

［17］Aljadhey H, Tu W, Hansen R A, et al. Comparative effects of non-steroidal anti-inflammatory drugs（NSAIDs）on blood pressure in patients with hypertension［J］. Bmc Cardiovascular Disorders, 2012, 12（1）: 93-93.

［18］Chung Y T, Chou C Y, Tsai W C, et al. Acetaminophen Poisoning May Increase Coronary Artery Disease Risk: A Nationwide Cohort Study［J］. Cardiovascular Toxicology, 2018, 18（3）: 386-391.

［19］Khan S, Andrews K L, Chin-Dusting J P F. Cyclo-Oxygenase（COX）Inhibitors and Cardiovascular Risk: Are Non-Steroidal Anti-Inflammatory Drugs Really Anti-Inflammatory?［J］. International Journal of Molecular Sciences, 2019, 20（17）: 4262.

［20］Penninkilampi R, Eslick E M, Eslick G D. The association between consistent licorice ingestion, hypertension and hypokalaemia: a systematic review and meta-analysis［J］. Journal of Human Hypertension, 2017, 31（11）: 699-707.

［21］Suttorp M M, Tiny H, Moshe M, et al. Effect of Erythropoiesis-Stimulating Agents on Blood Pressure in Pre-Dialysis Patients［J］. PLoS ONE, 2013, 8（12）: e84848.

［22］Suzanne, M, Boyle, et al. Erythropoietin and Resistant Hypertension in CKD［J］. Seminars in Nephrology, 2014, 34（5）: 50-549.

［23］Liu H, Yao J, Wang W, et al. Association between duration of oral contraceptive use and risk of hypertension: A meta - analysis［J］. Journal of Clinical Hypertension, 2017, 19（10）: 1032-1041.

［24］Angela, Boldo, et al. Blood Pressure Effects of the Oral Contraceptive and Postmenopausal Hormone Therapies［J］. Endocrinology & Metabolism Clinics of North America, 2011,

40（2）: 419–432.

[25] Zalcman, G é rard, Mazieres J, et al. Bevacizumab for newly diagnosed pleural mesothelioma in the Mesothelioma Avastin Cisplatin Pemetrexed Study（MAPS）: a randomised, controlled, open–label, phase 3 trial. [J]. Lancet, 2016: 1405–1414.

[26] Maitland M L, Kasza K E, Karrison T, et al. Ambulatory monitoring detects sorafenib–induced blood pressure elevations on the first day of treatment. [J]. Clinical Cancer Research An Official Journal of the American Association for Cancer Research, 2009, 15（19）: 6250–6257.

[27] Stefano C, Anna P, Antonietta C M, et al. Management of VEGF–Targeted Therapy–Induced Hypertension [J]. Current Hypertension Reports, 2018, 20（8）: 68.

[28] Montezano, A. C, Rios, et al. Hypertension due to antiangiogenic cancer therapy with vascular endothelial growth factor inhibitors: Understanding and managing a new syndrome [J]. The Canadian journal of cardiology, 2014, 30（5）: 534–543.

[29] L Hoškov á , I M á lek, Kopkan L, et al. Pathophysiological mechanisms of calcineurin inhibitor–induced nephrotoxicity and arterial hypertension [J]. Physiological research / Academia Scientiarum Bohemoslovaca, 2016, 66（2）: 167.

[30] Nad è ge Robert, Wong G W, Wright J M. Effect of cyclosporine on blood pressure [J]. Cochrane Database Syst Rev, 2010（1）: CD007893.

[31] Kim M, Frank L, Klempnauer J ü rgen, et al. Treatment of cyclosporine induced hypertension: Results from a long–term observational study using different antihypertensive medications [J]. Vascul Pharmacol, 2019, 115: 69–83.

[32] Zhong Z, Wang L, Wen X, et al. A meta-analysis of effects of selective serotonin reuptake inhibitors on blood pressure in depression treatment: outcomes from placebo and serotonin and noradrenaline reuptake inhibitor controlled trials [J]. Neuropsychiatric Disease and Treatment, 2017, 13: 2781-2796.

[33] Thase M E. Effects of venlafaxine on blood pressure: A meta-analysis of original data from 3744 depressed patients [J]. The Journal of Clinical Psychiatry, 1998, 59(10): 502-508.

[34] Hejazi N, Huang M, Lin K G, et al. Hypertension among HIV-Infected Adults Receiving Highly Active Antiretroviral Therapy (HAART) in Malaysia [J]. Global Journal of Health Science, 2013, 6(2): 58-71.

[35] Salerno, Stephen M, Jackson, et al. Effect of Oral Pseudoephedrine on Blood Pressure and Heart Rate: A Meta-analysis [J]. Archives of Internal Medicine, 2005, 165(15): 1686-1694.

[36] Hollander-Rodriguez J C, Montjoy H L, Smedra B, et al. Clinical Inquiry: Do oral decongestants have a clinically significant effect on BP in patients with hypertension? [J]. Journal of Family Practice, 2017, 66(6): E1-E2.

[37] Predicting Interactions between Rifampin and Antihypertensive Drugs Using the Biopharmaceutics Drug Disposition Classification System [J]. Pharmacotherapy: The Journal of Human Pharmacology and Drug Therapy, 2020, 40(4): 274-290.

[38] 李青泉, 和丽丽, 李刚. 药物相关性高血压——经常发生却易被忽视的继发性高血压 [J]. 中华高血压杂志, 2019, 27(7): 687-691.

[39] 宋海峰, 王燕群, 巫刚, 等. 药源性高血压的发生机

制和治疗策略［J］. 包头医学院学报，2018，34（10）：121-123，132.

［40］中华医学会心血管病学分会肺血管病学组，中华心血管病杂志编辑委员会. 中国肺高血压诊断和治疗指南2018［J］. 中华心血管病杂志，2018，46（12）：933-964.

［41］中华医学会呼吸病学分会肺栓塞与肺血管病学组，中国医师协会呼吸医师分会肺栓塞与肺血管病工作委员会，全国肺栓塞与肺血管病防治协作组，等. 中国肺动脉高压诊断与治疗指南（2021版）［J］. 中华医学杂志，2021，101（1）：11-51.

［42］中国心胸血管麻醉学会北京高血压防治协会. 围术期高血压管理专家共识［J］. 临床麻醉学杂志，2016，32（3）：295-297.

［43］广东省药学会. 围手术期血压管理医-药专家共识［J］. 今日药学，2019，29（5）：289-304.

第六章 常见降压药物应用

第一节 降压药物应用的基本原则

降压药物应用应遵循下列四项原则：①剂量原则：一般人群采用常规剂量，老年人从小剂量开始；②优先原则：优先选择长效制剂（从长时疗效和平稳性考虑）和固定复方制剂（从依从性考虑）；③联合原则：联合用药（2级高血压或高危人群）；④个体化原则：依据不同合并症和患者对药物不同的耐受性给予个体化用药。

剂量原则：一般患者采用常规剂量；老年人和高龄老年人初始治疗时通常采用较小的有效治疗剂量，并根据需要逐渐增加剂量。左室肥厚和微量白蛋白尿患者选用 RAAS 抑制剂时宜逐渐增加至负荷剂量。

优先原则：优先使用每日 1 次给药而有持续 24 小时降压作用的长效制剂，以有效控制夜间和晨峰血压，更有效地预防心脑血管病并发症的发生。如使用中、短效制剂，则需每日 2~3 次给药，以达到平稳控制血压的目的。对需要联合治疗的患者，为了提高治疗达标率和患者依从性，优先推荐单片复方制剂。

联合原则：对单药治疗未达标者或 2 级以上高血压患者原则上可采用联合治疗方案；对老年患者起始即可采用小剂量 2 种药物联合治疗，或用固定复方制剂。

个体化原则：根据患者合并症、药物疗效及耐受性，同时考虑患者个人意愿及长期经济承受能力，选择适合患者个体的降压药物。

第二节　常用降压药物的种类、作用特点与鉴别应用

一、血管紧张素转换酶抑制剂（ACEI）

ACEI作用机制是抑制血管紧张素转化酶阻断肾素血管紧张素系统而发挥降压作用。常用药包括卡托普利、依那普利、贝那普利、雷米普利、培哚普利、福辛普利等，大规模临床试验结果显示此类药物对于高血压患者具有良好的靶器官保护作用和心血管终点事件预防作用。ACEI单用降压作用明确，对糖、脂代谢无不良影响。限盐或加用利尿剂可增加ACEI的降压效应。尤其适用于下列高血压患者：合并左室肥厚和心肌梗死病史、左室功能不全、代谢综合征、糖尿病肾病、慢性肾脏疾病、蛋白尿或微量白蛋白尿、无症状性动脉粥样硬化或周围动脉疾病或冠心病高危的患者。最常见不良反应为持续性干咳，多见于用药初期，症状较轻者可坚持服药，不能耐受者可改用血管紧张素Ⅱ受体拮抗剂（ARB）。其他不良反应有低血压、皮疹，偶见血管神经性水肿及味觉障碍。长期应用有可能导致血钾升高，应定期监测血钾和血肌酐水平。双侧肾动脉狭窄患者、高钾血症（＞6.0mmol/L）患者及妊娠妇女禁用。

（一）常用ACEI分类、用法及体内代谢

目前临床上使用的ACEI，根据ACEI上锌离子配体（巯基、羧基、膦酰基）的不同，可以分为三大类：①前体药物：在体内肝脏和消化道黏膜水解成活性代谢产物发挥作用。一般来说，服用前体药物可改善吸收，并常常导致延迟起效和较长的作用时间；②肝代谢非前体药物：直接具有活性，通过肝脏代谢，如卡托普利；③不经肝代谢非前体药物：直接具有活性，不通过肝脏代谢，如赖诺普利。分子结构的不同会影响其药动学特点，如组织分布和清除方式，从而对各种器官功能产

生不同的作用。从临床的观点来考虑，活性药物的达峰值浓度时间 t_{max} 表示药物抗高血压起效的时间过程。消除半衰期 $t_{1/2}$ 是抗高血压作用持续时间的一项指标，它反映 ACEI 与 ACE 结合的亲和力和强度。而各种 ACEI 的组织亲和力不同，会导致不同的临床疗效。表 6-1 为常用 ACEI 情况表，表 6-2 列出了常用 ACEI 的用法及代谢情况。

表 6-1 常用 ACEI 情况表

中文通用药名	锌配体	前体药	作用持续时间（小时）	谷/峰比（T/P）	咳嗽发生率（%）	食物对吸收的影响
卡托普利	巯基	否	6~12	25	2.4~20	减少（30%~40%）
贝那普利	羧基	是	24	40	1.2	否
依那普利	羧基	是	18~24	51	3.5	否
西拉普利	羧基	是	24	51	1.6	减少 15%
福辛普利	膦酰基	是	24	64	2.2	否
培哚普利	羧基	是	24	35	2.5	否
咪达普利	羧基	是	24			否
雷米普利	羧基	是	24	50~63	4.0	否
赖诺普利	羧基	否	24	48	2.9	否

表 6-2 常用 ACEI 的用法及代谢情况

中文通用药名	每日常用剂量（mg）/次数	t_{max}（h）	$t_{1/2}$（h）	清除部位
卡托普利	25~300/2~3	1~1.5	4	肾
贝那普利	5~40/1~2	1.5	10~11	肾 - 肝

中文通用药名	每日常用剂量（mg）/ 次数	t_{max}（h）	$t_{1/2}$（h）	清除部位
依那普利	2.5~40/2	4	11	肾
西拉普利	1.25~5/1	2	9	肾
福辛普利	10~40/1	3~6	11.5	50% 肝、50% 肾
培哚普利	4~8/1	3~4	24	肾
咪达普利	2.5~10/1	6~8	8	肾
雷米普利	1.25~20/1	2~4	13~17	60% 肾、40% 粪便
赖诺普利	2.5~40/1	6~8	12.6	肾

（二）常用 ACEI 临床使用注意事项

ACEI 因其在发挥降压作用的同时对很多重要器官还具有保护作用，已经作为高血压药物治疗的基石。但 ACEI 类药物因本身的药理作用经常会出现以下不良反应：咳嗽、低血压、肾功能恶化、血管神经性水肿、高血钾、皮肤反应、中性粒细胞减少等，因此，ACEI 在用于降压治疗时有很多需要注意的地方。表 6-3 为常用 ACEI 临床使用注意事项。

（三）常用 ACEI 制剂特点和临床选择特点

ACEI 类药物因分子结构的不同会影响其药动学特点，如组织分布和清除方式，从而对各种器官功能产生不同的作用。而各种 ACEI 的组织亲和力不同，会导致不同的临床疗效。在众多的 ACEI 中如何正确选用合适的药物，是高血压治疗中安全、合理、经济治疗的关键。表 6-4 对常用 ACEI 从制剂特点和分子结构、药动学、不良反应等方面做了比较。

表 6-3　常见 ACEI 临床使用注意事项

名称	禁忌或慎用	相互作用		注意事项
		增强	减弱	
ACEI	①妊娠 12 周以上和哺乳期妇女（ACEI 在妊娠早期属于 C 级，中晚期属于 D 级）②有使用 ACEI 相关的血管神经性水肿病史 ③高血钾（>6.0mmol/L）④双侧肾动脉狭窄 ⑤原发性醛固酮增多症（雷米普利）	①ACEI 和保钾利尿药或补钾药合用可增加高钾血症的危险。ACEI 减少钾的排泄可达到毒性水平。②ACEI 与非甾体类抗炎药合用，可引起急性肾功能衰竭，而降血压作用减弱。③ACEI 与三环类抗抑郁药，抗精神病药可使直立低血压的危险增加。④ACEI 与 DPP-4 抑制剂（利拉列汀、沙格列汀、西格列汀、维达列汀）合用增加血管神经性水肿风险。⑤别嘌呤醇、普鲁卡因胺、免疫抑制剂、有全身作用的皮质醇类和其他能引起血常规变化的药物与 ACEI 合用：增加血液白细胞和其他血细胞的可能性，尤其血液白细胞计数下降，造成白细胞减少症	抗酸药可影响 ACEI 的吸收，应间隔 2 小时以上	①使用 ACEI 出现咳嗽的发生率为 10%~30%，与给药的剂量无关，并随着用药时间的延长症状也不呈缓解趋势。因此，大部分出现咳嗽的患者都需要换药治疗 ②卡托普利被发现可以导致粒细胞缺乏症及骨髓抑制，且较多发生于肾功能不全者，特别是伴有胶原血管病（例如红斑狼疮或硬皮病）的患者。因此使用其他 ACEI 时应提高警惕 ③当有肾功能损害需要选用 ACEI 时，应选用对肾组织渗透力高的药物雷米普利或贝那普利，两药也部分经胆汁排泄；也可选用经肾脏和肾外双通道排泄的药物福辛普利 ④ACEI 发挥最大降压作用时间一般比 CCB 类药物晚，一般不作为高血压急症的抢救药物使用 ⑤ACEI 可以减少蛋白尿，保护肾功能，但在血清肌酐 Ccr > 265μmol/L（3mg/dl）时应谨慎使用

表6-4　常用ACEI制剂特点和临床选择特点

药物名称	制剂特点	适应证	临床选择特点
卡托普利	口服后迅速吸收，在肝脏内代谢为有活性的初级代谢产物，食物会影响其吸收	高血压，心力衰竭	卡托普利具有活性，口服后15分钟即可起效，但其为所有ACEI中维持时间最短的，因此需每日给药2~3次。其分子结构中因含巯基，对组织中ACE亲和力较低，其抑制作用也较其他含ACEI弱，疗效相对差一些，但在刺激性干咳的发生率上又高于其他的ACEI。除干咳的副作用以外，因含有巯基，还可引起全血细胞减少、皮疹和味觉异常
依那普利	前体药物，在肝内被转化成有效的药物发挥作用，食物不影响吸收	高血压，心力衰竭	口服后在肝药酶作用下，生成二羧酸活性代谢物依那普利拉，对ACE的抑制作用比卡托普利强10倍，但不如其他ACEI。作用维持时间较长，可达24小时以上，但少数患者可能每天服药2次，长期应用时，能逆转左室肥厚和改善大动脉的顺应性
贝那普利	前体药物，进食后服药，延迟贝那普利的吸收，但不影响吸收总量和转变为贝那普利拉	高血压，心力衰竭	口服吸收快，1小时起效，约4小时作用达高峰。血浆消除呈双相：初期消除 $t_{1/2}$ 为3小时，末期消除 $t_{1/2}$ 为24小时。对血浆中ACE的亲和力和唑那普利一样是ACEI中最高的。对高血压与心力衰竭有效，能增加肾血流，改善肾功能，对多种慢性肾功能衰竭（如肾小球肾病、间质性肾炎、肾盂肾炎、糖尿病肾病等）有效，能降低由轻中度肾功能衰竭发展到末期的危险性。又为双通道排泄（肝、肾排泄）制剂，老年人服用时药物蓄积很少，因此特别适用于肾功能不全的老年高血压患者

续表

药物名称	制剂特点	适应证	临床选择特点
雷米普利	前体药物，在肝内被转化成有效药物发挥作用，食物不影响其吸收	高血压，心力衰竭	以较低的剂量（雷米普利 1.25~2.5mg）给药时，有效半衰期会比 5~10mg，每日 1 次的给药明显延长。这与极低血浆浓度时间曲线的长终末相有关。该终末相不依赖于药物剂量，提示与雷米普利拉结合的酶的作用是可饱和的。与组织中 ACE 亲和力低于贝那普利，但高于培哚普利、福辛普利和卡托普利。其排泄途径为肾脏和肠道，对肾功能不全患者较为适合
培哚普利	前体药物，在肝内被转化成有效药物发挥作用，食物不影响其吸收	高血压，心力衰竭	培哚普利以其活性成分培哚普利拉发生作用，培哚普利拉的生成量受饮食的影响。肝硬化患者培哚普利拉的生成量并无减少，因此不需要调整剂量。在高血压伴心力衰竭的临床试验中，培哚普利是证明有效的证据最多的 ACEI 药物
福辛普利	含有膦基的 ACEI，在肝内被转化成有效药物发挥作用，食物不影响其吸收	高血压，心力衰竭	为唯一一膦酰基的 ACEI 药物，但低于其他 ACEI 类药物。成分福辛普利拉。因亲脂性强，与血浆蛋白结合达 95% 以上，血浆 $t_{1/2}$ 约 12 小时，峰值时间约为 3 小时。对心脑血管作用强而持久。活性代谢物对组织中 ACE 抑制强度为卡托普利的 3 倍，肾脏较少在胃肠黏膜和肝脏迅速水解并完全水解为活性。对心脑 ACE 抑制作用强而持久，对肾脏 ACE 抑制作用弱而短暂，减少了药物蓄积的危险。由肾脏和胆道双通道排泄，这表明它分布在心脑较多

续表

药物名称	制剂特点	适应证	临床选择特点
赖诺普利	依那普利拉的赖氨酸衍生物，口服吸收不受食物影响	高血压，心力衰竭	为依那普利拉赖氨酸衍生物。口服吸收约为30%，生物利用度为25%，有效血浓度的 $t_{1/2}$ 为11.6小时。药物以原形经肾排泄。排泄 $t_{1/2}$ 为30小时。赖诺普利与ACE结合牢固，作用持久，抑制ACE作用与持续时间比依那普利稍强。该药是唯一不经肝脏代谢的ACEI，特别适用于肝功能不全的高血压患者
喹那普利	前体药物，在肝内被转化成有效药物发挥作用，药物发挥作用，食物不影响其吸收	高血压，心力衰竭	为含羧基的前体药。口服53%~68%迅速被吸收，活性代谢物的ACE抑制作用比前体药强3倍。长期服用疗效不减。与其他ACEI前体药物相比，抑制ACE活性与雷米普利相似，比培哚普利、依那普利、卡托普利强，由于喹那普利及其二元酸都具有抑制ACE活性的作用，可降低血管紧张素Ⅱ和醛固酮的血浆浓度水平，喹那普利对肾血管性高血压降压效果比卡托普利强

（四）归纳小结

ACEI 用于长期治疗高血压具有以下基本优势：①可用于治疗轻、中度高血压，即使血浆肾素水平不高的老年患者亦可奏效；②除部分病人可出现干咳不良反应外，耐受性良好，不影响病人生活质量；③不影响血糖、血尿酸、血胆固醇水平，且可减少新发糖尿病人数；④对消退左室肥厚、预防心衰的效果优于其他降压药；⑤可延缓与逆转高血压引起的肾损害；⑥服药期间控制钠盐摄入可增强降压效果。

ACEI 发挥降低血压的主要作用机制是显著降低循环中的血管紧张素Ⅱ（Ang Ⅱ）水平，从而消除 Ang Ⅱ 对血管的直接收缩。同时 ACEI 还可作用于 RAAS 和激肽释放酶 – 激肽系统（KKS），发挥双系统保护作用。不同 ACEI 对组织 ACE 的结合能力是不同的，ACEI 的疗效与其同组织 ACE 的亲和力有关，与组织 ACE 亲和力越高的 ACEI，对组织 ACE 的阻断越完全，疗效越好。在所有的 ACEI 中，含羧基的 ACEI 的组织亲和力较高，其中喹那普利、贝那普利的亲和力最高；而含巯基和膦酰基的 ACEI 的组织亲和力较低。各种 ACEI 对组织 KKS 亲和力的排序与对组织 RAAS 的亲和力完全相同，贝那普利＝喹那普利＞雷米普利＞培哚普利＞福辛普利＞卡托普利。

其次，由 24 小时动态血压监测观察得到的降压作用的谷 / 峰比值（T/P）是临床上近年来评价降压药的又一项重要指标。美国 FDA 规定一个满意的降压药物的谷 / 峰比值应在50% 以上，目的是要求药物平稳持续降压，以减少血压波动。表 6-1 列出了常见 ACEI 的谷 / 峰比值，可以很好比较相互之间的差异。从 ACEI 的消除途径考虑，一部分 ACEI 的消除途径是通过肾脏排泄，很少通过肝脏，这对肾衰竭的高血压病人来说，ACEI 的剂量须根据肌酐清除率降低程度，按比例减少。对于具有双重消除途径的 ACEI 而言，如：雷米普利、福辛普利，虽然两种途径所占比例侧重不同，但都能当一种消除途径减低时，另一种途径代谢性地增加排泄，对肾衰竭病人使用这种药物时，可以不改变剂量，或者仅仅在肾功能显著减低时才减小剂量，因此肾功能不全的病人对此类药的耐受较其他单通道（肾）排泄药物好。其中福辛普利的特点是双重消除途径，各占 50%，两者之间能保持平衡，不易发生蓄积。当有肾功能不全时，通过肝肠排泄的部分增加，在有严重肝脏疾病时这种代谢性清除作用仍存在。反之当肝功能障碍时，通过肾脏排泄的部分增加，因此当患者有肾功能或有肝功能障碍时，不需改变用药剂量，即使是严重肾功能损害患者服用福辛普利也不易发生药物蓄积。在目前能够得到的以及正在研究中的 ACEI 中，福辛普利是第一个有此独特优点的药物。

在不良反应上，服用 ACEI 导致咳嗽是这类药物共同的不良反应，发生率为 1%~22%。不同的 ACEI 所致的咳嗽发生率不同。临床发现，当患者使用某一 ACEI 进行治疗的过程中出现了咳嗽症状，被迫中断治疗时，换用另一种 ACEI 有可能缓解症状，而使之受益。其中，咪达普利对 RAAS 有高度的选择性，它抑制血管紧张素Ⅱ生成的能力强于抑制缓激肽降解的能力，可使缓激肽蓄积平衡，既达到保护器官的目的，又不过量蓄积。咪达普利所致的咳嗽发生率较低，更适用于服用其他 ACEI 产生咳嗽的患者。

另外，高血压治疗不仅在于降低血压本身，而且对心、脑、肾等靶器官的保护也很重要。ACEI 与其他种类降压药物比较，可能有独特的肾脏保护作用，譬如减少高血压病患者尿微量白蛋白的排泄，而钙通道阻滞剂、β受体阻滞剂、血管扩张剂则不能。ACEI 作为高血压合并糖尿病首选的降压药物，能延缓糖尿病高血压病人肾功能减退及视网膜病变的进展，还能降低血压正常的糖尿病病人进行透析的危险性。在心脏方面，ACEI 能明显改善左心室的收缩功能，降低心脏射血时的阻力，从而改善心衰时的症状，是目前公认有效治疗心衰的一类药物。ACEI 同时能改善冠心病患者运动的耐受性，是治疗冠心病、心绞痛的有效药物。临床高血压合并下列情况ACEI能发挥良好作用：①左室肥厚。②心肌梗死（MI），在高血压伴或不伴心衰的心肌梗死临床试验中，ACEI可改善预后，降低病死率。③心功能不全，ACEI可降低症状性心衰27%的病死率。LVEF < 40% 的MI无症状的病人也能从ACEI治疗中获益。④肾功能损害，ACEI可增加肾小球滤过率和肾血流量，降低高血压伴糖尿病的微量蛋白尿，减缓肌酐清除率的下降，长期使用可延缓糖尿病慢性肾功能衰竭的发生和进展。虽然ACEI在治疗高血压及其相关合并症时优势明显，但临床应用ACEI治疗慢性高血压时需要注意以下几点：①坚持治疗性生活方式改变，控制心血管危险因素；②选用药物要遵循个体化原则；③注意最大降压作用出现的时间；④多数轻至中度高血压患者需联合用药；⑤ 不同ACEI制剂之间也有区别；⑥合并靶器官损害者需给予较大剂量ACEI治疗；⑦注意可能出现的不良反应。

二、血管紧张素Ⅱ受体拮抗剂（ARB）

与ACEI阻断血管紧张素Ⅰ转化为血管紧张素Ⅱ不同，ARB与血管平滑肌、肾上腺和其他组织的血管紧张素Ⅱ（Ang Ⅱ）受体结合，结果是阻断了Ang Ⅱ与其受体结合的途径，阻滞Ang Ⅱ介导的血管收缩等生物效应，阻断醛固酮释放引起的血压升高。目前发现细胞膜上的Ang Ⅱ受体有AT_1、AT_2、AT_3、AT_4四种，研究较多的为AT_1和AT_2受体。Ang Ⅱ在组织内产生包括血管收缩和醛固酮释放的多种生物学效应主要与其和AT_1受体结合有关，ARB在抑制AT_1受体的同时可以负反馈抑制肾素分泌，使AT_2受体作用增强，而AT_2受体作用与AT_1受体正好相反。血管紧张素Ⅱ受体拮抗剂即主要通过阻断Ang Ⅱ与AT_1的结合发挥其降压及靶器官保护作用。1994年，首个ARB用于治疗高血压的药物氯沙坦在瑞典上市，此后又陆续上市多个ARB药物，所有Ang Ⅱ受体拮抗剂均有相同的作用机制，其作用机制是在AT_1受体水平选择性阻断肾素 – 血管紧张素 – 醛固酮系统（RAAS）。常用 ARB 包括氯沙坦（Losartan）、缬沙坦（Valsartan）、厄贝沙坦（Irbesartan）、坎地沙坦酯（Candesartan Cilexetil）、依普沙坦（Eprosartan）、替米沙坦（Telmisartan）、奥美沙坦酯（Olmesartan）。有随机对照研究显示，在高血压患者中应用此类药物包括在肾脏保护及心血管终点事件的预防方面应用 ARB，具有与血管紧张素转换酶抑制剂相近的临床获益（非劣效性比较）。同时对于部分无法耐受 ACEI 干咳等不良反应的高血压患者，选用 ARB 可以替代 ACEI 发挥降血压的作用，且大部分患者可较好耐受。但 ACEI+ARB 联合治疗与 ACEI、ARB 单药治疗相比，不仅不能更有效降低心血管并发症的风险，相反能显著增加不良反应和肾功能不全等并发症的风险。ARB 类药物不良反应少见，偶可见腹泻，长期应用可升高血钾，在应用过程中应监测血钾及肌酐值。禁忌证为双侧肾动脉狭窄，高钾血症及妊娠。

（一）常见 ARB 分类、用法及体内代谢

ARB 类药物在分子结构中都有苯丙咪唑环，根据每种药物对咪唑环的修饰不同分为：二苯四咪唑类（包括氯沙坦、厄贝沙坦、坎地沙坦、替米沙坦、阿利沙坦）、非二苯四咪唑类（伊贝沙坦、依普沙坦）和非杂环类（缬沙坦）。以上列出六种制剂被美国 FDA 及多个国家批准可以用于高血压，这些沙坦类药物都有一类似的咪唑环，但侧链有所不同，结构的差异可能影响药物的理化性质、生物利用度、吸收速度和代谢途径，产生不同的药理和药效作用。如二苯四咪唑类中异芳香基团修饰的替米沙坦具有较强的脂溶性，组织穿透性好，同时与 AT_1 受体的亲和力较强也在一定程度上影响替米沙坦表现为对血管紧张素 II 的强大拮抗作用。但 ARB 不同类型之间的降压疗效有无区别仍有争论，有时降压的差异来自患者应用不同的使用剂量。表 6-5 列出了常用 ARB 的药动学特征，表 6-6 列出了常用 ARB 的用法及代谢情况。

表 6-5　常用 ARB 药动学特征

药物	生物利用度	活性代谢产物	代谢涉及肝药酶系	AT$_1$受体作用	谷/峰比(T/P)	食物对吸收的影响	蛋白结合率
氯沙坦	33%	EXP3174	CYP2C9, CYP3A4	竞争性	58~78	无	98.7%
缬沙坦	23%	无	无	竞争性	69~76	减少40%	96%
替米沙坦	42%~57.4%	无	UDP-葡糖醛酸转移酶	非竞争性	≥97	无	99.5%
坎地沙坦酯	42%	CV15959	CYP2C9	非竞争性	80	无	99.6%
伊普沙坦	13%	无	无	竞争性	67	有或无	98%
厄贝沙坦	60%~80%	无	CYP2C9	非竞争性	>60	无	96%

表 6-6　常用 ARB 的用法及代谢情况

通用名	每日常用剂量(mg)/次数	t_{max}(小时)	$t_{1/2}$(小时)	代谢产物清除部位
氯沙坦	25~100/1	1(3~4)*	2(6~9)*	尿液(35%)、粪便(60%)
缬沙坦	80~160/1	2~3	7.05	尿液(83%)、粪便(13%)
替米沙坦	20~80/1	0.5~1	24	粪便(>98%)
坎地沙坦酯	4~32/1	3~5	9~13	尿液(33%)、粪便(67%)
依普沙坦	600/1	1~3	4~9	尿液(7%)、粪便(90%)
厄贝沙坦	150~300/1	1.5~3	11~15	尿液(20%)、粪便(80%)

注：* 为活性代谢物

（二）常用 ARB 临床使用注意事项

临床上所用 ARB 均有较好的耐受性，其不良反应发生率与安慰剂相仿。对使用 ACEI 的慎用和禁忌情况也适用于 ARB。表 6-7 为常用 ARB 临床使用注意事项。

（三）常用 ARB 制剂特点和临床选择特点

上述数种 ARB 几乎均以有效的降压效果获得上市批准，而对于 ARB 的评价尤以其降压效果的报道为多。总的研究结果，6 种 ARB 与其他降压药物降压作用基本相同。ARB 作用机制相似，但因分子结构及制剂特点不同使其药动学并不相同，这些差异可能导致其临床疗效的区别。有 Meta 分析显示，评价各种 ARB 的相对降压疗效，显示各种 ARB 降压疗效相当。但也有随机双盲试验比较某些 ARB 在轻、中度高血压患者中的相对降压疗效后发现，厄贝沙坦、坎地沙坦、替米沙坦等长效降压效果可能优于氯沙坦。在另一项评价 ARB 对 AT_1 亲和力的试验中，发现不同 ARB 的差异，其中替米沙坦对 AT_1 亲和力最强。而近年多个大型临床试验结果的公布，给 ARB 的应用提供循证的支持。表 6-8 对常用 ARB 从制剂特点和分子结构、药动学、不良反应等方面做了比较，以期在临床抉择中提供更适合的 ARB。

表 6-7　常用 ARB 临床使用注意事项

名称	相互作用		禁忌或慎用	注意事项
	增强	减弱		
ARB	①与保钾利尿药、补钾药或含钾盐代用品合用可增加高钾血症的危险，合用应谨慎，并监测血钾浓度　②与利尿降压药合用可能增强降压作用　③与锂剂合用可增加锂剂的毒性反应　④替米沙坦与抗抑郁药合用可增强降血压的作用，都应注意直立性低血压的反应；另可升高地高辛血药浓度，两者合用应监测地高辛血药浓度	①利福平与氟康唑对氯沙坦钾及其活性代谢物均有诱导作用，使血药浓度降低，疗效下降。另氟美辛可降低氯沙坦降血压作用（原因尚未明）　②替米沙坦与麻黄制剂合用，麻黄碱和伪麻黄碱的拟交感作用可降低ARB的降压作用。另作用可引起华法林钠血药浓度各合用应监测血药浓度值轻微降低	①对ARB过敏者禁用　②妊娠中、晚期禁用（FDA妊娠药物分级D级，妊娠期间发现使用妊娠，应尽快停用药物）　③哺乳期妇女慎用或使用时应停止哺乳　④替米沙坦在胆道阻塞性疾病患者、严重肝功能不全患者；严重肾功能不良患者禁用	①原发性高血压、老年性高血压患者对ARB耐受性较好，常见不良反应为头痛、上呼吸道感染、头晕、无力或疲劳，其发生率与安慰剂相近，咳嗽发生率明显低于ACEI，仅与安慰剂相似。血管神经性水肿报道罕见　②伴有低血容量或多种降压药联用患者应用生物利用度高的ARB制剂，可出现低血压，临床用药可从小剂量缓慢增加量，出现症状性低血压可用扩容剂纠正，透析常无效。而进行透析的患者，循环容量在不足或合并肾血管疾病，所以初始剂量必须减量　③ARB与ACEI具有类似减少双侧肾动脉狭窄和孤立肾动脉狭窄的肾脏灌注，应谨慎选用，另有可能使此类患者血清肌酐及尿素增高　④肝功能不全者服氯沙坦时，起始剂量应减半，中度肝功能受损患者服用替米沙坦时应谨慎，应减小初始给药剂量。胆道硬阻性疾病个体应用胆道清除药物替米沙坦及缬沙坦时清除减少，应谨慎应用。其余ARB无须调整首次剂量，重度肝脏损害者亦应减半服用，同时监测肝功能　⑤严重肾功能不全患者服用坎地沙坦应减小初始剂量，其余RAAS ARB在肾功能减退人群中给药时，均无需减量，但由于RAAS ARB受多种体液因子影响，故必须监测病人肾功能和电解质等

表 6-8　常用 ARB 制剂特点和临床选择特点

药物名称	制剂特点	适应证	临床选择特点
氯沙坦	口服吸收良好，食物不影响吸收。本品剂量 14% 在肝脏经 P450 酶转化为活性代谢产物 E3174，血浆蛋白结合率 >98%	原发性高血压	本品活性代谢产物活性较母体强 10~40 倍，不抑制血管紧张素转化酶，不促进缓激肽生成，故不产生咳嗽等不良反应。对杓型或非杓型高血压患者晨间血压上升峰比 >50%，适宜一天 1 次给药。对夜间血压报告患者的夜间 SBP、DBP 无明显降压作用。基础血压越高，降压幅度越大。最大降压效应出现在第 3~6 周。对 AT_1 亲和力相对较低，高血压病人停用该药不产生血压的反跳。本品耐受性好，较少因不良反应而停药。部分患者对曾经应用 ACEI 或其他药物发生的血管神经性水肿有 "拯带" 作用
缬沙坦	口服吸收迅速，但吸收总量个体差异较大，进食减少血药浓度 - 时间曲线下面积（AUC）约 40%，但儿乎不影响治疗效果	轻、中度原发性高血压	已上市的缬沙坦剂型包括：缬沙坦胶囊（80mg；160mg）、缬沙坦分散片（80mg）、缬沙坦片（40mg）。本品为强效、特异性血管紧张素 Ⅱ 受体拮抗剂，对 AT_1 受体亲和力比对 AT_2 强约 2 万倍。应用单药约 2 小时内起效，4~6 小时达到降压高峰，持续降压作用可达 24 小时。在对高血压患者进行的多剂量研究中，缬沙坦对总胆固醇、空腹甘油三酯、空腹血糖和尿酸水平没有明显影响。肾功能不全及非胆管源性、无淤胆的肝功能不全患者无需调整剂量。服用本品过量导致低血压引起恶性症状应尽快予催吐治疗
替米沙坦	本品口服吸收迅速，肝脏代谢产物无活性。口服剂量	原发性高血压	口服后 0.5 小时血浆浓度达峰值，约 3 小时达峰值，降压作用仍可持续一周。连续用药四周后停药，降压作用仍可持续一周。本品主要以原形由胆道经粪便排出。替米沙坦与受体解离半数约为氯沙坦的 1/3，解离 $t_{1/2}$ 为氯沙坦的 3.17 倍。多项临床试验提示

药物名称	制剂特点	适应证	临床选择特点
替米沙坦	与血药浓度峰值不成线性关系。食物不影响药物吸收	原发性高血压	替米沙坦在常用五大类抗高血压药物中有最强的逆转左室肥厚作用，适用高危心血管病患者，此外尚有改善肾脏血流动力学，防止肾小球硬化，减少蛋白尿等作用，胆道排泄。老年人、肾功能不全患者应用本品不需调整剂量，但严重肝肾功能不全患者慎用。不良反应少且轻微，常见不良反应为头痛、眩晕、恶心
坎地沙坦	前体药物坎地沙坦酯吸收迅速，且不受食物影响，在肝脏代谢产生活性产物坎地沙坦发挥降压作用	原发性高血压	坎地沙坦为选择性 AT_1 受体的拮抗剂，与 AT_1 受体结合力分别为氯沙坦及氯沙坦活性代谢产物的 80 倍和 10 倍，坎地沙坦与受体结合较氯沙坦牢固。临床使用的有效剂量范围为 8~32mg，在此剂量范围内降压效应与剂量相关，但剂量增至 32mg 以上降压反应率不再提高。本品降压谷峰比值达 80%。在降压治疗中，对降低舒张压与依那普利有相同的作用。在降压谷峰作用方面优于 ACEI
依普沙坦	富含脂质食物延缓本品口服吸收，但不影响吸收总量，无需空腹服用	原发性高血压	口服血药浓度达峰时间年轻人 1~3 小时，老年人 2.5 小时，口服一次 600mg，一日 1 次，通常 2~3 周达到最大降压效果，降压效果强于氯沙坦，不经 P450 酶代谢，药物相互作用小。肌酐清除率<60ml/min 的患者每日本品应超过 600mg，患半乳糖不耐受症、Lapp 乳糖酶缺乏症或葡萄糖-半乳糖吸收不良症的罕见遗传病患者不应服用本品
厄贝沙坦	口服吸收迅速，食物不明显影响吸收。该药胶囊与片剂等效	高血压，合并高血压病的 2 型糖尿病肾病，蛋白尿	本品口服降压作用确切，等同或优于 ACEI，β-受体阻断剂及其他氯沙坦。T/P>60%，可 24 小时平稳降压，可与利尿剂或其他降压药联用治疗重度高血压，可使Ⅲ~Ⅳ级重度心力衰竭患者运动耐量及左室射血分数提高。厄贝沙坦经肝、肾双通道排泄，适用于肾功能不全、轻、中度肝功能损害的患者

（四）归纳小结

ARB 通过阻断血管紧张素 Ⅱ 受体而发挥降压作用，是继 ACEI 以后的又一类作用于 RAAS 系统的降压药物。ARB 的适应证和禁忌证与 ACEI 类似，而 ARB 阻断 AT_1 受体，更多的 Ang Ⅱ 与 AT_2 结合发挥有益效应，此类药物与其他类型降压药物降压作用相当，当患者对 ACEI 干咳等不良反应无法耐受时可以用 ARB 替代其发挥降压作用。ARB 具有以下特点：①降压谷峰比值高，平滑指数高，能显著降低心脏及脑卒中发生率；②对心、脑、肾等易受高血压损害的靶器官有保护作用；③改善代谢综合征患者的胰岛素抵抗和血脂水平；④促进尿酸排泄；⑤逆转高血压病左室肥厚和心力衰竭。而对于设想对 ACEI 和 ARB 的联用，2008 年美国心脏病学会（ACC）年会公布的 ONTARGET 研究结果显示合用 ARB 与 ACEI 并不能更多获益，甚至会增加不良反应。2007 年更新的欧洲高血压诊疗指南中拓展了 ARB 的适应证，推荐为高血压伴左心室肥厚、微量白蛋白尿或蛋白尿、肾功能不全或终末期肾病、代谢综合征、糖尿病、脑卒中病史、心肌梗死病史、心力衰竭，预防房颤复发以及 ACEI 不能耐受者应用 ARB 降压治疗。

本类药物的药动学中不同制剂对 AT_1 受体的亲和力有所区别，如：替米沙坦＞坎地沙坦＞缬沙坦＞氯沙坦。对 AT_1 受体的阻断作用差别较小，但总体替米沙坦、坎地沙坦、厄贝沙坦比缬沙坦、氯沙坦有更强的阻断作用。6 种 ARB 的 $t_{1/2}$ 均较长，替米沙坦的 $t_{1/2}$ 达 24 小时，为 6 种 ARB 种最长的，有效降压可达 24 小时。对于消除途径，除替米沙坦外，其他 ARB 制剂均有肝脏、肾脏双通道排泄的机制。替米沙坦在轻、中度肝功能损害患者中剂量不应超过每日 40mg，轻、中度肾功能不全患者应用不需调整剂量，其余 ARB 制剂在轻度肝、肾功能损害患者中大多无需调整剂量。

不同 ARB 制剂的药理特点和差别可能有一定的临床意义，

但是尚缺乏直接的证据，但大规模临床对照试验结果的公布和真实的事件研究数据在 ARB 制剂的药理作用对比中仍具有临床参考意义，研究数据也显示了 ARB 制剂在抗高血压以外的改善糖、脂代谢和靶器官保护方面的作用。氯沙坦终点事件干预研究（LIFT）是第一个 ARB 在高血压病重要终点事件的研究，研究显示对逆转左心室肥厚，氯沙坦明显优于阿替洛尔，同时氯沙坦钾更显著降低蛋白尿；另外基于降低高尿酸治疗对于原发性高血压合并高尿酸血症的患者具有的潜在的重要临床意义，有专家研究指出氯沙坦是伴高尿酸血症的轻、中度高血压患者的理想选择。国内也有学者指出，慢性肾脏病患者伴或不伴高血压都应使用 RAAS 阻断剂，包括 ACEI 或 ARB，但同时应密切监测血清肌酐和血钾水平。又如在近年的高血压合并糖尿病的降压治疗理念的更新中，高质量的降压对糖尿病心血管危险因素和终点事件的有利影响，对高血压合并糖尿病患者的多效性保护受到关注，同时除了关注血压降幅外，24 小时平稳降压、减少血压变异性、改善血压昼夜节律、提高患者用药依从性也都是临床治疗策略抉择的基本要求。而 RAAS 拮抗剂之一的 ARB 被国内外指南推荐为高血压合并糖尿病的首选药物之一，高血压合并 2 型糖尿病首选 ARB，单药治疗效果不佳时，可选择利尿剂和 CCB 作为联合用药。同时对 2006 年以来 22 项随机双盲研究，143153 例入组时无糖尿病的患者进行 Meta 分析显示：降压药物对新发糖尿病的降低作用依次是：ARB ＞ ACEI ＞ CCB ＞安慰剂＞β 受体阻滞剂＞利尿剂。而由于替米沙坦可阻断反射性激活 RAAS 引起的水钠潴留，在常规治疗剂量下的替米沙坦具有选择性激动过氧化物酶体增殖物激动受体（PPAR）–γ 的作用，改善葡萄糖、脂肪代谢，但不增加水钠潴留。

另如有研究显示脑卒中后新发心房颤动的患者是脑卒中再发的高危人群，ARB 类药物在心房颤动的一级和二级预防的作用均得到证实，如缬沙坦心力衰竭研究（Val–HeFT）

证实缬沙坦较安慰剂明显降低心房颤动发生风险，达37%（P=0.001）；同时基于此项研究中缬沙坦在心力衰竭中的作用，FDA 将缬沙坦列为治疗心力衰竭患者不能耐受 ACEI 时的首选药物。坎地沙坦急性脑卒中生存评价研究（ACCESS）显示在脑卒中发生后立即给予坎地沙坦治疗包括脑卒中在内的心血管事件明显减少。而高血压是引起脑卒中的重要危险因素，同时降压治疗是改善高血压伴脑卒中患者预后的重要措施之一，新的报道显示 ARB 类药物在低剂量时无或仅有轻微降压作用，却能明显降低脑卒中的发生率，故根据患者个体特征选用适宜的 ARB 可在降压同时干预脑卒中的预后风险。在氯沙坦终点事件干预研究（LIFT）和缬沙坦抗高血压长期应用评价研究（VALUE）中证实氯沙坦和缬沙坦分别较阿替洛尔、氨氯地平明显降低高危高血压患者的新发心房颤动风险。在中国高血压防治指南中，预防新发心房颤动是 ACEI 和 ARB 的适应证之一。2020 年发布的欧洲心房颤动诊疗指南中推荐 ACEI/ARB 用于预防 LV 功能障碍、LVH 或高血压患者新发 AF。靶器官损害是高血压发生并发症的病理基础，其对并发症发生发展的影响独立于血压水平。因此，评估抗高血压药物不仅要根据药物的降压特点，而且要重视各类药物改善和逆转靶器官损害的能力。

对于使用 ARB 的安全性，一方面对使用 ACEI 的慎用和禁忌情况也适用于 ARB，另一方面根据目前证据 ARB 可安全地应用于高脂血症、痛风及哮喘，同时在近年受到关注的使用 ARB 与新发肿瘤风险的相关性评价中，FDA 公布的审查结果和新发表的若干分析或研究在心血管和肾小球肾炎两个层面得出了使用 ARB 治疗不增加肿瘤发生风险的结论。总之，自第一个 ARB 上市以来的研究和临床应用表明，ARB 在抗高血压方面疗效确切且益处不仅限于此，且安全性良好，随着受体研究及药品品种的开发，可以期待 ARB 在抗高血压及心血管保护方面将有更新的发展。

三、钙通道阻滞剂（CCB）

主要通过阻断血管平滑肌细胞上的钙离子通道发挥扩张血管降低血压的作用。常根据结构分为二氢吡啶类钙通道阻滞剂和非二氢吡啶类钙通道阻滞剂。根据药动学及药效学特性的不同，每个亚类又分为第一代、第二代和第三代化合物，决定它们分类的药物治疗特性如下：①化学结构和组织选择性；②给药次数 / 作用时间；③血压降低的起效速率；④药物反应的可预测性；⑤不良反应的发生率及严重性。表 6-9 是治疗高血压的常用钙通道阻滞剂的分类情况。

表 6-9　治疗高血压的常用钙通道阻滞剂的分类

组别 （组织选择性）	第一代	第二代		第三代
		新剂型（Ⅱa）	新化合物（Ⅱb）	
二氢吡啶类（动脉＞心脏）	硝苯地平 尼卡地平	硝苯地平 SR/GITS 尼卡地平 SR 非洛地平 ER*	贝尼地平 伊拉地平 马尼地平 尼群地平 尼索地平	氨氯地平 拉西地平 乐卡地平
苯二氮䓬类（动脉＝心脏）	地尔硫䓬	地尔硫䓬SR		
苯基烷氨类（动脉≤心脏）	维拉帕米	维拉帕米 SR	戈洛帕米	
苯基烷氨类 / 苯并咪唑类（动脉＞心脏）	米倍地尔			

*非洛地平 ER 既可是Ⅱa（第一亚类）也可列入Ⅱb（其他亚类）;SR：缓慢释放；ER：延迟释放；GITS：胃肠道治疗系统。

（一）二氢吡啶类钙通道阻滞剂

二氢吡啶类钙通道阻滞剂在国内常用的有硝苯地平、尼群地平、拉西地平、非洛地平、氨氯地平、乐卡地平、尼卡地平等，对于主要作用于脑动脉的尼莫地平不做介绍。

（1）二氢吡啶类钙通道阻滞剂用法及体内代谢：临床上现在使用的二氢吡啶类钙通道阻滞剂有很多类型，从作用时间上有短效、长效，从剂型上分有普通片、缓释片和控释片等，这些不同类型对临床合理选药都有直接影响。表 6-10 列出了常用二氢吡啶类钙通道阻滞剂的用法及代谢情况。

表 6-10　各种常用二氢吡啶类钙通道阻滞剂的用法及代谢情况

通用名	每日常用剂量（mg）/次数	t_{max}（小时）	$t_{1/2}$（小时）	清除部位
硝苯地平	10~30/2~3（普通片）	0.5~1	2.5~3	80% 肾、20% 粪便
	10~20/2（缓释片）	1.6~4	2.5~3	80% 肾、20% 粪便
	30~60/1（控释片）	6~12	2.5~3	80% 肾、20% 粪便
尼群地平	20~60/2~3	1.5	10~22	70% 肾、8% 粪便
拉西地平	4~8/1	0.5~1.5	13~19	30% 肾、70% 粪便
非洛地平	2.5~10/1（缓释片）	2.5~5	25	肾
氨氯地平	2.5~10/1	6~12	35~50	70% 肾
左旋氨氯地平	1.25~5/1	6~12	35~50	70% 肾
乐卡地平	10~20/1	1.5~3	2~5	50% 肾、50% 粪便
尼卡地平	40~80/2	0.5~2	7.6	21% 肾

（2）二氢吡啶类钙通道阻滞剂常见不良反应：所有的二氢吡啶类钙通道阻滞剂在使用过程中都可能发生以下不良反应：外周水肿；头痛、头晕；便秘、腹泻、恶心、胃肠痉挛、腹胀；乏力和面部潮红、一过性低血压、心悸；鼻塞；胸闷、气短；骨骼肌发炎、关节僵硬、肌肉痉挛、颤抖；精神紧张；阳痿或性功能障碍；神经过敏；睡眠紊乱；视力模糊；牙龈肿大；晕厥等；严重者可发生心肌梗死和充血性心力衰竭、肺水肿、心律失常和传导阻滞等；过敏者可出现过敏性肝炎、皮疹，甚至剥脱性皮炎等。

（3）二氢吡啶类钙通道阻滞剂使用中的注意事项：二氢吡啶类钙通道阻滞剂在体内都通过肝 P450 酶代谢，因此很多药物都可能和其产生相互作用。另外，因其使用的广泛性和患者使用的长期性，了解使用中的注意事项非常重要。表 6-11 列出了常用二氢吡啶类钙通道阻滞剂临床使用注意事项。

（4）二氢吡啶类钙通道阻滞剂的制剂特点和临床选择特点：虽然所有的二氢吡啶类钙通道阻滞剂都可用于高血压的治疗，但由于每种药物的结构和作用特点的不同，在针对具体病人选药时必须综合考虑患者因素、药物作用特点是否符合患者疾病的进程等，表 6-12 列出了常用二氢吡啶类钙通道阻滞剂的制剂特点和临床选择特点。

表6-11　常用二氢吡啶类钙通道阻滞剂临床使用注意事项

名称	禁忌或慎用	相互作用 增强	相互作用 减弱	注意事项
D-CCB	①心源性休克 ②怀孕20周内和哺乳期妇女禁用（CCB在妊娠早期均属于C级，中晚期属于D级） ③严重主动脉狭窄的患者禁用 ④硝苯地平儿童禁用	达普沙汀、西咪替丁、西沙必利、大环内酯类（阿奇霉素除外）、吡咯类抗真菌药、环孢素、HIV蛋白酶抑制剂等减弱CCB的代谢	利福平、利福布丁、苯巴比妥、苯妥英钠、卡马西平、至约翰草等增加快CCB类药物在肝脏的代谢	①低血压患者慎用 ②所有对细胞色素P450 CYP3A4系统有抑制或诱导作用的药物都可能对D-CCB的代谢有影响 ③硝苯地平控释片可在粪便中发现空壳 ④长期给药不宜骤停，以避免发生停药综合征而出现反跳现象 ⑤D-CCB和地高辛，他克莫司等合用时可使后者血药浓度升高，但氨氯地平影响不明显 ⑥西咪替丁对氨氯地平代谢影响不明显 ⑦对于心衰、ACS等患者如果必须使用CCB时首选氨氯地平，但主动脉瓣狭窄、肝脏损害、严重肾功能损害（GFR＜30ml/min）、急性心肌梗死后心衰患者也要慎用 ⑧所有的D-CCB对于6岁以下儿童没有安全性资料报道 ⑨所有的D-CCB过量需要抢救时，可洗胃、抬高肢体，注意循环（缓慢静脉注射10%的葡萄糖酸钙10ml~20ml，必要时可重复），必要时亦可采用血管收缩剂

表6-12 常用二氢吡啶类钙通道阻滞剂的制剂特点和临床选择特点

药物名称	制剂特点	适应证	临床选择特点
硝苯地平 普通片	口服吸收迅速、完全，作用时间短，每日需多次给药	高血压、心绞痛	本药在降低全身血管阻力、血压和心肌耗氧量的同时，还能对正常供血区或缺血区冠状动脉、劳累性心绞痛和静息型心绞痛都有效。本药在治疗剂量下对窦房结与房室结功能影响小。血压下降可引起反射性心动过速、心动过速、踝部水肿、尿频和乏力等。FDA警告：短效硝苯地平有增加心肌梗死的危险。高血压急症也禁用短效硝苯地平。长期用药不宜骤停。对于治疗费用有限又没禁忌时可选择硝苯地平普通片
缓释片	缓释	高血压、心绞痛	作用机制同普通片。口服后按照一级速率释放药物，相比普通片具有相对维持血药浓度稳定、长效、高效又低不良反应的特点。但本类药物每天需服药两次才能维持有效血药浓度
控释片	一日1次，24小时控释	高血压、心绞痛	作用机制同普通片。口服后按照零级速率释放的"控释"现象，可避免普通制剂的"突释"和全身的副作用，一日1次的给药方法可提高患者的依从性
尼群地平	口服吸收良好，有明显首过效应	高血压	作用类似硝苯地平，能抑制血管平滑肌及心肌的跨膜钙离子内流，但以血管作用为主，故血管选择性较强。本药可引起全身血管扩张（包括冠状动脉、肾小动脉），作用以降低舒张压为主。还能降低心肌耗氧量，对缺血性心肌有保护作用。但首过效应明显，降压作用在服药后1~2小时内最大。与硝苯地平不同，本药不改变窦房结或房室结的传导，不影响传导功能，肝功能受损时血药浓度和消除半衰期都会增加，肾功能不全时对药动学影响小。每天需服药2~3次。适用于轻、中度高血压

续表

药物名称	制剂特点	适应证	临床选择特点
尼卡地平	口服吸收完全，普通片随剂量首过代谢不同肝脏可出现饱和现象	高血压，劳累性心绞痛	本药为强效、水溶性扩血管药，作用类似硝苯地平，选择性抑制钙通道使冠脉和周围血管平滑肌舒张，还能抑制环磷酸腺苷（cAMP）磷酸二酯酶，使细胞内cAMP水平上升，直接作用于血管平滑肌而使血管扩张。本药主要用于治疗慢性稳定性心绞痛及轻、中度高血压，本药能降低肾，中度高血压患者的收缩压和舒张压，但不改变血压正常者的昼夜节律，且此作用在高血压患者大于正常血压者，降压时可出现反射性心率加快和心肌收缩性增强。本药还可扩张脑血管，增加脑血流量，作用比罂粟碱、桂利嗪长，且持续时间较长，故急性脑出血和脑梗死患者慎用本药。和其他CCB类相比，禁忌证多了两点：①颅内出血尚未完全止血的患者，肾功能不全患者均需减量使用
非洛地平缓释片	缓释，口服吸收完全但首过效应明显	高血压，稳定性心绞痛	具有良好的降压作用和较好的血管选择性，对冠状动脉、脑血管及外周血管均有扩张作用，在常规剂量下能降低外周血管阻力和全身血压，但不影响心脏的收缩和传导状态，可选择性扩张小动脉以达到降压作用，对血管和心肌作用强度比为100：1，因此对心肌作用极小。本药尚具有轻度利尿作用，对肾血流量可轻度增加或无影响，对肾小球滤过率、肌酐清除率无影响，短期和长期治疗不影响电解质，具有长效，不良反应少等优点。能阻遏高血压患者左心室肥厚变的发展，并使已形成肥厚的心肌肥厚程度减轻。每日口服1次，可全天平稳降压，适用于各类高血压，不受年龄、病情、并发症等条件限制。肝、肾功能损害时可减少剂量，肾功能损害时无需调整剂量
乐卡地平	口服吸收良好，达峰时间快（1.5~3小时）	轻、中度原发性高血压	具有较强的血管选择性，扩张外周血管而降低血压，起效平缓，降压作用强，作用时间长，负性肌力作用小。对心率和心输出量的影响较小。因亲脂性

续表

药物名称	制剂特点	适应证	临床选择特点
乐卡地平			较高，故起效时间较慢而作用持续时间较长，虽然血浆半衰期为2~5小时，因与脂质膜紧密结合，其治疗作用可持续24小时
氨氯地平	口服吸收良好，且不受摄入食物的影响，给药后6~12小时血药浓度达至高峰，半衰期至长达45小时	高血压，慢性稳定性心绞痛至变异性心绞痛	能够阻滞和血管平滑肌细胞膜外的钙离子经细胞膜钙通道进入细胞，使血浆内的钙及血管平滑肌松池，还能抑制交感神经末梢释放去甲肾上腺素，使血浆内的儿茶酚胺浓度下降，引起小动脉松池和扩张，对人体的窦房结利房室结无影响。明显减少其他钙拮抗剂引起的头痛、头晕、面红等不良反应。与其他钙拮抗剂相比，可提供24小时平稳的血药浓度，缓和起效。对血脂、肝功能无不良作用，停药后血压无"反跳效应"，对心脑、肾等靶器官具有保护作用，更适合于有心脏传导障碍或肾功能不全者，尤其适合老年冠心病患者
左氨氯地平	同氨氯地平	同氨氯地平	左氨氯地平对降压作用是右旋体的1000倍，是1:1外消旋体的2倍，右旋体儿平无降压作用，可引起头晕、头痛、肢端水肿、面部潮红等不良反应。左旋体的半衰期（50.6小时）明显长于右旋体（35.5小时），且左旋体的吸收优于右旋体，加之左氨氯地平在体内不会转变成右旋体或消旋体，因此相对消旋体，平来讲生物利用度更高，不良反应更少
拉西地平	口服迅速吸收，肝脏首过效应强，绝对生物利用度平均10%	高血压	在降压治疗中有5点优势：①具有高度的血管选择性，抑制动脉壁病变的发生，具有抗动脉粥样硬化的作用；②具有长效、强效的抗高血压特性，可增加存活率；③能显著降低心肌肥大的恶化，对心肌具有保护作用；④可刺激主动脉释放氧化亚氮，对心脏传导系统及心肌收缩功能无明显影响，且不经肾脏排泄而在肝内代谢，故肾功能不全者无需减量；⑤抗氧化作用优于其他钙拮抗剂；本药起效缓慢，平稳持久，尤其适合有昼夜节律变化的老年高血压患者

（二）非二氢吡啶类钙通道阻滞剂

临床上常用的非二氢吡啶类钙阻滞剂主要包括维拉帕米和地尔硫䓬两种药物，也可用于降压治疗，但因两药对心脏均有负性肌力和影响传导功能的作用，有时也会出现牙龈增生。对于二至三度房室传导阻滞、心力衰竭患者应禁止使用。因此，在使用非二氢吡啶类钙通道阻滞剂前应详细询问病史，应进行心电图检查，并在用药 2~6 周内复查。非二氢吡啶类钙通道阻滞剂的用法及代谢情况见表 6-13。

表 6-13 非二氢吡啶类钙通道阻滞剂的用法及代谢情况

通用名	每日常用剂量（mg）/ 次数	t_{max}（小时）	$t_{1/2}$（小时）	清除部位
维拉帕米	40~120/2~3	1~2	2.8~7.4	70% 肾
维拉帕米缓释片	120~240/1	5.2~7.7	长期服用 4.5~12	70% 肾
地尔硫䓬	90~360/3~4	2~3	3.5	肾

（1）非二氢吡啶类钙通道阻滞剂常见不良反应及临床使用注意事项：在使用过程中常见的不良反应有以下：浮肿、头痛、恶心、眩晕、皮疹、无力；房室传导阻滞、心动过缓、束支传导阻滞、充血性心衰、低血压、心悸、心动过速、室性期前收缩、失眠、嗜睡、震颤、厌食、便秘、腹泻、高血糖、高尿酸血症、阳痿、肌痉挛、多尿、耳鸣、骨关节痛、脱发、锥体外系综合征、齿龈增生、血常规异常等。非二氢吡啶类钙通道阻滞剂临床使用注意事项见表 6-14。

表6-14　非二氢吡啶类钙通道阻滞剂临床使用注意事项

名称	禁忌或慎用	相互作用		注意事项
		增强	减弱	
维拉帕米	①严重左心室功能不全 ②低血压（收缩压＜90mmHg）或心源性休克 ③病窦综合征（已安装心脏起搏器并行使功能者除外） ④二或三度房室阻滞（已安装心脏起搏器并行使功能者除外） ⑤心房扑动或心房颤动病人合并房室旁路通道	西咪替丁减弱维拉帕米代谢，维拉帕米可增加卡马西平、乙醇、环胞素、地高辛、阿霉素、茶碱的血药浓度	苯巴比妥、异烟肼增强维拉帕米代谢，环磷酰胺、长春新碱、丙卡巴肼、泼尼松、长春碱酰胺、顺铂等细胞毒性药物减少维拉帕米的吸收	①严重左心室功能不全（肺楔压＞20mmHg或射血分数＜30%），中—重度心力衰竭，已接受β受体阻滞剂治疗的任何程度的心室功能障碍的患者，避免使用维拉帕米和地尔硫䓬 ②预激综合征患者慎用维拉帕米或洋地黄 ③地尔硫䓬与β受体阻滞剂或洋地黄合用可导致对心脏传导的协同作用 ④所有对细胞色素P450 CYP3A4系统有抑制或诱导作用的药物都可能对这类药物的代谢有影响
地尔硫䓬	①病态窦房结综合征未安装起搏器者 ②二或三度房室传导阻滞未安装起搏器者 ③收缩压＜90mmHg，心率＜50次/分者 ④充血性心力衰竭患者	同维拉帕米		

（2）非二氢吡啶类钙通道阻滞剂的制剂特点和临床选择特点：非二氢吡啶类钙通道阻滞剂因其对心脏的影响明显大于对血管的影响，临床上基本上不单纯用于治疗高血压。表6-15列出了非二氢吡啶类钙通道阻滞剂的制剂特点和临床选择特点。

表6-15　非二氢吡啶类钙通道阻滞剂的制剂特点和
临床选择特点

药物名称	制剂特点	适应证	临床选择特点
维拉帕米	禁食状态下口服缓释片和普通片生物利用度相似，首过效应明显	高血压、室上性心律失常、心绞痛	本品很少单独使用。因其有明显的抑制心肌收缩和心脏传导系统作用，仅适用于合并室上性心律不齐的高血压患者。有心衰、病态窦房结综合征、传导阻滞、心动过缓和活动性肝炎患者禁用
地尔硫䓬	口服后通过胃肠道吸收较完全（达80%），有较强的首过效应	心绞痛，轻、中度高血压	本品没有反射性交感兴奋作用，对心肌收缩及心脏传导系统的抑制作用较维拉帕米轻。地尔硫䓬有降低TC、升高HDL-C的作用，故适用于合并冠心病、心绞痛和血脂升高的高血压患者。孕妇禁用

（三）高血压病人不同合并症时对钙通道阻滞剂的选择

在我国，高血压病人很多合并有其他系统疾病，如糖尿病、高血脂等，加之心血管系统本身长期受高血压的影响很容易发生心室肥厚、心力衰竭、动脉粥样硬化，长期对肾脏的高压力还可能发生肾功能损害等，因此，针对不同的合并症在选择钙通道阻滞剂时需要权衡利弊，不同的合并症选择面会有较大差别。表6-16列出了高血压病人不同合并症时对钙通道阻滞剂的选择情况。

表 6-16　高血压病人不同合并症时对钙通道阻滞剂的选择

合并症	第二代钙阻滞剂	第三代钙阻滞剂
高血脂	大多数不影响代谢	都不影响代谢
糖尿病	大多数不影响血糖或胰岛素敏感性，有些资料表明在有糖尿病性肾病时非二氢吡啶类更好	胰岛素敏感性方面稍有改进，临床相关性有待建立
左心室肥大（LVH）	二氢吡啶类与非二氢吡啶类诱导 LVH 消退的比较尚无定论	都诱导 LVH 消退，与第二代钙阻滞剂类似
心肌梗死后	维拉帕米是唯一表现出对发病率和死亡率无作用或有降低作用的钙阻滞剂	无可利用的数据
肾病	马尼地平有肾选择性，也许对有肾病的病人有益，肾衰病人都可用	肾衰病人都可用
外周动脉粥样硬化（颈动脉或其他部位）	应使用逐渐起效的药物以避免急性血压过低和局部缺血	拉西地平有抗动脉粥样硬化作用，这会延缓动脉粥样硬化的发展
充血性心力衰竭	二氢吡啶类及非二氢吡啶类的数据还有争论	只能用氨氯地平和拉西地平，临床研究已证明了其安全性
顽固性	希望每天给药一次	氨氯地平和拉西地平是真正的长效化合物

（四）归纳小结

对于高血压患者，有效而及时地控制血压，更有助于降低心血管事件的危险性。钙通道阻滞剂可用于高血压和心绞痛的治疗，并具有较好的耐受性。但各代钙通道阻滞剂因其结构、组织选择性、作用时间及不良反应等的不同，在扩张血管的作用程度上，以及其对心脏的心肌收缩力、心率和传导方面的作用也不尽相同。第一代钙通道阻滞剂的特点是起效快，作用时间短，每天需多次给药，具有抑制传导和负性肌力作用，对此地尔硫䓬和维拉帕米特别明显，硝苯地平也有报道。第二代钙通道阻滞剂虽然发展了一些新剂型或研制了一些新的化合物，具有改进的药效学或药动学性能。但第二代钙通道阻滞剂的药效学或药动学性能还是存在着一些缺陷，例如：①抗高血压作用在 24 小时内有波动；②活性突然降低可能引起功效迅速减小；③潜在的周期性自律神经系统的激活；④生物利用度问题，对于 ER 剂型来说。总的药物释放并非总是 100%。第三代钙通道阻滞剂克服了第一代和第二代钙通道阻滞剂的大多数缺陷，氨氯地平和拉西地平是第三代钙通道阻滞剂的最好代表，与其他钙通道阻滞剂相比，其独特之处是与钙通道复合物的特异的高亲和性结合位点作用，本身具有长效作用。氨氯地平的半衰期为 40~50 小时；拉西地平的亲脂性高，在二氢吡啶类钙通道阻滞剂中，其膜分配系数最高，使它能深深地定位于血管细胞膜的脂层，在那里富集并缓慢扩散进入钙通道所在的脂双层。这使得它们能逐渐起效，作用时间延长，这些特点对于最理想的抗高血压治疗是必不可少的。第三代钙通道阻滞最重要的特征是没有因血压突然下降而引起心脏和外周交感神经激活。尽管没有自律性激活作用，但还会存在一些次要的血管舒张副作用，例如面色潮红、头痛和踝关节水肿。但可以肯定的是，钙通道阻滞剂对于老年高血压患者应是不错的选择，尤其是单纯性收缩压升高者。当治疗费用有限时，应该选择第一代钙通道阻滞剂，普通剂型可大大减少每日的费用。在其他情况下，应使用更新的钙通道阻滞剂。

　　高血压合并心力衰竭患者应避免使用钙通道阻滞剂，可以用 ACEI/ARB 或 β 受体阻滞剂和利尿剂替代。仅在联合 ACEI/ARB、β 受体阻滞剂以及利尿剂后，血压仍持续升高的患者，建议加用钙通道阻滞剂，并且以选用氨氯地平为宜。对于那些不适宜使用β受体阻滞剂和硝酸酯类药物，且伴有顽固性心肌缺血的心力衰竭患者，也可选用钙通道阻滞剂。其次，钙通道阻滞剂对改善冠脉血流也有益，还能有效预防脑卒中。其抗心绞痛的有效作用归功于其可减低心肌对氧的需求，各种钙通道阻滞剂均可通过扩张冠状动脉改善心肌供氧。此外，非二氢吡啶类钙通道阻滞剂通过降低心率和心肌收缩力，也可达到降低心肌耗氧量的效果。钙通道阻滞剂也可用于变异型心绞痛引起的冠状痉挛，可作为行桡动脉心肌血管重建术患者的一线治疗药物。由于其可减缓心率和降低心脏传导，已成功地用于室上性心律失常患者的治疗。总体说来，长效钙通道阻滞剂疗效卓越，安全可靠。但也要具体分析，不能盲目地一概而论，针对个体患者，应当有的放矢，从临床需要出发，根据不同CCB类药物各自独特的作用机制和临床疗效，正确选择最佳药物，充分保证患者临床获益最大化。

四、β受体阻滞剂

治疗高血压的主要机制在于阻断β受体而达到抑制β受体激动的作用，从而通过降低交感神经活性，起到减慢心率、减低心肌收缩力、降低心排出量的作用；此外β受体阻滞剂还能抑制肾素释放，降低血管肾素浓度；阻断中枢β受体，降低外周交感神经活性；减少去甲肾上腺素释放以及促进前列环素生成，通过上述各方面发挥作用而达到降低血压的目的。其竞争性地抑制儿茶酚胺的释放，使机体对儿茶酚胺作用的不良后果降到最低，从而对心血管疾病的恶性循环链起到重要的阻断作用。

根据β受体阻滞剂对受体选择性的不同分为：非选择性β受体阻滞剂，选择性β受体阻滞剂，α、β受体阻滞剂，具体见表6-17。

表 6-17 β受体阻滞剂的分类

组别（组织选择性）	无内在拟交感活性	有内在拟交感活性
非选择性 β 受体阻滞剂	普萘洛尔、噻吗洛尔、索他洛尔、左布诺洛尔	阿普洛尔、吲哚洛尔、氧烯洛尔、卡替洛尔
选择性 β 受体阻滞剂	比索洛尔、阿替洛尔、美托洛尔、倍他洛尔、艾司洛尔、贝凡洛尔	醋丁洛尔、普拉洛尔
α、β 受体阻滞剂	拉贝洛尔、阿罗洛尔、卡维地洛	

（一）非选择性 β 受体阻滞剂

非选择性 β 受体阻滞剂对 β_1、β_2 受体均可阻断并无选择性，在国内常用的有普萘洛尔、噻吗洛尔、索他洛尔、左布诺洛尔、氧烯洛尔、阿普洛尔、吲哚洛尔、卡替洛尔等。前四者无内在交感活性，后四者有内在拟交感活性，也即后四者具有拮抗 β 受体作用的同时还具有一定程度的激动 β 受体作用。其中索他洛尔主要用于抗心律失常治疗，噻吗洛尔、左布诺洛尔及卡替洛尔主要用于治疗青光眼。

（1）非选择性 β 受体阻滞剂用法及体内代谢：表 6-18 列出了常见非选择性 β 受体阻滞剂的用法及代谢情况。

表 6-18 各种常用非选择性 β 受体阻滞剂的用法及代谢情况

通用名	每日常用剂量（mg）/次数	t_{max}（小时）	$t_{1/2}$（小时）	清除部位
普萘洛尔	10~50/3~4	1~1.5	2~3	肾脏
	40~80/1	6.6	7	肾脏
氧烯洛尔	80~160/2	1~2	1~3	肾脏
阿普洛尔	25~50/3	1	3	肾脏
吲哚洛尔	5~15/1~2	0.5~3	2~5	肾脏

（2）非选择性β受体阻滞剂常见不良反应：①心血管系统：可减慢心率，甚至造成严重心动过缓和房室传导阻滞，主要见于窦房结和房室结功能已经受损的患者。非选择性β受体阻滞剂由于阻断了β_2受体，使α受体失去了β_2受体拮抗，从而使组织血流减少而出现肢端发冷、雷诺综合征，伴严重外周血管疾病者病情恶化等，选择具有内在拟交感活性的非选择性β受体阻滞剂，此不良反应可能会好一些。②代谢系统：β受体阻滞剂通过阻断β_2受体抑制胰岛素分泌、促进胰高血糖素的释放、促进糖原分解并减少肌肉组织对葡萄糖的摄取，从而干扰糖、脂代谢的过程，升高血糖、胆固醇和甘油三酯。且1型糖尿病患者应用非选择性β受体阻滞剂可掩盖低血糖的一些警觉症状如震颤、心动过速。③呼吸系统：非选择性β受体阻滞剂由于阻断了支气管平滑肌上的β_2受体，可导致气道阻力增加，故禁用于哮喘或支气管痉挛性慢性阻塞性肺疾病。④中枢神经系统：可产生疲劳、头痛、睡眠紊乱、失眠、多梦和压抑等。⑤撤药综合征：长期治疗后突然停药可发生，表现为高血压、心律失常、心绞痛恶化。

（3）非选择性β受体阻滞剂使用中的注意事项：因其使用的广泛性和患者使用的长期性，了解使用中的注意事项非常重要。表6-19列出了常见非选择性β受体阻滞剂临床使用注意事项。

（4）非选择性β受体阻滞剂的制剂特点和临床选择特点：虽然大部分的非选择性β受体阻滞剂都可用于高血压的治疗，但由于每种药物的结构、理化性质、对不同β受体的选择性及不良反应的不同，在针对具体病人选药时必须综合考虑患者因素、药物作用特点是否符合患者疾病的进程等，表6-20列出了常用非选择性β受体阻滞剂特点和临床选择特点。

表6-19　常用非选择性β受体阻滞剂临床使用注意事项

名称	禁忌或慎用	相互作用		注意事项
		增强	减弱	
普萘洛尔	支气管哮喘；心源性休克；心脏传导阻滞（二至三度房室传导阻滞）；重度或急性心力衰竭；窦性心动过缓或病窦综合征。糖尿病患者慎用	本药使奎尼丁半衰期延长，奎尼丁可增强本药的生物利用度；西咪替丁、环丙沙星、氟西汀等肝药酶抑制剂增加本药血浆药物浓度；肼屈嗪减少本药的"首过消除"，提高本药的生物利用度；本药能减少利多卡因、安替比林在肝脏清除	抗酸药、考来替泊减少普萘洛尔的吸收；利福平、利福喷丁、苯巴比妥、戊巴比妥为肝药酶诱导药降低普萘洛尔血药浓度；非甾体类抗炎药、麻黄碱及伪麻黄碱等降低普萘洛尔的降压疗效	①本药的个体差异异较大，需从小剂量开始，逐渐增加剂量并密切观察反应，根据心率及血压等临床症状调整用药 ②患者使用本药时不宜骤然停药，可产生高血压，快速型心律失常、心绞痛加剧，甚至发生心肌梗死 ③本药可进行性引起严重心脏疾病患者的水钠潴留，引起水肿和充血性心脏疾病患者力衰竭，故对于有严重心脏疾病患者不宜使用本药
氧烯洛尔	同普萘洛尔	有增加洋地黄毒性的作用。不宜与单胺氧化酶抑制剂（如帕吉林）合用		同普萘洛尔，且偶可见血小板降低
阿普洛尔	同普萘洛尔			同普萘洛尔
吲哚洛尔	同普萘洛尔	西咪替丁、环丙沙星、氟西汀等肝药酶抑制剂增加本药血药浓度	本药减少氢氯噻嗪的吸收；利福平、利福喷丁、苯巴比妥等肝药酶诱导剂降低本药血药浓度；麻黄碱及伪麻黄碱等降低本药的降压疗效	同普萘洛尔

表6-20 常用非选择性β受体阻滞剂特点和临床选择特点

药物名称	制剂特点	适应证	临床选择特点
普萘洛尔	本品有较强的脂溶性，口服吸收较完全，吸收速率大于90%，由于肝脏的首过效应，生物利用度低仅为30%。血浆蛋白结合率93%，可通过血脑屏障产生中枢反应，也可通过胎盘屏障，本药可少量经乳汁排泄	①作为二级预防，降低心肌梗死死亡率 ②高血压（单独或与其他药合用）③劳力型心绞痛 ④控制室上性快速心律失常，室性心律失常，特别是与儿茶酚胺有关或洋地黄引起心律失常。可用于洋地黄疗效不佳者的房扑、房颤心室率的控制，也可用于顽固性期前收缩，改善患者的症状 ⑤减低肥厚型心肌病流出道压差，减轻心绞痛、心悸与昏厥等症状 ⑥配合α受体阻滞剂用于嗜铬细胞瘤病人控制心动过速 ⑦用于控制甲状腺功能亢进症的心率过快，也可用于治疗甲状腺危象	本药降压作用出现缓慢，口服后2~3周开始降压，立位和卧位收缩压及舒张压均能明显降低，适用于轻、中度高血压。对伴有心排量偏高或血浆肾素水平偏高的高血压病人效果更好，伴有冠心病、脑血管病变及夹层动脉瘤的高血压患者尤为适用，最突出的优点是很少发生直立性低血压。支气管哮喘病人禁用
普萘洛尔缓释胶囊	同普萘洛尔	同普萘洛尔	作用机制同普通片。口服后按照一级速率释放药物，相比普通片具有相对维持血药浓度稳定、长效、高效及不良反应低的特点

药物名称	制剂特点	适应证	临床选择特点
氧烯洛尔	本品具有中等程度的脂溶性，口服自胃肠吸收率为90%，有肝中被代谢，有肝首过效应，生物利用度为40%。血浆蛋白结合率为80%，可通过血脑屏障及胎盘，也可出现于乳汁	窦性心动过速、阵发性室上性和室性心动过速、室性期前收缩、心绞痛、高血压等	其拮抗作用与普萘洛尔相似。有内在拟交感活性，引起心脏骤停会比没有拟交感活性的β受体阻滞剂少
阿普洛尔	本品口服吸收良好，生物利用度低，与血浆蛋白结合率为85%，全部在肝脏代谢	高血压、心绞痛、心律失常	本药拮抗作用较普萘洛尔约为其1/3，有内在拟交感活性，但较吲哚洛尔弱。可使血压降低，但对心肌及房室传导的抑制作用较小
吲哚洛尔	本品具有中等程度的脂溶性，口服易吸收，生物利用度为87%~90%，食物对吸收无显著影响。血浆蛋白结合率为40%~60%，可进入脑脊液、胎盘及乳汁。约50%在肝脏代谢	高血压，可单用或与其他抗高血压药物联用；心绞痛、心肌梗死、心律失常、甲状腺功能亢进症	其拮抗作用为普萘洛尔的6~15倍，大量研究证明本药对治疗轻到重度高血压有效。本药具有较强的内在拟交感活性，与无内在拟交感活性的β受体阻滞剂相比，本药减慢静息心率、减少心排出量的作用较弱，但对左室功能、心脏内传导、外周血流量和静息呼吸功能的抑制作用可能更小

（二）选择性 β 受体阻滞剂

选择性 β 受体阻滞剂对 β_1 受体有高度选择性，在国内常用的有比索洛尔、阿替洛尔、美托洛尔、倍他洛尔、艾司洛尔、贝凡洛尔、醋丁洛尔和普拉洛尔等。前六者无内在交感活性，后两者有内在拟交感活性。其中艾司洛尔主要用于抗心律失常治疗，倍他洛尔、普拉洛尔主要用于治疗青光眼。

（1）选择性 β 受体阻滞剂用法及体内代谢：表 6-21 列出了常用选择性 β 受体阻滞剂的用法及代谢情况。

表 6-21　各种常用选择性 β 受体阻滞剂的用法及代谢情况

通用名	每日常用剂量（mg）/ 次数	t_{max}（小时）	$t_{1/2}$（小时）	清除部位
美托洛尔	25~50/2~3	1.5	2~3	肾脏
	47.5~95/1	3~7	2~3	肾脏
比索洛尔	5~20/1	3~4	10~12	肾脏
阿替洛尔	6.25~50/1~2	1~3	6~7	肾脏
贝凡洛尔	50~100/2	1	1.5~2	肾脏
醋丁洛尔	400/1~2	2~4	3~6（活性代谢产物二醋洛尔为 8~13）	肾脏

（2）选择性 β 受体阻滞剂常见不良反应：与非选择性 β 受体阻滞剂相似，从理论上讲，选择性 β 受体阻滞剂对 β_1 受体的选择性越高，其对末梢血管、呼吸系统、代谢系统的影响可能要小一些，但是随着剂量的增大，选择性 β 受体阻滞剂仍然存在剂量依赖性的 β_2 受体阻断作用。

（3）选择性 β 受体阻滞剂使用中的注意事项：选择性 β

受体阻滞剂较非选择性 β 受体阻滞剂对 β_1 受体选择性高，不良反应少，临床使用广泛，了解使用中的注意事项非常重要。表 6-22 列出了常用选择性 β 受体阻滞剂临床使用注意事项。

（4）选择性 β 受体阻滞剂的制剂特点和临床选择特点：大部分的选择性 β 受体阻滞剂都可用于高血压的治疗，但由于每种药物的结构、性质及不良反应不同，在针对具体病人选药时必须综合考虑患者因素、药物作用特点是否符合患者疾病的进程等，表 6-23 列出了常用选择性 β 受体阻滞剂特点和临床选择特点。

表6-22　常用选择性β受体阻滞剂临床使用注意事项

名称	禁忌或慎用	相互作用		注意事项
		增强	减弱	
美托洛尔	禁用：心源性休克；不稳定的、失代偿性心力衰竭；严重窦性心动过缓；二至三度房室传导阻滞；末梢循环灌注不良；严重的周围血管疾病；急性心肌梗死患者出现以下任何一项时禁用：心率低于45次/分，P-R间期≥0.24秒，收缩压低于100mmHg 慎用：慢性阻塞性气道疾病、支气管哮喘；一度房室传导阻滞；糖尿病；肝、肾功能减退；甲状腺功能减退或其他周围血管疾病；雷诺综合征	奎尼丁可使本药的清除率下降；普罗帕酮可增加本药浓度；肼屈嗪可增加本药的生物利用度；西咪替丁、环丙沙星、氟西汀等肝药酶抑制剂增加本药血药浓度	利福平、利福喷丁、苯巴比妥、戊巴比妥等为肝药酶诱导剂降低本药托洛尔血药浓度；非甾体类抗炎药、麻黄碱及伪麻黄碱等降低美托洛尔的降压疗效；本药能减少利多卡因、安替比林在肝脏中的清除	①本药个体差异较大，用量宜个体化 ②患者使用本药时不宜骤然停药，可产生高血压、快速型心律失常、心绞痛加剧，甚至发生心肌梗死 ③大剂量时，本药的 β_1 受体选择性逐渐消失，一般仅用小量，并及时加用 β_2 受体激动药 ④本药在肝脏广泛代谢，肝功能不全患者应调整剂量。肾衰竭患者若无需调整剂量
比索洛尔	禁用：同美托洛尔，且严重支气管哮喘或严重慢性阻塞性肺疾病者禁用 慎用：慢性阻塞性气道疾病患者肺功能不全者；未经治疗的充血性心力衰竭患者；心动过缓者；周围循环障碍患	同美托洛尔	同美托洛尔	同美托洛尔，但轻或中度肾功能不全者不需调整剂量，严重肾功能不全（肌酐清除率小于20ml/min）患者一日剂量不宜超过10mg。对慢性心衰并伴有肾功能不全的患者须慢

续表

名称	禁忌或慎用	相互作用		注意事项
		增强	减弱	
比索洛尔	者；严重肝、肾功能不全者；糖尿病（尤其是血糖水平波动较大）患者	同美托洛尔	同美托洛尔	量递增应特别谨慎。轻或中度肝功能不全者不需调整剂量，严重肝功能不全者一日剂量不宜超过10mg。对慢性心衰并伴有肝功能不全的患者剂量递增应特别谨慎
阿替洛尔	禁用：同美托洛尔，且孕妇禁用（可通过胎盘屏障对胎儿造成损害）。慎用：同美托洛尔	奎尼丁可使本药的清除下降；普罗帕酮可增加本药浓度；肼屈嗪可增加本药的生物利用度	抗酸药可降低本药的生物利用度和疗效；氨苄西林或氨苄西林/舒巴坦可降低本药的血药浓度	①本药的临床效应与血药浓度不完全平行，剂量调节应以临床效应为准　②患者不宜骤然停药，骤然停药可引起高血压的反跳
贝凡洛尔	同美托洛尔	同美托洛尔	同美托洛尔	同美托洛尔
醋丁洛尔	同美托洛尔	同美托洛尔	同美托洛尔	同美托洛尔

表 6-23　常用选择性 β 受体阻滞剂特点和临床选择特点

药物名称	制剂特点	适应证	临床选择特点
酒石酸美托洛尔片	本品具有中等程度脂溶性，口服吸收迅速完全，生物利用度大于 90%，能透过血脑屏障及胎盘屏障。蛋白结合率低（约 12%）。肾功能不全时半衰期无明显改变。能少量分泌入乳汁。不能经过透析清除	高血压、心绞痛、心肌梗死、肥厚型心肌病、主动脉夹层、心律失常、甲状腺功能亢进、心脏神经官能症、心力衰竭	本药对 β₂ 受体的阻断作用为普洛洛尔的 1/100~1/50 倍，治疗剂量对 β₂ 受体无影响。可用于各种类型的高血压，本药 200mg，一日 1 次，可使高血压患者血压降低 20/（10~15）mmHg，一般在 24 小时内可出现降压效果，并在一周内达到高峰
琥珀酸美托洛尔缓释片	同酒石酸美托洛尔片	同酒石酸美托洛尔片	具有持续 20 小时的药物恒速释放系统，体内吸收稳定，血药浓度更均衡，不良反应发生率更低
富马酸比索洛尔片	本药具有水脂双溶性，口服吸收迅速完全，生物利用度较大于 90%，首过效应低，较少通过血脑屏障。可由血液或腹膜透析清除	高血压、心绞痛、心力衰竭	高选择性 β₁ 受体阻滞剂，对 β₁ 受体的选择拮抗作用强度较阿替洛尔和美托洛尔强，降压效果与美托洛尔相当。故对呼吸系统的抑制作用轻微。对脂质和糖代谢无明显影响。对中枢神经系统副反应少。仅 50% 则是由肝药酶 CYP3A4 与 CYP2D6 所代谢，依赖程度较低，即使存在代谢性药物相互作用，其结果也无临床意义

续表

药物名称	制剂特点	适应证	临床选择特点
阿替洛尔	本药具有水溶性，口服吸收快，但不完全，生物利用度为50%~60%，个体差异较小，血浆蛋白结合率较低，极少量进入脑中，能透过胎盘，脐带血与母体血中浓度大致相等。可由血液或透析膜透析清除	高血压，心绞痛，心肌梗死，心律失常，甲状腺功能亢进，嗜铬细胞瘤	本药为长效的选择性 β_1 受体阻滞剂，对 β_1 受体选择性较美托洛尔强。适用于轻、中度高血压。阿替洛尔平均降压 18/11mmHg，但是大量研究表明其不能降低死亡率或主要心血管病事件发生率
贝凡洛尔	口服吸收完全，食物可降低其吸收速率，但对药物总吸收量影响不明显。吸收后分布快且广，蛋白结合率95%	高血压，心绞痛	对 β_1 受体选择性与美托洛尔相似，对 α_1 受体的拮抗作用较拉贝洛尔弱。临床试验表明，其与普萘洛尔相比较，外周阻力降低不明显
醋丁洛尔	本药脂溶性低。口服吸收快，经肝脏代谢的首过效应较大，代谢产物二醋洛尔仍有活性，血浆蛋白结合率低，但能与红细胞结合（约50%），不易通过血脑屏障	高血压，心绞痛，心肌梗死，律失常	对 β_1 受体选择性与阿替洛尔相似，有内在拟交感活性，所以减慢心率较普萘洛尔、美托洛尔等药物轻而降压效果与普萘洛尔、美托洛尔等相似。不易通过血脑屏障，故中枢作用较弱

（三）α、β受体阻滞剂

在国内常用的α、β受体阻滞剂有拉贝洛尔、阿罗洛尔、卡维地洛。其中阿罗洛尔为α_1、β_1受体阻滞剂，拉贝洛尔、卡维地洛为α_1、β受体阻滞剂。

（1）α、β受体阻滞剂用法及体内代谢：表6-24列出了常用α、β受体阻滞剂的用法及代谢情况。

表6-24　各种常用α、β受体阻滞剂的用法及代谢情况

通用名	每日常用剂量（mg）/次数	t_{max}（小时）	$t_{1/2}$（小时）	清除部位
拉贝洛尔	100~600/3~4	1~2	3.5~4.5	肾脏
阿罗洛尔	10~15/2	1~2	7~12	肾脏
卡维地洛	6.25~25/1~2	1~2	6~10	84%粪便、16%肾脏

（2）α、β受体阻滞剂常见不良反应：①精神神经系统：可出现眩晕、乏力、头痛、精神抑郁、肌肉挛缩，也可有感觉异常等；②消化系统：可出现轻度便秘、腹部不适；③心血管系统：拉贝洛尔可出现直立性低血压，大剂量可发生心动过缓；④呼吸系统：可见哮喘加重、胸闷、支气管痉挛等。

（3）α、β受体阻滞剂使用中的注意事项：α、β受体阻滞剂相对β受体阻滞剂不良反应少，安全性高，临床使用广泛，了解使用中的注意事项非常重要。表6-25列出了常用α、β受体阻滞剂临床使用注意事项。

（4）α、β受体阻滞剂的制剂特点和临床选择特点：α、β受体阻滞剂均可用于高血压的治疗，但由于每种药物的结构、性质、制剂特点及不良反应不同，在针对具体病人选药时必须综合考虑患者因素、药物作用特点是否符合患者疾病的进程等，表6-26列出了常用α、β受体阻滞剂特点和临床选择特点。

表6-25 常用α、β受体阻滞剂临床使用注意事项

名称	禁忌或慎用	相互作用		注意事项
		增强	减弱	
拉贝洛尔	禁用：病态窦房结综合征、心脏传导阻滞（二至三度房室传导阻滞）未安装起搏器者；心动过缓、重度或急性支气管哮喘患者 慎用：心力衰竭、心源性休克患者；麻醉（外科）手术（包括用于控制出血时）；充血性心力衰竭患者；糖尿病患者；甲状腺疾病患者；外周血管疾病患者；心脏及肝、肾功能不全者	西咪替丁可增加本药的生物利用度	本药可减弱硝酸甘油的反射性心动过速，但降压作用可协同	①避免突然停药，建议1~2周内逐渐停药 ②本药降压效果与剂量有关，药物过量时可出现严重的直立性低血压和心动过缓，此时患者应平卧，并监测血压
阿罗洛尔	禁用：同拉贝洛尔，且本药孕妇、哺乳期妇女、糖尿病酮症酸中毒及代谢性酸中毒患者禁用 慎用：有充血性心力衰竭可能的患者；血糖过低或空腹时间较长且未控制的糖尿病患者（防止血糖过低）；肝、肾功能不全者；周围循环障碍者	与降血糖药合用，可增强降血糖作用	同拉贝洛尔	①手术前48小时内不宜给药 ②心力衰竭患者应用本药时，须监测心功能的抑制情况。如有心动过缓或低血压，应减量或停药 ③避免突然停药，建议1~2周内逐渐停药

续表

名称	相互作用		禁忌或慎用	注意事项
	增强	减弱		
卡维地洛	西咪替丁、环丙沙星、氟西汀等肝药酶抑制剂增加本药血药浓度	利福平、利福喷丁、苯巴比妥、戊巴比妥为肝药酶诱导本药浓度；能拮抗利托君的药理作用；本药能抑制环孢素代谢	同阿罗洛尔	①剂量必须个体化，增加剂量期间需密切观察 ②使用本药期间如出现一过性心力衰竭加重或水钠潴留，须增加利尿药的剂量。 ③避免突然停药，建议1~2周内逐渐停药

表6-26　常用α、β受体阻滞剂特点和临床选择特点

药物名称	制剂特点	适应证	临床选择特点
拉贝洛尔	本药脂溶性低于普萘洛尔，进入脑组织少。口服吸收良好，但存在肝脏首过效应，生物利用度低。血液透析和腹膜透析均不易清除	轻至重度高血压和心绞痛，老年高血压患者使用安全，静脉注射可治疗高血压危象；可用于嗜铬细胞瘤危象及可乐定类药物的撤药综合征	①本药可选择性拮抗β受体，和非选择性拮抗α1，均表现为降压效应。对β受体的作用比α受体强。本药通过抑制心肌及血管平滑肌的收缩反应发挥降压作用。在降压同时伴有心率减慢，冠脉流量增加，外周血管阻力下降 ②本药虽是非选择性β受体阻滞剂，但它的α受体拮抗作用能抑制支气管收缩，故哮喘患者可使用本药

续表

药物名称	制剂特点	适应证	临床选择特点
拉贝洛尔	口服后吸收迅速，连续给药无蓄积性	轻至中度原发性高血压、心绞痛、快速型心律失常、原发性震颤	③能够降低卧位血压和减低外周血管阻力，而心排出量和心搏量不变，且老年患者较年轻患者降低明显
阿罗洛尔			①本药为选择性 β 受体和选择性 α_1 受体阻滞剂，对 α_1 受体的拮抗作用较拉贝洛尔弱，无直立性低血压副作用 ②动物实验研究证实本药有一定的抗血小板作用
卡维地洛	口服易于吸收，有明显的首过效应。与食物同服，吸收减慢，但对生物利用度（为25%~35%）无明显影响。血浆蛋白结合率大于98%。亲脂性高，可能随乳汁分泌。不能经血液透析清除	原发性高血压、心绞痛、有症状的充血性心力衰竭	①本药为非选择性 β 受体和选择性 α_1 受体阻滞剂，对 α_1 受体的拮抗作用较拉贝洛尔及阿罗洛尔强，无直立性低血压副作用 ②本药不仅能降低周围血管阻力，扩张冠状动脉和肾血管，而且还能降低肺楔嵌压、体循环阻力、肺血管阻力以及左室射血分数和心输出量，不影响左室收缩和舒张末期容积，增加心脏排出量，在降压过程中，不会影响高血压病人的肢体循环血流量，也不影响高血压伴脑卒中病人的脑循环血流量 ③本药具有抗氧化及抗增殖作用

（四）高血压患者不同合并症时对β受体阻滞剂的选择

表6-27 列出了高血压患者不同合并症时对β受体阻滞剂的选择情况。

表6-27 高血压患者不同合并症时对β受体拮抗阻断剂的选择

合并症	非选择性β受体阻滞剂	选择性β受体阻滞剂	α、β受体阻滞剂
高血脂	均影响脂代谢，不推荐	脂代谢影响呈剂量相关性	对脂代谢影响小，且有研究表明其对脂代谢有一定的保护作用
糖尿病	均影响血糖，降低患者对胰岛素的敏感性，且能掩盖低血糖反应	对血糖影响呈剂量相关性。大部分能降低患者对胰岛素的敏感性。但有研究表明高度选择性的比索洛尔能够保护糖、脂代谢、增加胰岛素敏感性。大量研究表明选择性β_1受体阻滞剂能降低糖尿病患者的病死率	对血糖影响甚微，对糖代谢有保护作用，其中有研究表明卡维地洛在维持在糖、脂代谢、增加胰岛素敏感性上有积极的意义。血糖过低或空腹同较长时间未轻制的糖尿病病患者慎用
心肌梗死后	均有适应证	均有适应证，能降低心肌梗死后患者的病死率	均有适应证，此类药物能够降低患者的住院病死率
心力衰竭	对急性或重症心力衰竭禁用	脂溶性大且选择性高的药物可以使用，如美托洛尔和比索洛尔应用的安全性及疗效已被证实	均可改善患者症状，减轻患者临床状况及改善愈后，其中卡维地洛已被证实能够大大降低患者的死亡风险

（五）归纳小结

β受体阻滞剂是临床上治疗高血压有效、安全、价廉的药物，为临床常用的降血压药物之一。可用于各类型高血压，对高肾素活性、高血流动力学、静息心率较快的青年高血压患者或合并心绞痛的患者更为适用。第一代非选择性β受体阻滞剂由于对β$_1$受体选择性差，能阻断机体β$_2$受体，产生不良反应大，且药物之间相互作用广泛，通常不作为降压药物的首选，临床使用其降血压的应用不很广泛。第二代选择性β受体阻滞剂，对心脏的选择性强，在常规剂量下，降压效果好且不良反应小。脂溶性强的药物如美托洛尔及脂水双溶高度选择性的比索洛尔能显著降压的同时降低脑卒中及心血管病死风险率。第三代α、β受体阻滞剂为扩张血管的β受体阻滞剂，其对血糖、血脂及胰岛素敏感性的影响性较小，能扩张肾脏血管用于肾血管性高血压，拉贝洛尔能降低卧位血压及减少外周血管阻力，对老年性高血压效果好。α、β受体阻滞剂能降低老年合并冠心病或心衰患者死亡率及房颤、房扑发生率。β受体阻滞剂类药物是临床重要的降压药物之一，临床应根据其作用机制、理化性质、临床疗效及不良反应等的不同，以及疾病的特点，选择合适的降压药物。

五、利尿降压药

通过利钠排水、降低高血容量负荷发挥降压作用。主要包括噻嗪类利尿剂、袢利尿剂、保钾利尿剂与醛固酮受体拮抗剂（双重作用）等几类，而用于控制血压的利尿剂主要是以噻嗪类利尿剂为主，因此在本章节中将着重对噻嗪类利尿剂进行详细介绍。在我国，常用的噻嗪类利尿剂主要是氢氯噻嗪和吲达帕胺。PATS研究证实吲达帕胺治疗高血压可明显减少脑卒中再发危险。小剂量噻嗪类利尿剂（如氢氯噻嗪6.25~25mg）对代谢影响很小，与其他降压药（尤其是ACEI或ARB）合用可显著增加后者的降压作用。此类药物尤其适用于老年和高龄老年高血压、单独收缩期高血压或伴心力衰竭患者，也是难治性高血压的基础药物之一。其不良反应与剂量密切相关，故通常应采用小剂量。噻嗪类利尿剂可引起低血钾，长期应用者应定期监测血钾，并适量补钾。痛风者禁用；对高尿酸血症，以及明显肾功能不全者慎用，后者如需使用利尿剂，应使用袢利尿剂，如呋塞米等；另外，袢利尿剂除用于高血压危象伴有水钠潴留外，一般不作为降压用。

保钾利尿剂如阿米洛利、醛固酮受体拮抗剂如螺内酯等有时也可用于控制血压。在利钠排水的同时不增加钾的排出，此类药物除用于原发性或继发性醛固酮增多症而无肾功能不全外，一般不单独用于降压。在与其他具有保钾作用的降压药如 ACEI 或 ARB 合用时需注意发生高钾血症的危险。螺内酯长期应用有可能导致男性乳房发育等不良反应。

（一）噻嗪类利尿剂

（1）降压机制：初期降压机制通过利尿使血浆和细胞外液容量减少。由于噻嗪类利尿剂使血容量减少，肾灌注减少，导致肾素血管紧张素和醛固酮分泌增多，一方面使得体液和肾小管液能够通过调节机制快速恢复稳定，但另一方面部分抵消了噻嗪类药的降压作用。对于大多数噻嗪类药而言，服药 6 小时后就几乎没有促尿钠排泄作用了，但血管阻力持续下降。长期降压机制主要与降低外周血管阻力有关。这可能因其排钠而降低血管平滑肌内 Na^+ 的浓度，并通过 Na^+–Ca^{2+} 交换机制，使胞内 Ca^+ 减少，从而降低血管平滑肌对血管收缩物质的反应性，以及增强对舒张血管物质的敏感性。尚有争议的降压机制包括抑制碳酸酐酶活性，因可使细胞内 pH 值升高而激活钾通道，使细胞膜电位超极化；同时部分关闭了电压依赖性钙通道，使血管平滑肌松弛。另有少数观点认为噻嗪类利尿剂可下调 AT_1 受体，使血管平滑肌细胞钾通道部分开放。

（2）常用噻嗪类利尿剂分类、用法及体内代谢：该类药物可根据其基本化学结构，又可分为噻嗪型和噻嗪样利尿剂。噻嗪型药物的基本化学结构由苯并噻二嗪核和磺酰胺基组成，包括氢氯噻嗪和苄氟噻嗪等。噻嗪样利尿剂的化学结构不同于噻嗪型，但含有磺酰胺基，同样作用于远曲小管，包括氯噻酮、吲哒帕胺和美托拉宗（该药还作用于近曲小管）等。临床上使用的噻嗪类利尿剂多为片剂，表6-28列出了各种噻嗪类利尿剂的用法及代谢情况。

表 6-28　各种常用噻嗪类利尿剂的用法及代谢情况

	通用名	每日常用剂量（mg）/次数	t_{max}（小时）	$t_{1/2}$（小时）	清除部位
噻嗪型	氢氯噻嗪	12.5~25/1~2	2	12	95% 肾脏
	苄氟噻嗪	2.5~20/1~2	6~10	8.5	肾脏（绝大部分）、胆汁（少量）
	环戊噻嗪	0.25~0.5/1	12		肾脏
	甲氯噻嗪	2.5~5/1	6	17	肾脏
噻嗪样	吲达帕胺	2.5/1	1~22	13	70% 肾脏、23% 胃肠道
	氯噻酮	25~100/1	8~12	35~50	65% 肾脏
	美托拉宗	2.5~5/1	2~4	8	肾脏（主要）、胆汁（小部分）

（3）噻嗪类利尿剂常见不良反应及临床使用注意事项：噻嗪类利尿剂毒性较低，大多数不良反应与剂量和疗程有关。在使用过程中常会出现以下不良反应：乏力、眩晕、恶心、呕吐、低钠血症、低氯血症、低钾血症、氮质血症、升高血氨、升高血糖、高尿酸血症、血清胆固醇及甘油三酯升高、少数可发生皮疹、瘙痒、光敏性皮炎、中性粒细胞减少、血小板减少

等。噻嗪类利尿剂临床使用注意事项见表6-29。

（4）噻嗪类利尿剂的制剂特点和临床选择特点：多年来以氢氯噻嗪为主的噻嗪类利尿剂一直是抗高血压药物的主力军之一，不论单用或与其他抗高血压药物联用，都有明确的疗效，特别适用于轻、中度原发性高血压病人，老年人单纯收缩期高血压、肥胖及高血压合并心力衰竭的患者。表6-30列出了噻嗪类利尿剂的制剂特点和临床选择特点。

表6-29 噻嗪类利尿剂临床使用注意事项

名称	禁忌或慎用	相互作用		注意事项
		增强	减弱	
噻嗪类利尿剂	①禁用于对本品及其他含磺胺基类药物过敏者 ②禁用于无尿者 ③禁用于肝病或有肝病趋势的患者 ④禁用于痛风患者 ⑤糖尿病、高尿酸血症、有痛风史者、严重肝、肾损害、高钙、低钠血症及红斑狼疮及妊娠婴儿均应慎用	与治疗量多巴胺合用利尿作用增强；与其他降压药合用，利尿、降压基药物均加强；与β肾上腺素受体拮抗药合用，尿酸血和血糖的影响；与阿替洛尔有协同降压率效果优于单独应用阿替洛尔；与MAO合用可加强降压效果。与三环类抗抑郁药（如丙米嗪）或镇静药合用，可增强抗高血压药合用，可使本药的吸收上升；α受体拮抗药发生直立性低血压的危险性；与环孢素合用，可能导致血清尿酸浓度升高，减少肾脏对锂的清除，增加肾毒性；与碳酸氢钠合用，与低氯血性碱中毒机会；增生低钾性碱化尿药的肌松药的肌松作用	盐皮质激素、促肾上腺皮质激素、上腺皮质激素样利尿素能降低利尿药的利尿药的利尿作用，并易引起电解质紊乱，尤其是低钾血症；非甾体抗炎药尤其是吲哚美辛可阻断噻嗪类利尿药。可激动α受体的拟肾上腺素类药作用减弱。可减弱抗凝风药、抗凝血药、抗纤溶解药的作用。考来烯胺可减少胃肠道对噻嗪类利尿药的吸收	①服用应从最小剂量开始，以减少不良反应发生，减少反射性肾素和醛固酮分泌 ②每日用药1次时，应早晨服用，以免夜间排尿次数增多；突然停药可能引起的钠、氯及水的潴留 ③少尿或有严重肾功能障碍者，一般在最大剂量用药后24小时内如无利尿作用时应停药 ④高血压患者需做手术时，术前可不必停药 ⑤可透过胎盘，有可能使胎儿、新生儿产生黄疸，血小板减少症，一般妊娠期妇女不应使用 ⑥老年人应用本品易发生低血压、电解质紊乱和肾功能损害，应注意 ⑦吲达帕胺在与血管紧张素转换酶抑制药（ACEI）合用时，可出现低钠血症的患者（或）急性肾动脉狭窄，应停用本药3日后再重新使用排钾利尿剂，或给予小剂量ACEI。如有必要，可重新使用ACEI ⑧有糖尿病、伴有高尿酸血症或有痛风者及血肌酐大于290μmol/L者不宜应用 ⑨病人不可过度限钠，中度限钠、也不可高钠摄入，每天5~8g即可 ⑩适量补钾，每天1~3g，或合并使用保钾利尿剂。服用噻嗪类利尿剂的病人一般不需要补钾。鼓励多吃富含钾的食物，如芹菜、香蕉、橘汁等

表 6-30　噻嗪类利尿剂的制剂特点和临床选择特点

药物名称	制剂特点	适应证	临床选择特点
氢氯噻嗪	口服吸收快但不完全，食物不影响吸收	老年和高龄老年高血压、单独收缩期高血压或伴有心力衰竭患者	低剂量噻嗪类药物可提供接近完全效的降压作用，并注意选择适应证，则其副作用可明显减少或避免。该药降低收缩压和舒张压的谷峰比分别只有 39.76% 和 30.79%，其作用难以维持 24 小时，降低全血压与其他药物类似，但其降低 24 小时动态血压显著逊于 ACEI、β 受体阻滞剂、CCB 和 ARB，血压差值达 6/4mmHg。通常与其他类降压药联用，提高降压效应
苄氟噻嗪	口服吸收迅速完全，血浆蛋白结合率高达 94%	同氢氯噻嗪	口服高效噻嗪类利尿药，作用与氢氯噻嗪相似，利尿作用为氢氯噻嗪的 5~10 倍，唯排泄慢，持续时间较长（约 18 小时），钾离子和碳酸氢根的排出量较少
环戊噻嗪	口服吸收快而完全	同氢氯噻嗪	利尿效价较氢氯噻嗪强 100 倍，作用可维持 24~36 小时，因此每日只需 1 次用药
甲氯噻嗪	口服吸收快而完全	同氢氯噻嗪	降压效果与氢氯噻嗪相近，安全性和耐受性良好，作用可持续 24 小时以上，每日只需用药 1 次
吲达帕胺	口服吸收快而完全，不受食物影响，在肝脏内代谢产生 19 种代谢产物	同氢氯噻嗪	一种新的、长效抗高血压药，具有利尿作用和钙拮抗作用，其利尿作用轻微，主要是通过阻滞钙内流而松弛血管平滑肌，产生降压效应，降压有效率 80% 左右，其降低收缩压和舒张压的谷峰比分别为 89% 和 85%，降压疗效与常规剂量的氨氯地平和

续表

药物名称	制剂特点	适应证	临床选择特点
吲达帕胺			坎地沙坦相同。吲达帕胺缓释片（每日 1.5mg）降低老年患者收缩压的幅度明显大于氢氯噻嗪（每日 25mg）；不良反应较其他噻嗪类药物轻、对血钾的影响很小，对糖耐脂质代谢无不良影响，对心排出量、心率及心律影响小，长期用药很少影响肾小球滤过率或肾血流量，在肾功能损害时大部分从胆汁排出体外，故无积蓄作用，可用于慢性肾功能衰竭，若同时有肝胆功能损害，则禁用
氯噻酮	口服吸收慢且不完全，主要与红细胞内碳酸酐酶结合而与血浆白蛋白结合少从而使其半衰期和作用时间显著长于其他噻嗪类药物	同氢氯噻嗪	氯噻酮半衰期长达 35~50 小时，因此氯噻酮利尿时间长，降压效果特别是夜间收缩压下降效果比氢氯噻嗪更明显，而夜间收缩压预测心血管病后果较白天收缩压，诊室收缩压都好
美托拉宗	口服吸收迅速但不完全（约 64%），某些心脏病人吸收率为 40%	同氢氯噻嗪	不会使肾小球滤过率或肾血流量降低，肾功能严重损害者尚可应用，但肾小球滤过率 < 10mg/min 时疗效差

（二）袢利尿剂

主要作用于肾髓袢升支粗段皮质部，阻断钠－钾－氯共同转运体，抑制对氯化钠的主动重吸收；由于使肾髓质间液渗透压降低，影响肾脏浓缩功能，利尿作用强大。代表药物有呋塞米、托拉塞米、布美他尼等。利尿强度（相同剂量时）依次为布美他尼＞托拉塞米＞吡咯他尼＞呋塞米，各种常用袢利尿剂的用法及代谢情况见表6–31。

表6–31　各种常用袢利尿剂的用法及代谢情况

通用名	每日常用剂量（mg）/次数	t_{max}（小时）	$t_{1/2}$（小时）	清除部位
呋塞米	20~80/2	1~2	1	88% 肾脏
布美他尼	0.5~2/1	1~2	1.5	77%~85% 肾脏
托拉塞米	2.5~5/1	1	0.8~1.25	80% 肝脏，20% 肾脏
吡咯他尼	9/1	1.1~1.8	1	肾脏

（1）袢利尿剂常见不良反应及临床使用注意事项：袢利尿剂使用过程中可能出现以下不良反应：口干、口渴、心律失常、乏力、眩晕、恶心、呕吐、低钠血症、低氯性碱血症、低钾血症、升高血糖、高尿酸血症、耳鸣、听力减退或暂时性耳聋、视力模糊、极少数可发生皮疹、多形性红斑、光敏性皮炎、中性粒细胞减少、血小板减少、直立性低血压。长期应用可致胃及十二指肠溃疡。其临床使用注意事项见表6–32。

（2）袢利尿剂的制剂特点和临床选择特点：袢利尿药能抑制前列腺素分解酶的活性，使前列腺素 E_2 的含量升高，因而具有扩张肾血管，降低肾血管阻力，使肾血流增加的作用。同时，与其他类利尿药不同，袢利尿药在肾小管液流量增加的同时肾小球率过滤不下降，这些作用特点使得袢利尿药与其他类利尿药相比尤其适用于伴有肾功能受损的高血压患者。表6–33对各类袢利尿药的制剂特点和临床选择特点做了介绍。

表 6-32　袢利尿剂临床使用注意事项

名称	禁忌或慎用	相互作用		注意事项
		增强	减弱	
袢利尿剂	①禁用于对本品及其他含磺胺类基药物过敏者 ②低钾血症，肝性脑病，超量服用洋地黄者禁用 ③禁用于痛风患者 ④糖尿病，高尿酸血症，有痛风史者，严重肝肾损害，高钙、低钠血症，红斑狼疮及黄疸婴儿均应慎用	与治疗量多巴胺合用可增强利尿作用；与降压药合用，降压作用均加强；与氯贝丁酯合用，用两药作用均加强，并可出现肌肉酸痛、强直；与两性霉素、多黏菌素及氨基糖苷类抗生素合用，可增强肾毒性和耳毒性，尤其本身有肾功能损害时；与抗组胺药合用，可减少肾毒性；增强耳毒性。对锂的清除增加。增加非去极化肌松药的肌松作用，与血钾下降有关	糖皮质激素、盐皮质激素、促肾上腺皮质激素、雌激素能降低袢利尿药的利尿作用，并易引起电解质紊乱尤其是低钾血症；与非甾体抗炎药合用减弱袢利尿药利尿作用并增加肾损害；与拟交感胺药物或抗惊厥药物合用其利尿作用减弱；可减弱抗痛风药，降血糖药、抗凝药及抗纤溶解药的作用	①使用所有袢利尿剂药物均应从小剂量开始 ②通过胎盘屏障，妊娠期妇女尤其妊娠头 3 个月应尽量避免使用 ③袢利尿剂如果给药太快和静脉给药，因此诱发洋地黄中毒，可引起低钾血症 ④与卡托普利联用，使呋塞米失去利尿作用，可换用其他 ACEI ⑤袢利尿药与 ACEI、ARB 联用，可使利尿作用过强，可降低利尿药剂量；肾前性尿毒症，可降低利尿药剂量；导致血压过低，肾前性尿毒症，可降低利尿药剂量；ACEI、ARB 要从低剂量开始 ⑥肠道外给药宜静脉给药，不主张肌内注射。静脉用药剂量为口服剂量的 1/2 时即达到同样疗效 ⑦静脉注射时宜用氯化钠注射液稀释，而不宜使用葡萄糖注射液稀释 ⑧每日用药 1 次时，应早晨服用，以免夜间排尿次数增多 ⑨少尿或无尿患者，应用最大剂量后 24 小时如无反应应立即停用 ⑩治疗进展中的肾脏疾病患者有血清尿素氮值增加和少尿现象发生时，应立即停止使用

表 6-33　袢利尿药的制剂特点和临床选择特点

药物名称	制剂特点	适应证	临床选择特点
呋塞米	口服吸收迅速但不完全，生物利用度为 50%~70%。食物可延缓药物吸收速度，但并不影响药效	不作为首选药物，在噻嗪类药物疗效不佳，尤其当伴有肾功能不全或出现高血压危象时适用	与噻嗪类利尿剂比较，存在明显的剂量-效应关系，随剂量加大，利尿效果明显增强，且药物的剂量范围较宽，控制血压的效果相对较弱，但体液潴留性高血压患者对噻嗪类利尿剂耐药时或耐药伴有肾功能损害的高血压患者应使用本药
布美他尼	口服吸收迅速完全，生物利用度 80%~85%，但严重水肿者吸收可减少	同呋塞米	作用部位、作用机制、电解质丢失情况及作用特点均与呋塞米相似，具有高效、速效、短效、低毒的特点。本品利尿作用较呋塞米强 20~40 倍，临床上所使用剂量仅为呋塞米的 1/40
托拉塞米	口服吸收迅速完全，生物利用度 80%~90%，通过双通道代谢，80% 经肝脏代谢，主要代谢产物是羧酸的衍生物，不具有生物活性	同呋塞米	起效快，利钠利尿活性是呋塞米的 8 倍，而排钾作用却弱于呋塞米，还有抑制血管紧张素 Ⅱ 的收缩血管作用，故对心功能也有改善作用，生物半衰期较呋塞米长，故每日只需用药 1 次即可，几乎无利尿活性的拮抗醛固酮现象，口服与非肠道给药效几乎相同，在相当大的治疗范围内，具有非常良好的量效关系，连续用药无蓄积，安全性高于其他同类药物
吡咯他尼	口服吸收完全	同呋塞米	作用强度介于呋塞米和布美他尼之间，口服后不仅尿中钠、氯离子排泄明显增加，而且钙和镁离子的排泄也明显增加，可通过松弛肾外血管平滑肌引起降压作用，并有类似呋塞米的纤维蛋白溶解和抗血小板作用

（三）保钾利尿剂

氨苯蝶啶和阿米洛利抑制远曲小管和集合管的钠－氢共同转运体，抑制 Na^+ 再吸收和减少 K^+ 分泌，其作用不依赖醛固酮，利尿作用弱。螺内酯可与醛固酮受体结合，竞争性拮抗醛固酮的排钾保钠作用，称为醛固酮受体拮抗剂。各种常用保钾利尿剂的用法及代谢情况见表 6-34。

表 6-34　各种常用保钾利尿剂的用法及代谢情况

通用名	每日常用剂量（mg）/ 次数	t_{max}（小时）	$t_{1/2}$（小时）	清除部位
螺内酯	40~80/2~4	48~72	10~12	肾脏
氨苯蝶啶	25~100/1~2	6	1.5~2	肾脏
阿米洛利	2.5~5/1	3~4	6~9	50% 肾脏，40% 粪便

（1）保钾利尿剂常见不良反应及临床使用注意事项：长期服用本类药物或剂量过大可引起高钾血症、低钠血症、恶心、呕吐、胃痉挛、腹泻；偶见有头痛、头晕、嗜睡、精神紊乱、抗雄激素样作用或对其他内分泌系统影响、轻度代谢性酸中毒；罕见发生皮疹、呼吸困难等过敏反应。其临床使用注意事项见表 6-35。

（2）保钾利尿剂的制剂特点和临床选择特点：保钾利尿药目前较少单用于高血压治疗，应用于有排钾作用利尿药的辅助治疗，具体见表 6-36。

表6-35　保钾利尿剂临床使用注意事项

名称	禁忌或慎用	相互作用		注意事项
		增强	减弱	
保钾利尿剂	①禁用于对本品及其他含磺胺基类药物过敏者 ②高钾血症及肾衰竭患者禁用	①与噻嗪类利尿药合用，疗效增加，不良反应减轻 ②与含钾药物、ACEI、ARB、环孢素A及其他保钾利尿药合用时可增加发生高血钾机会 ③与氯化铵合用，易发生代谢性酸中毒 ④延长地高辛半衰期，可引起中毒 其余参阅噻嗪类利尿药	①甘草类制剂具有醛固酮样作用，可降低本类药物利尿作用 ②与葡萄糖注射液、碱剂合用可减少发生高钾血症的机会 其余参阅噻嗪类利尿药	①给药应个体化从最小有效量开始，每日用药1次时，应早晨服用，以免夜间排尿次数增多 ②用药前应了解血钾浓度，但应注意，在某些情况下血钾浓度并不能代表体内钾含量，如酸中毒时钾从细胞内转移至细胞外而易出现高血钾，酸中毒纠正后血钾即可下降 ③对于螺内酯，起作用较慢，而维持时间长，故首日剂量可增加至常规剂量2~3倍，以后酌情调整剂量与其他利尿药合用时，可先于其他利尿药2~3天服用。在已应用其他利尿药再加用本药时，其他利尿药剂量在最初2~3天可减量50%，以后酌情调整剂量。在停药时本药应先于其他利尿药2~3天停药 ④用药期间如出现高钾血症应立即停药 ⑤应于进食时或餐后服药，以减少胃肠道反应，并可能提高本药生物利用度 ⑥在服用氨苯蝶啶后可出现蓝色荧光尿

表 6-36 保钾利尿药的制剂特点和临床选择特点

药物名称	制剂特点	适应证	临床选择特点
螺内酯	口服吸收较好，口服后起效慢，口服后1日左右起效，微粒制剂更易吸收	高血压辅助治疗，尤其是应用于有排钾作用的利尿药时，以及心力衰竭心肌梗死后高血压	进入体内后由肝脏代谢为有活性的坎利酮，后者可竞争性抑制醛固酮作用。起效慢，口服后1日左右起效，具有持久拮抗与充血性心力衰竭恶化及病死率密切相关的高醛固酮血症，增加心肌肥厚，增加心肌顺应性而改变心脏缩功能，对抗去甲肾上腺素及血管紧张素Ⅱ的作用。除保钾、保镁及利尿作用之外，还具有抗心律失常作用。在高血压性心脏病并发心力衰竭的治疗中，加以螺内酯治疗不仅是通过利尿降血压，更重要的是对RAAS产生更强的抑制作用和更好的临床效应，阻断由于ALD升高而致心肌血管纤维化，改善心肌顺应性及僵硬度，改善收缩功能、改善舒张，减少室性心律失常发生，逆转患者症状和体征，从而更有利于高血压性心脏病性心脏病并发心力衰竭的治疗
氨苯蝶啶	口服吸收迅速但不完全，口服后2小时起效	高血压的辅助治疗	利尿作用较弱，但作用迅速，服药后1小时即产生作用，主要经肝内代谢。本品很少单用，可与噻嗪类和螺内酯合用，增强各自作用，减轻不良反应
阿米洛利	吸收差，仅为15%~20%；空腹可使吸收加快，但吸收率并不明显增加。单次口服后2小时起效	同螺内酯	利尿作用比氨苯蝶啶强，为目前保钾利尿药中作用最强者，40mg本品与200mg氨苯蝶啶利尿作用相当。本品很少单用，由于可增加氢氯噻嗪和依他尼酸等利尿药作用，并减少钾丢失，因此，可与氢氯噻嗪联合制成的复方制剂（复方盐酸阿米洛利，每片含盐酸阿米洛利2.5mg和氢氯噻嗪25mg），具有长效平稳的降压效果，又可克服两种药对血钾的不利作用，从而减少药物的不良反应。但其降压效果依赖于健全肾的肾功能，当肾功能明显减退时，其降压作用减小，且易导致高钾血症

（四）归纳小结

自 20 世纪 50 年代以噻嗪类为代表的利尿降压药物广泛应用于临床以来，由于其良好的疗效和性价比，增强其他抗高血压药物的效力，并且可降低高血压相关的病残率和死亡率，至今仍是高血压治疗中获得广泛推荐的一线用药。然而，随着钙拮抗剂、血管紧张素转换酶抑制剂及血管紧张素受体拮抗剂的问世，以及在长期使用较大剂量利尿剂可引起血尿酸增高、糖脂代谢紊乱、新发糖尿病增加等一系列不良反应，利尿剂在高血压患者中的使用率出现减少的趋势。因此 2009 年版欧洲高血压指南并不认为利尿剂是一类出众的降压药物，但这一观点并不意味着对此类药物的否定，在几十年的使用过程中，大量循证医学证据和相关国家指南均表明利尿剂有着确切的降压疗效。2002 年，国际降压治疗协作组（the blood pressure lowering treatment trialists collaborative, BPLTTC）对 29 项随机降压试验包括 162341 例患者的回顾分析结果表明，ACEI、钙拮抗剂、利尿剂或 β 受体阻滞剂在降低主要终点事件方面并无明显差异。近期更大规模的 Meta 分析结果显示，利尿剂能有效降压、降低心血管病事件；对血糖异常患者，利尿剂均不增加，甚至可减少心血管事件。美国预防、检测、评估与治疗高血压全国联合委员会第 7 次报告（JNC 7）特别强调了利尿剂在高血压治疗中的地位，将利尿剂列为高血压治疗的首选治疗药物之一，能预防心脑血管并发症，降压效果佳，且价格便宜，有助于延缓骨质疏松病人的矿物质脱失等优点。2010 年台湾心脏病学会高血压管理指南指出利尿药有时在高血压的治疗中是必不可少的，没有用过利尿药的高血压是不能称之为难治性高血压。2017 年《高血压合理用药（第 2 版）》推荐利尿剂适用于大多数无禁忌证的高血压患者的初始和维持治疗，尤其适合老年高血压、难治性高血压、心力衰竭合并高血压、盐敏感性高血压等患者。因此，利尿剂仍然被视为重要的一线降压药，尤其是在一些经济欠发达地区。

2011年利尿药治疗高血压的中国专家共识指出：噻嗪类利尿药适用于大多数无利尿药禁忌证的高血压患者的初始和维持治疗，但单用利尿剂往往降压效果有限，因此，利尿剂适宜与多数抗高血压药物联合应用，一方面通过机制互补增强降压效果，另一方面抵消利尿剂的某些不良反应。JNC 7指南中推荐联合使用2种以上降压药物，其方案中必须包含噻嗪类利尿剂。噻嗪类利尿剂与ACEI或ARB的联合，是目前公认可优先选择的联合降压治疗方案。一方面利尿剂通过减少水钠潴留，松弛外周血管，抑制RAAS等多重机制增强降压效果；另一方面RAAS抑制剂还可减少噻嗪类利尿剂所致的RAAS激活和低血钾等不良反应，是较理想的联合降压治疗方案。如：糖尿病患者的降压治疗应首选对糖代谢无不良影响的ACEI或ARB，但单药常难以控制血压，血压达标率不高。强化降压和降糖治疗对2型糖尿病高危患者血管疾病预防作用的析因随机研究显示（ADVANCE），以培哚普利和噻嗪样利尿剂吲达帕胺的复方制剂为基础的强化血压控制方案，可以使2型糖尿病患者心血管死亡风险减少18%，肾病并发症风险减少21%。由于利尿剂降压带来的益处要远胜于其所引起的不良代谢影响，不良反应也因与RAAS抑制剂合用而减轻，故2010年美国糖尿病学会发表的糖尿病诊疗指南主张，在首选ACEI或ARB之后如果患者血压仍未达标，当$eGFR \geq 30$ ml/(min·1.73m^2)时，可优先考虑加用噻嗪类利尿剂；当$eGFR < 30$ ml/(min·1.73m^2)则选用袢利尿剂。同时，高血压合并心力衰竭时，只要无禁忌证，噻嗪类利尿剂需与RAAS抑制剂合用。因为，使用利尿剂后激活RAAS所致的有害作用，可被后者所抵消，目前噻嗪类利尿剂、RAAS抑制剂和β受体阻滞剂组成的三药联合方案，已成为轻、中度心力衰竭的标准治疗。

利尿剂在与钙拮抗剂的联合应用中，由于钙拮抗剂能够促进肾脏钠离子排泄，与噻嗪类利尿剂降压作用机制部分重叠，都能导致交感神经系统和 RAAS 激活，因此噻嗪类利尿剂与钙拮抗剂联合更适于低肾素型高血压，如多数老年高血压患者。有研究显示，氢氯噻嗪联合非洛地平治疗组降低收缩压和舒张压的幅度明显大于氢氯噻嗪单药治疗组。噻嗪类利尿剂联合 β 受体阻滞剂降压幅度与其他组合方案相当，但代谢相关不良反应更多见，新发糖尿病发生率更高，不推荐该组合用于伴糖耐量异常或糖尿病代谢综合征的高血压患者。噻嗪类利尿剂与阿米洛利或氨苯蝶啶等保钾利尿剂合用能够减少低钾血症发生，防止镁经肾脏流失，部分增强降压效果。

近年来提倡应用小剂量利尿剂，因为噻嗪类利尿剂的代谢性副作用是剂量依赖性。在抗高血压治疗中，如采用小剂量噻嗪类利尿剂，并注意选择适应证，则其副作用可明显减少或避免。最近的数据表明，使用小剂量即一日服用氢氯噻嗪 12.5~25mg，吲达帕胺 1.25~2.5mg 或其缓释片 1.5mg（ADVANCE 研究、HYVET 研究），或另一种噻嗪类利尿剂的等效剂量，没有明显的代谢性副作用，亦不影响生活质量，但却有血压下降。氢氯噻嗪作为最常使用的利尿剂，大多数专家赞成一日使用 12.5mg，且多和其他降压药物合用，其用于慢性心力衰竭的治疗剂量为一日 25~100mg。推荐小剂量噻嗪类利尿剂与 RAAS 抑制剂合用或使用利尿剂缓释剂型。吲达帕胺缓释片 1.5mg 与普通片 2.5mg 相比，降压疗效相似，但前者降压更平稳，低血钾发生的相对危险较低。综上所述，在临床应用中，利尿剂仍然是抗高血压治疗的基础药物之一，联合应用小剂量利尿剂和 β 受体阻滞剂、ACEI、ARB 或钙拮抗剂可获得更佳的血压控制，并有助于弥补相互对代谢的不良影响，改善治疗的依从性，而不增加成本，极少增加副作用。同时，在利尿剂使用前和使用过程中定期监测血糖、电解质和肾功能，有助于及时发现并纠正噻嗪类利尿剂所致的不良反应。

六、其他抗高血压药（包括复方制剂）

（一）α受体阻滞剂

作用机制主要是通过选择性阻断血管平滑肌突触后膜的 α_1 受体，使血管扩张，致外周血管阻力下降及回心血量减少，从而降低收缩压和舒张压。由于其单纯作用于 α_1 受体而很少影响 α_2 受体，保留了血管平滑肌突触前负反馈机制，故对心率影响小，具有不增加心率，不影响肾血流量和肾小球滤过率，长期应用改善脂代谢，降低 TC、TG、LDL-C，升高 HDL-C，对糖代谢无影响等优点。目前认为 α 受体阻滞剂不作为一般高血压治疗的首选药，适用于高血压伴前列腺增生患者，也用于难治性高血压患者的治疗，开始用药应在入睡前，以防体位性低血压发生，使用中注意测量坐立位血压，最好使用控释制剂。体位性低血压者禁用，心力衰竭者慎用。该类药物的代表药物主要有哌唑嗪、特拉唑嗪、多沙唑嗪等，各代表药物的用法及代谢情况见表 6-37。

表 6-37　各种常用 α 受体阻滞剂的用法及代谢情况

通用名	每日常用剂量（mg）/次数	t_{max}（小时）	$t_{1/2}$（小时）	清除部位
哌唑嗪	1~10/2~3	1~3	2~3	胆汁、粪便
特拉唑嗪	1~20/1	1	12	40% 肾脏、20% 粪便、40% 胆汁
多沙唑嗪	1~8/1	1.5~3.6	19~22	9% 肾脏、91% 粪便
乌拉地尔	口服：30~180/2 静脉注射：25~50/2 静脉滴注：250/1	4~6	口服：4.7 静脉给药：2.7	50%~70% 肾脏

（1）α 受体阻滞剂常见不良反应及临床使用注意事项：在

使用过程中不良反应主要以首次服用可有的恶心、眩晕、头痛、嗜睡、心悸、体位性低血压最为常见，这些反应称为"首剂效应"，还可出现视物模糊、便秘、腹泻、口干、皮疹、发热、关节炎等，其临床使用注意事项见表 6-38。

表 6-38　α 受体阻滞剂临床使用注意事项

名称	禁忌或慎用	相互作用		注意事项
		增强	减弱	
α 受体阻滞剂	①主动脉峡部狭窄或动、静脉分流者禁用 ②孕妇和哺乳期妇女禁用	与钙拮抗剂、β 受体阻滞剂或利尿剂合用可增强降压作用；西咪替丁可轻度增加多沙唑嗪、乌拉地尔的血药浓度	与非甾体类抗炎镇痛药（尤其吲哚美辛）、拟交感类药物同用降压作用减弱；与雌激素合用由于液体潴留而使降压作用减弱；与硝酸甘油合用时，要减少后者用量	①首次给药及以后加大剂量时，应卧床给药，不做快速起立动作，以避免发生直立性低血压 ②服用本类药物前应避免先用利尿剂、β 受体阻滞剂及其他可引起或加重体位性低血压的药物，若确需与上述药物联用，应调整剂量以求每一种药物的最小有效量 ③肾功能不全时剂量应减量 ④应用过量发生低血压循环衰竭时，需补充血容量及给予拟交感药物

（2）α 受体阻滞剂的制剂特点和临床选择特点：α 受体阻滞剂现已不作为高血压治疗的一线用药，但 α 受体阻滞剂与其他抗高血压药联合使用时可降低发病率和死亡率。同时，α 受体阻滞剂还可以通过减轻尿路症状及缓解膀胱排放障碍，从而改善良性前列腺增生症（BPH）症状；另外通过扩张容量血管和阻力血管降低心脏前后负荷，可用于治疗各种顽固性心力衰竭。表 6-39 对各种 α 受体阻滞剂的制剂特点和临床选择特点作了比较。

表6-39　α受体阻滞剂的制剂特点和临床选择特点

药物名称	制剂特点	适应证	临床选择特点
哌唑嗪	口服吸收完全，生物利用度50%~85%，主要在肝内代谢	高血压，生心力衰竭	充血性心力衰竭、肾衰患者，药物半衰期延长。对肾功能不全、合并糖尿病、呼吸道疾病及前列腺增生的高血压患者尤为适宜。但服用时可出现"首剂效应"，不良反应较其他同类药物常见
特拉唑嗪	口服吸收迅速，完全，不受食物影响，生物利用度达90%，首关代谢轻微	高血压，良性前列腺增生	本品降压作用与哌唑嗪相当，其$t_{1/2}$长，约12小时，故可一日给药1次，约12小时（维持24小时），因而其降压作用缓和、明显提高患者的依从性。由于其作用持续时间长，较少发生体位性低血压；同时，由于本品的迟发作用（最大降压作用出现），限制了其治疗重度高血压的作用。本品还可改善前列腺增生患者的尿动力学及临床症状，对前列腺过度增生产生效果佳
多沙唑嗪	口服吸收良好，生物利用度约65%，在肝脏广泛代谢，但其量不足以产生作用	高血压，良性前列腺增生	α₁受体阻滞剂作用强度为哌唑嗪的1/2，但作用时间长，能明显降低甘油三酯和总胆固醇水平，刺激脂蛋白脂酶活性和减少胆固醇吸收，提高高密度脂蛋白胆固醇水平，增加肾血流，对肾功能无不良影响，故对高血压伴有高脂血症、糖尿病或肾功能损害的患者适用；本品还可改善良性前列腺增生患者尿频、尿急、排尿困难的症状
乌拉地尔	静脉用药5分钟内起效，30~60分钟内的降压幅度可达25%左右	高血压危象，重度高血压，围手术期高血压	降压机制与其他α受体阻滞剂不同，具有拮抗突触后α₁受体和外周α₂受体双重阻断作用，但以前者为主，此外还有激活中枢5-羟色胺1A受体的作用，降低延脑心血管调节中枢的交感反馈而降低血压，本身降压平稳而迅速，对血压正常者没有降压效果，还有轻度的β受体拮抗作用，降压同时不引起反射性心动过速；还可降低心脏前后负荷和平均肺动脉压，改善心输出量，降低肾血管阻力和增加肾血流量等优点，且不增加颅内压。因此，适用于大多数高血压急症（多数高血压急症发作时均存在不同程度交感神经亢进），对嗜铬细胞瘤引起的高血压危象有特效。口服适用于重度高血压伴急性左心室衰竭，注射剂适用于术中、术后高血压，术前、术中高血压控制

（二）中枢性降压药

第一代中枢性降压药能够兴奋 α_2 受体，抑制（负反馈）心、肾的交感神经输出，舒张外周血管降低血压，代表药物主要有可乐定、甲基多巴等。第二代中枢降压药如莫索尼定、利美尼定等，主要作用于延髓腹外侧头端咪唑啉 I_1 受体，通过抑制外周交感神经活性而产生降压作用，并能改善肾功能，对血糖、血脂代谢无不良影响；它对肾上腺素 α_2 受体的刺激作用很弱，因而较少发生嗜睡等不良反应，停药时不产生反跳，因此成为可乐定等第一代中枢性降压药更新换代产品。各种常用中枢性降压药的用法及代谢情况见表 6-40。

表 6-40　各种常用中枢性降压药的用法及代谢情况

通用名	每日常用剂量（mg）/ 次数	t_{max}（小时）	$t_{1/2}$（小时）	清除部位
可乐定	0.1~0.8/2~3（普通片）	3~5	12.7	40%~60% 肾脏、20% 胆汁
	0.25/1（每周）（透皮贴片）	135	17.7	肾脏
甲基多巴	250~2000/2~3	4~6	1.7	70% 肾脏
莫索尼定	0.2~0.4/1	1~3	2	90% 肾脏
利美尼定	1/1	2	8	肾脏

（1）中枢性降压药常见不良反应及临床使用注意事项：大多数不良反应轻微，常见有口干、便秘、嗜睡、乏力，少数患者出现头晕、头痛、恶心、瘙痒、血管神经性水肿、心动过缓，长期使用有水钠潴留等，其临床使用注意事项见表 6-41。

（2）中枢性降压药的制剂特点和临床选择特点：中枢性降压药尽管在治疗高血压方面有一定疗效，但并不作为一线用药，而通常与其他降压药联用增强降压效果。中枢性降压药的制剂特点和临床选择特点见表 6-42。

表6-41　中枢性降压药临床使用注意事项

名称	禁忌或慎用	相互作用		注意事项
		增强	减弱	
中枢性降压药	①活动性肝病患者禁用甲基多巴 ②病态窦房结综合征、窦房结和二至三度房室传导阻滞、窦性心动过缓、不稳定性心绞痛、严重肝病、进行性肾功能损害、血管神经性水肿患者禁用	与中枢神经抑制药合用可使中枢抑制作用加强;与其他降压药合用可使降压作用增强;与β受体阻滞剂合用后停药,可增加本类药物撤药综合征;可增强口服抗凝药的抗凝作用;与左旋多巴合用可增加中枢神经毒性	与三环类抗抑郁药、非甾体抗炎药以及拟交感胺类药物合用可使本类药物降压作用减弱	①长期使用由于液体潴留及血容量扩充,可出现耐药性,降压作用减弱,与利尿药同用可减少耐药性并增强疗效 ②由于与β受体阻滞剂合用后停药,可增加撤药综合征,故应先停用β受体阻滞剂,再撤本药 ③为避免本类药物所致的反跳性血压增高,停药时须在1~2周内逐渐减量,并同时考虑停用其他降压药;若因手术必须停服本药时,应在术前4~6小时停药

表6-42　中枢性降压药的制剂特点和临床选择特点

药物名称	制剂特点	适应证	临床选择特点
可乐定普通片	口服吸收不完全(70%~80%),吸收后很快分布到各器官,可以透过血脑屏障	高血压,偏头痛	由于常出现口干、嗜睡等副作用,已较少应用于高血压的临床治疗,常与其他降压药物配合作第二、三线治疗用药;通过拮抗血管运动反射用于治疗偏头痛

续表

药物名称	制剂特点	适应证	临床选择特点
可乐定透皮贴片	控释，能以平稳速度释除去贴片，局部皮肤内贮存药物仍能维持有效血药浓度24小时	高血压，偏头痛	可透过皮肤控制释药，持续作用超过7天，与普通片比较只需口服剂量的1/3，吸收恒速、长效、稳定，不良反应少
甲基多巴	口服吸收不完全（约50%），与血浆蛋白结合少，不到20%	高血压（包括妊娠高血压）	同时具有中枢和外周作用的抗肾上腺素能降压药物，妊娠期高血压患者使用甲基多巴较安全，可推荐使用甲基多巴作为妊娠高血压的降压药物。除此之外，甲基多巴在临床上很少使用
莫索尼定	口服吸收快而完全，生物利用度高达88%，无首过效应	高血压	与可乐定相比降压疗效相似，它对I_1受体的选择性比对α_2受体高40~200倍，对肾上腺素α_2受体的刺激作用很弱，在体内与I_1受体的亲和力和血压下降程度有关。因而降压、口干等不良反应远比可乐定少而轻微，也不会影响心率、心输出量，且可改善左心室肥大，停药时不产生反跳现象。禁忌证较可乐定多，病态窦房结综合征，窦房结综合征，不稳定型心绞痛，严重肝病、房室传导阻滞，窦性心动过缓，血管神经性水肿患者禁用，进行性肾功能损害，血管神经性水肿患者禁用
利美尼定	口服吸收快而完全	高血压	利美尼定单独或联合用药可用于治疗糖尿病患者高血压，并能有效减轻高血压患者的左心室肥大，另外利美尼定还有较强利钠作用，通过阻断钙离子内流，减少神经元细胞内钙离子浓度起到保护神经元作用。其不良反应较可乐定少

（三）复方制剂

常用的一组高血压联合治疗药物。通常由不同作用机制的两种小剂量降压药组成，也称为单片固定复方制剂。与单药治疗相比，固定复方制剂具有明显优势，多种药物通过不同机制降低血压，疗效叠加，显著增加了血压降低的比例，可使更多的患者达到目标水平；与分别处方的降压联合治疗相比，其优点是使用方便，可改善治疗的依从性，是联合治疗的新趋势。对Ⅱ或Ⅲ级高血压或某些高危患者可作为初始治疗的药物选择之一。应用时注意其相应组成成分的禁忌证或可能的副作用。目前认为固定复方制剂是对高血压联合用药及个体化用药原则的补充或延伸。

（1）复方制剂的联合类型：2010年美国高血压学会（ASH）正式发布了联合应用降压药物意见书，对各类降压药物不同组合方式的疗效和安全性进行了重新评估，并将各种联合治疗方案归纳为3类，即：优先选择、二线选择和不推荐常规应用的联合方案，我国2018年高血压合理用药指南则是推荐了两大类固定复方制剂方案，两者比较详见表6-43。

表 6-43　复方制剂联合类型推荐参考

联合类型	美国	中国
优先推荐	ACEI+ 利尿剂 ARB+ 利尿剂 ACEI+D-CCB ARB+D-CCB	ACEI/ARB+ 噻嗪类利尿剂
次要推荐	β 受体阻滞剂 + 利尿剂 D-CCB+β 受体阻滞剂 D-CCB + 利尿剂 肾素抑制剂 + 利尿剂 肾素抑制剂 +ARB 噻嗪类利尿剂 + 保钾利尿剂	ACEI/ARB D-CCB

续表

联合类型	美国	中国
不常规推荐	ACEI+β 受体阻滞剂 ARB+β 受体阻滞剂 ACEI+ARB CCB（非二氢吡啶类）+β 受体阻滞剂 中枢性降压药 +β 受体阻滞剂	

D–CCB：二氢吡啶类钙通道阻滞剂；ACEI：血管紧张素转换酶抑制剂；ARB：血管紧张素受体拮抗剂。

（2）复方制剂的用法及不良反应情况：表 6-44 主要对临床使用较多的复方制剂的用法及不良反应反应情况进行了介绍，其代谢情况及临床使用注意事项则参考此前各分别处方药物。

（3）复方制剂的制剂特点和临床选择特点：制剂特点详见之前各处方药物介绍。原发性高血压是由多种病理生理机制共同导致的疾病，任何一种降压药物只能阻断维持血压升高的部分机制，降压幅度有限。Meta 分析显示，常规剂量的 1 种降压药物仅可使血压下降 9.1/5.5mmHg，75% 以上的患者需要接受联合药物治疗才能使血压达标。因此，联合用药是提高血压达标率的重要手段。目前临床应用的降压药物主要有 ACEI、ARB、CCB、利尿剂、β 受体阻滞剂等。上述药物可有多种组合方式，但不同联合用药方案的降压效果、靶器官保护作用和耐受性可能存在明显差异，因此临床地位有所不同。表 6-45 通过对不同类降压药物组成复方制剂的作用机制互补性、降压效果叠加性以及减少不良反应等特点进行了对比分析。

表 6-44 各种常用复方制剂的用法及不良反应情况

联合类型	通用名及各组分含量配比	每日常用剂量 （片 / 粒）/ 次数	相应组分不良反应
	卡托普利 / 氢氯噻嗪 （卡托普利 10mg / 氢氯噻嗪 6mg）	1~2/1~2	咳嗽，偶见血管神经性水肿，血钾异常
	复方依那普利片 （依那普利 5mg/ 氢氯噻嗪 12.5mg）	1/1	咳嗽，偶见血管神经性水肿，血钾异常
	贝那普利 / 氢氯噻嗪 （贝那普利 10mg/ 氢氯噻嗪 12.5mg）	1/1	咳嗽，偶见血管神经性水肿，血钾异常
ACEI/ 利尿剂	培哚普利 / 吲达帕胺 （培哚普利 4mg/ 吲达帕胺 1.25mg）	1/1	咳嗽，偶见血管神经性水肿，血钾异常
	赖诺普利 / 氢氯噻嗪 （赖诺普利 10mg/ 氢氯噻嗪 12.5mg）	1/1	咳嗽，血钾异常
	厄贝沙坦 / 氢氯噻嗪 （厄贝沙坦 150mg/ 氢氯噻嗪 12.5mg）	1/1	偶见血管神经性水肿，血钾异常
ARB/ 利尿剂	氯沙坦钾 / 氢氯噻嗪 （氯沙坦钾 50mg/ 氢氯噻嗪 12.5mg） （氯沙坦钾 100mg/ 氢氯噻嗪 12.5mg）	1/1 1/1	偶见血管神经性水肿，血钾异常

续表

联合类型	通用名及各组分含量配比	每日常用剂量（片/粒）/次数	相应组分不良反应
ARB/利尿剂	缬沙坦/氢氯噻嗪（缬沙坦 80mg/氢氯噻嗪 12.5mg）	1~2/1	偶见血管神经性水肿，血钾异常
	替米沙坦/氢氯噻嗪（替米沙坦 40mg/氢氯噻嗪 12.5mg）	1~2/1	偶见血管神经性水肿，血钾异常
	奥美沙坦/氢氯噻嗪（奥美沙坦 20mg/氢氯噻嗪 12.5mg）	1/1	偶见血管神经性水肿，血钾异常
ACEI/CCB	氨氯地平/贝那普利（氨氯地平 5mg/贝那普利 10mg）	1/1	头痛，踝部水肿，偶见血管神经性水肿
ARB/CCB	缬沙坦/氨氯地平（缬沙坦 80mg/氨氯地平 5mg）	1/1	头痛，踝部水肿，偶见血管神经性水肿
β受体阻滞剂/利尿剂	美托洛尔/氢氯噻嗪（美托洛尔 100mg/氢氯噻嗪 12.5mg）	1~2/1	头痛，踝部水肿，血钾异常
CCB/β受体阻滞剂	尼群地平/阿替洛尔（尼群地平 10mg/阿替洛尔 20mg）	1/1~2	头痛，踝部水肿，支气管痉挛，心动过缓
	（尼群地平 5mg/阿替洛尔 10mg）	1~2/1~2	

表 6-45　各类复方制剂的制剂特点和临床选择特点

药物组合类别	适应证	临床选择特点
ACEI/利尿剂	高血压	利尿药促进 RAAS 而限制降压，ACEI 类抑制 RAAS 活化，并减轻醛固酮的继发性增高，从而减少水钠潴留以及醛固酮以及生长因子的不良作用，利尿药用量减少，有助于报道利尿药减少尿酸、血糖、血钾、血脂等指标异常，对降低心血管事件也有益。国外报道两类药合用的总有效率可达 80%。国外研道利尿药与卡托普利或依那普利合用，对降低左心室体积指数（LV-MI）的作用相似，而 24 小时血压控制率心平比卡托普利更强。相关 Meta 分析提示含有 RAAS 抑制剂 ACEI 或 ARB 的治疗方案，心血管终点事件和新发糖尿病比不含 RAAS 抑制剂者明显减少，提示 RAAS 抑制剂可能具有降压以外的心血管保护作用。其他已证实与利尿药联用有效的 ACEI 包括：赖诺普利、贝那普利、培哚普利等
ARB/利尿剂	高血压	两药的互补可以协同降压，还可以相互减少或抵消单药长期使用中出现的不良反应。一方面利尿剂激活了肾素-血管紧张素-醛固酮系统（RAAS），而 ARB 可以有效地抑制 RAAS 系统，使其体液水平平衡的不良反应几乎不出现。另一方面 ARB 的轻度保钾作用又减少了噻嗪类利尿剂引起的低钾不良反应，同时，噻嗪类利尿剂与 ARB 联用作为较，中度及严重高血压的初始治疗，与增加 ARB 单药治疗剂量相比，血压疗效更好，且不良反应减少
ACEI 或 ARB/CCB	高血压	CCB 通过阻断平滑肌细胞膜上的钙通道，扩张外周动脉血管，有效降低血压且可减少心脑事件尤其脑卒中事件的发生，但 D-CCB 在血压降低同时会导致交感神经及 RAAS 反射性兴奋，削弱其所带来的心血管获益；RAAS 抑制剂 ACEI 或 ARB 可抑制 CCB 诱发的交感及 RAS 系统激活，有利于缓解心衰、糖尿病、肾病、心绞痛、左室重构等，而 CCB 类对缓解心绞解心血管保护作用，更为有效地减常合联用可增加降压幅度，协同发挥靶器官保护作用，更为有效地减

药物组合类别	适应证	临床选择特点
ACEI 或 ARB/CCB	高血压	减少心血管事件的发生，同时减少CCB应用导致的心悸、踝部水肿等不良反应。另外，在合并糖尿病的患者中，研究发现联合应用CCB和ACEI作为初始治疗与单独使用大剂量ACEI相比，能更有效地控制血压，小剂量长效二氢吡啶类钙通道阻滞剂加ARB初始联合治疗高血压患者，可明显提高高血压控制率，从提高生活质量及依从性角度，这一联用方式可能是最佳方案之一
β受体阻滞剂/利尿剂	高血压	利尿药增加交感神经活动，刺激RAAS作用能增强β受体阻滞剂的作用，而β受体阻滞剂又能抑制（钝化）利尿药的反调节，使得β受体阻滞剂本身不良反应减少。两类药物对糖脂代谢的影响相似，均有增高糖尿病发生的风险，同时应用会产生叠加，因而该组合适用患者群有限，选择时应严格把握适应证，不应用于代谢综合征和糖尿病高危人群
CCB/β受体阻滞剂	高血压	作用机制不同，联合应用有协同或加强作用。CCB减少外周阻力，同时减少心输出量，而减少心输出量可以累加，同时彼此中和降压的反调节，如：CCB可逆转β受体阻滞剂的外周缩血管作用（因α占优势）和防止心率过缓，另一方面CCB的应用可减少β受体阻滞剂的心率加快作用，对伴有心绞痛患者更有利。劳力性心绞痛及冠心病发作，心绞痛及心源性猝死，应该指出的是，即使联合使用短效的硝苯地平与β受体阻滞剂有助于降压并减少心绞痛及冠心性死亡，以二氢吡啶类CCB与β受体阻滞剂合用，也能增加疗效和安全性。比非二氢吡啶类CCB与β受体阻滞剂合用更有利于避免对心脏传导系统的不良影响

（四）肾素抑制剂（DRI）

肾素－血管紧张素－醛固酮系统（RAAS）在血压调节和容量稳定上有着关键的作用，对 RAAS 的抑制是一条干预高血压、充血性心力衰竭及慢性肾功能衰竭等疾病发病机制的有效途径。20 世纪 80 年代开发了一些包括依那吉仑、瑞米吉仑、占吉仑等肾素抑制剂，但因口服剂的生物利用度较低、半衰期短、合成费用高等缺点，最终未能成功应用于临床。而阿利吉仑（Aliskiren）作为一种新型口服肾素抑制剂，具有较好的特性。

（1）药理学特性　阿利吉仑是一种低分子质量、高度选择性的口服直接肾素抑制剂，通过作用于 RAAS 的初始环节，阻断血管紧张素原裂解为血管紧张素 Ⅰ、能显著而持久地降低血浆肾素活性，降低血管紧张素 Ⅰ、血管紧张素 Ⅱ 的水平。在所有的 RAAS 阻滞剂中，阿利吉仑是唯一能够降低血浆肾素活性的药物。

（2）药动学特性　阿利吉仑生物利用度为 2.6%，高脂食物可减少本药的吸收，主要由粪便排泄。不会被肠道、血液、肝脏中的肽酶降解，大多以原型排出。高浓度阿利吉仑对细胞色素 P450 的同工酶有一定程度的抑制作用，但与西咪替丁、华法林等合用时未见与临床相关的药动学参数的改变，基本没有临床意义的代谢相互作用。消除半衰期为 20~45 小时。

（3）安全性　研究表明，阿利吉仑在健康者和高血压患者中有很好的耐受性，其不良反应发生率和因不良反应导致试验中断的概率相当低，甚至与患者服用安慰剂组相当。最常见的不良反应是乏力、头痛、头晕、腹泻。在 300mg 阿利吉仑的试验中，不良反应的发生不随药物剂量的增加而增加，试验参数也没有显著异常。阿利吉仑是高选择性的 RAAS 抑制剂，并不影响缓激肽或 P 物质的代谢，所以没有 ACEI 引起的咳嗽或血管性水肿的不良反应。阿利吉仑的不良反应与 ARB 相当，甚至与安慰剂一样。其在肝脏疾患的患者中有很好的耐受性。Vaidyanathan 等研究比较了阿利吉仑 300mg 剂量对轻、中、重度肝损伤和健康受检者的安全性和药动学。结果显示，阿利吉仑引起的肝损伤和健康受检者无显著差异，肝损伤的严重性也无相关性，不影响它的药动学。肝脏疾病的患者服用阿利吉仑也不需要剂量的调整。由于阿利吉仑良好的安全性以及药动学特性，在患者肾功能不全时，用药剂量也不需进行调整。

（4）阿利吉仑的制剂特点和临床选择特点　长半衰期保证了阿利吉仑只需每日 1 次服药即能有效地控制血压，即使在停药 1 日的情况下阿利吉仑 300mg 仍可以发挥持久的降压效果，其持续降压效果明显优于厄贝沙坦、雷米普利。当长期使用 ACEI 时会导致肾素释放负反馈抑制的缺失，进而会造成肾素释放以及 RAAS 内相关物质代偿性的升高，当这种代偿性的升高超过 ACEI 的抑制作用时，ACEI 也就丧失了其治疗作用，而直接作用于肾素的药物阿利吉仑不会造成这种反馈性的升高。研究表明，阿利吉仑在减轻左心室肥厚的高血压患者心肌末端器官损害的作用与 ARB 的作用相似；在心力衰竭患者中，不管是单用阿利吉仑，还是与其他 RAAS 阻滞剂联用，都能有效地控制心力衰竭。ACEI 和 ARB 可有效地控制血压和蛋白尿，由于 RAAS 通路的负反馈调节作用，血浆肾素活性（PRA）会升高，当 PRA 升高时，虽然可控制血压和蛋白尿，但较高浓度的肾素水平会造成终末端器官的损害。而作为一种新型的具有抗蛋白尿潜能的新型抗高血压药，阿利吉仑单独使用和联合使用均可减缓肾病的进程，阿利吉仑在高血压伴 2 型糖尿病以及肾病的患者中使用推荐剂量时，有独立于降压作用之外的肾脏保护作用。阿利吉仑的降压作用与目前已知的所有降压药的降压作用相比无明显的差异，而当阿利吉仑作用于左心室肥厚、心衰及 2 型糖尿病伴蛋白尿的患者时，由于其心肾保护作用而具有明显的优势。相对于 ACEI 和 ARB，DRI 对 RAAS 的调控更加安全、可靠，除降血压作用外，由于对血管内皮细胞功能和动脉粥样硬化的有利作用和其心肾保护作用，使其极有可能成为心血管系统疾病、糖尿病伴肾病的高血压患者的首选药。

（五）归纳小结

α受体阻滞剂现已不作为治疗高血压的一线药物，但α受体阻滞剂可对代谢产生的不良反应与利尿剂和β受体阻滞剂不同，α受体阻滞剂对代谢具有有益作用，如降低血浆胆固醇、甘油三酯，增加高密度脂蛋白以及改善组织对胰岛素的敏感性等。有研究发现α受体阻滞剂对逆转左心室肥厚有益。α受体阻滞剂的主要优点有：①降压作用长期有效，无耐药；②降压作用平稳，时间长，很少有首剂低血压现象（新一代α受体阻滞剂如：多沙唑嗪与特拉唑嗪）；③是目前唯一对脂代谢及胰岛素敏感有正效应的一类药，对机体代谢呈中性或有益作用。它可降低胰岛素抵抗，改善糖耐量，增加胰岛素对葡萄糖的反应，从而减少因血糖异常导致的心血管疾病危险因素，与利尿剂相比，更适用于高血压合并糖代谢异常的患者，能降低糖化血红蛋白水平；通过激活脂蛋白酶活性，有降低血清甘油三酯和胆固醇、升高 HDL 的作用，是高血压合并糖代谢、脂代谢异常患者降压治疗药物之一；④对前列腺肥大、外周血管痉挛有效。在高血压急症的治疗中，静脉使用α受体阻滞剂。乌拉地尔具有阻滞血管突触后 α_1 受体、对抗儿茶酚胺的直接缩血管作用；同时兼有兴奋中枢 5- 羟色胺，具有抑制交感神经的外周和中枢的双重作用，降压作用明显，并可用于急性充血性心衰的治疗。由于乌拉地尔可扩张阻力血管和容量血管，降低心脏前后负荷，增加心排出血量，同时有兴奋中枢 5- 羟色胺 A_1 受体作用，阻断交感输出，因此无反射性心动过速的不良反应。第一代α受体阻滞剂哌唑嗪有明显的首剂低血压效应及药物的耐受，同时也缺乏大样本观察所以应用受到限制。但其他类别的降压药与 α_1 受体阻滞剂联合应用的疗效明显优于单一用药，并可能对一些心血管危险因素（如高脂血症、胰岛素抵抗、左心室肥厚等）有益。因此，α受体阻滞剂可作为二线降压药，特别是在其他种类降压药治疗的基础上加用α受体阻滞剂可获得满意的疗效。

传统的中枢性降压药（如可乐定）可应用于降压与偏头痛治疗，而甲基多巴则作为妊娠高血压的首选降压药物，由于常出现口干、嗜睡等不良反应，有少数病人在突然停药后可出现心悸、出汗、血压突然升高等短时交感神经功能亢进现象，现已较少应用于临床，近年来研究发现，脑内有能特异性识别咪唑啉类化合物的部位。咪唑啉受体大体分为 I_1 和 I_2 两种亚型，兴奋 I_1 受体可抑制去甲肾上腺素（NA）的释放，导致血压下降，从而为中枢抗高血压药物开创了广阔的研发前景。现在已有一些选择性比较高的 I_1 受体激动剂试用于临床，如莫索尼定、利美尼定等。莫索尼定最早在德国上市，此药对 I_1 受体有高度亲和力，是 I_1 受体的选择性激动剂。它对 I_1 受体的选择性比对 α_2 受体高 40~200 倍。在体内与 I_1 受体的亲和力和血压下降程度有关。原发性高血压患者服用本品后，静息时血浆 NA 水平下降 26%~33%，血浆肾素活力下降 23%~35%，口服 0.25 或 0.4mg，收缩压可下降 10%~15%，舒张压下降 10%~18%。莫索尼定口服易吸收，生物利用度高达 88%，其消除半衰期为 2~3 小时。口服莫索尼定的作用时间可长达 12 小时，比其半衰期长得多，这可能是血浆 NA 下降迟缓或者莫索尼定在中枢部位消除较慢所致。莫索尼定的不良反应轻微，与可乐定相比，口干或眩晕的发生率较低。莫索尼定也不会影响心率、心输出量和心搏量，且可改善左心室肥大，是一优良降压药物。

高血压的病因与发病机制非常复杂，涉及交感神经系统张力增高、肾素血管紧张素醛固酮系统激活、容量负荷增加等多个方面，然而单一降压药物往往只能针对其中一种或部分发病机制进行调整，因此，单药治疗对高血压的控制率仅

30%~40%；同时，单一药物对重度高血压降压效果差；机体容易出现反调节，降低或抵消药物的降压效果；单一治疗不能兼顾患者并存的疾病或危险，从而限制充足剂量的使用，临床上许多单一降压药物增加剂量后常伴随不良反应的出现或增加，使患者难以耐受。积极采用联合治疗是降压达标的重要策略，通过不同作用机制的降压药物合理的联合，不仅可以实现降压作用的协同或相加，而且能减少药物不良反应，从而发挥 1+1 ＞ 2 的降压作用。2009 年发表的欧洲高血压指南重新评估以及 2010 年 ASH 发布的关于高血压联合治疗意见书，都建议积极采用降压药物联合治疗方案，世界卫生组织（WHO）和国际高血压联盟（ISH）以及我国都推荐使用小剂量联合应用的药物治疗方法，让更多患者、更早达到控制血压的治疗目标。固定复方制剂是联合降压治疗的常见形式，将不同种类、具有协同降压作用的药物以合适的剂量组合在一起，不仅提高了降压疗效，降低了不良反应发生率，而且由于服用方便简化了治疗方案，有助于患者长期坚持治疗。

七、不同类别抗高血压药物的比较与临床选择

前文分别对各类常用抗高血压药物进行了分析介绍与总结，主要是比较分析了同类药物中每个药物的特点及临床选择要点。而此部分则重点对不同类别抗高血压药物进行比较。

（一）首选适应证

表 6-46 对各类降压药物的临床选择进行总结。

表 6-46　各类降压药物临床选择

疾病	首选药物
糖尿病肾病	ACEI 或 ARB 或阿利吉仑
非糖尿病肾病	ACEI 或 ARB 或阿利吉仑
心肌梗死后伴心功能不全	ACEI

疾病	首选药物
左室功能不全	β 受体阻滞剂 ACEI
左室肥大	ARB 或阿利吉仑
心力衰竭 （常与利尿剂合用）	β 受体阻滞剂或阿利吉仑 螺内酯
稳定性心绞痛、颈动脉粥样硬化、 冠状动脉粥样硬化	二氢吡啶类钙拮抗剂
老年高血压、单纯收缩期高血压	噻嗪类利尿剂 二氢吡啶类钙拮抗剂
前列腺增生、高血脂	α 受体阻滞剂
妊娠高血压	甲基多巴

（二）有效性比较

CCB、ACEI、ARB、噻嗪类利尿剂、β 受体阻滞剂之间的总体差别较小，但对特定的并发症或联合治疗方案而言，可能有较大差别。CCB 或利尿剂预防脑卒中的作用较强。CCB 与 ACEI 联合与其他联合治疗方案相比，可更有效预防各种心脑血管并发症发生。ACEI 或 ARB 对靶器官保护作用较好。β 受体阻滞剂则对预防心脏病发作事件作用较强些。各类降压药有效性比较见表 6–47。

表 6–47　各类降压药有效性比较

类别	有效性
α 受体阻滞剂	本类药物作为降压药的总体效应及其对愈后的影响仍不是十分清楚，易致体位性低血压及有水钠潴留作用，为非一线降压药物。此类药物对代谢无影响，且有一定的降低血脂作用为一大优点

续表

类别	有效性
β受体阻滞剂	选用选择性β受体阻滞剂或具有α、β受体阻滞作用，单独应用时降压效果同利尿剂，对于高肾素型高血压，特别是β受体功能较强的年轻高肾素型患者，疗效最佳。有血管扩张作用的β受体阻滞剂可降低全身血管阻力，如具有α、β受体阻滞剂。另一方面在高血压合并心绞痛时，减慢心率者似乎更为可取。此外，长期使用β受体阻滞剂治疗
β受体阻滞剂	高血压病可保护靶器官，降低高血压病人的心血管病事件的发生率
钙通道阻滞剂	一般单用钙通道阻滞剂，50%~70%患者即可获得满意效果，与β受体阻滞剂、血管紧张素转化酶抑制剂及利尿剂配伍应用时其降压效果更好，可根据病情酌予选用。对高血压合并冠心病心绞痛、心律失常、脑血管疾病及外周血管病者，选用相应的钙通道阻滞剂不仅能降低血压，而且对其合并症治疗也十分有效。二氢吡啶类钙通道阻滞剂为基础的降压治疗方案，可显著降低高血压患者脑卒中风险
血管紧张素转化酶抑制剂	ACEI单用降压作用明确，单药治疗大约60%~70%原发性高血压患者都有效。大多1小时内出现降压效应，但可能需要几天甚至几周才能达到最大降压效应。对糖脂代谢无不良影响。限盐或加用利尿剂可增加ACEI的降压效应。ACEI类的降压效应相当于利尿剂或β受体阻滞剂，但不如CCB类药物。此类药物对于高血压患者具有良好的靶器官保护和心血管终点事件预防作用
血管紧张素受体拮抗剂	本类药物的疗效与ACEI相同或相似。其降压作用平稳、持久，有助于控制晨间高血压。不良反应发生率低，是心血管药物中患者耐受性最好的降压药物
利尿剂	与安慰剂相比，利尿剂能使血压下降（11~19/5~9）mmHg，低剂量利尿剂除降低心血管死亡率外，能降低心血管事件发生率达28%，而一般剂量只有16%，有报道低剂量噻嗪类利尿剂能提供全效的降压作用，且小剂量对代谢影响很小。吲达帕胺降低收缩压和舒张压的谷峰比分别为89%和85%，其降压疗效与常规剂量的氨氯地平和坎地沙坦相同

（三）安全性比较

表6-48和表6-49从临床选择安全性方面进行了比较总结，包括禁忌证、不良反应、FDA妊娠分级等方面。

表6-48　各类抗高血压药物绝对及相对禁忌证

抗高血压药物	绝对禁忌证	相对禁忌证
噻嗪类利尿剂	痛风	代谢综合征、糖耐量异常、妊娠
β受体阻滞剂	哮喘、房室传导阻滞（二或三度）	外周动脉疾病、代谢综合征、糖耐量异常、慢性阻塞性肺疾病、运动员或经常锻炼的患者
CCB（二氢吡啶类）		快速性心律失常、心力衰竭
CCB（非二氢吡啶类）	房室传导阻滞（二或三度）	
ACEI	妊娠、血管神经性水肿、高钾血症、双侧肾动脉狭窄	
ARB	妊娠、高钾血症、双侧肾动脉狭窄	
利尿剂（醛固酮拮抗剂）	肾衰竭、高钾血症	
α受体阻滞剂	体位性低血压	心力衰竭

表 6-49 各类抗高血压药物的不良反应及选择要点

抗高血压药物	不良反应	选择要点
噻嗪类利尿剂	血钾减低、血钠减低、血钙减低、血尿酸升高	低剂量噻嗪类可提供接近全效的抗高血压作用，噻嗪类利尿剂不良反应呈剂量依赖性。低剂量噻嗪类利尿剂仍可导致低钾血症，但低剂量发生率低于高剂量；小剂量噻嗪类利尿剂对糖、脂代谢影响有限；联合保钾利尿剂可减少尿镁排出；小剂量、长效制剂与 RAAS 抑制剂联合使用可减少不良反应；FDA 妊娠药物分级 B 级
袢利尿剂	血钾减低	噻嗪类药物疗效不佳时，尤其当伴肾功能不全或出现高血压危象时，适宜应用，但应注意其影响电解质紊乱及糖、脂代谢；FDA 妊娠药物分级 C 级
保钾利尿剂	血钾升高	与噻嗪类利尿剂联用增加利尿作用，各自剂量减少，并互相拮抗副作用，缓解噻嗪类利尿剂引起的低钾血症；FDA 妊娠药物分级 B 级
醛固酮拮抗剂	血钾升高、男性乳房发育	从最小有效剂量开始使用，减少电解质紊乱的发生。应用前应了解血钾浓度。进餐时或餐后服药，减少胃肠道反应；FDA 妊娠药物分级 C 级
β 受体阻滞剂	支气管痉挛、心功能抑制、体位性低血压	无内在拟交感活性、$β_1$ 受体选择性高的第二代 β 受体阻滞剂，或兼有 α 受体拮抗产生扩血管作用的第三代 β 受体阻滞剂的药物对代谢影响小，不良反应少，可较安全应用于伴糖尿病、慢性阻塞性肺疾病已经外周血管疾病的高血压患者；尽量避免突然停药；无心力衰竭、冠心病患者，应避免大剂量该药与噻嗪类利尿剂联用以减少糖、脂代谢紊乱的可能性；对老年高血压患者，如无快速心力衰竭、冠心病，不推荐首选 β 受体阻滞剂；FDA 妊娠药物分级 C 级

抗高血压药物	不良反应	选择要点
ACEI	咳嗽、血钾升高、血管性水肿	无法耐受咳嗽患者可换用 ARB；与排钾利尿药合用可缓解血钾升高症状；使糖尿病发病率不变或降低；FDA 妊娠药物分级 D 级
ARB	血钾升高、神经性水肿（罕见）	无法耐受 ACEI 咳嗽患者可选用；不良反应发生率低；使糖尿病发病率不变或降低；对肾脏有保护功能，神经性水肿发生率低；FDA 妊娠药物分级 C 级
α 受体阻滞剂	体位性低血压	针对首次用药产生的体位性低血压可减小剂量或睡前口服以避免其发生；FDA 妊娠药物分级 C 级
CCB（二氢吡啶类）	踝部水肿、头痛、潮红	降压效应平稳，长期应用有效；对血脂、血糖、尿酸、肌酐和电解质无不良影响；无绝对禁忌证；大部分此类药物通过 CYP3A4 系统代谢，已知对此酶有抑制或诱导作用的药物会对此类药物的首过效应或消除造成影响；FDA 妊娠药物分级 C 级
CCB（非二氢吡啶类）	房室传导阻滞、心功能抑制	对合并持续性快速心房颤动的高血压患者可选用非二氢吡啶类 CCB 降压，本类药物对控制心室率亦有益；可用于老年高血压患者，但宜应用较低的起始剂量，且清除半衰期可能延长；FDA 妊娠药物分级 C 级

（四）各类药物的作用特点与合理选择

根据血压形成的病理生理，心血管系统有足够的血液充盈是形成动脉血压的前提条件。血管内的血液之所以能对血管壁产生一定的压力，首先是因为血管系统内有足够的血液充盈，其次是循环系统容积的大小。循环系统血压的高低取决于血量和循环系统容积之间的相对关系。如果血量增多或循环系统容积变小，则循环系统平均压力就升高；反之，若血量减少或循环系统容积增大，循环系统平均压力就降低。所以在选择抗高血压药物时，应从降低血量和扩大循环系统容积两方面考虑选择恰当的药物。根据各类药物的药理作用，作用特点总结见表6-50。

表6-50 各类抗高血压药物的作用特点

降低血量为主的药物	扩大循环系统容积或扩张血管而降低血管阻力为主的药物
噻嗪类利尿剂 袢利尿剂 保钾利尿剂	ACEI ARB CCB（二氢吡啶类） α受体阻滞剂 α、β受体阻滞剂 阿利吉仑

从表6-50可以知道，降低血量的药物主要是各类利尿剂，扩大循环系统容积或扩张血管而降低血管阻力的药物有ACEI、ARB、CCB、α受体阻滞剂，α、β受体阻滞剂，肾素抑制剂等。在没有绝对禁忌证或保证安全的前提下，选择抗高血压药物时，应尽量考虑降低血量的药物与扩大循环系统容积或扩张血管而降低血管阻力的药物联合使用，特别是在血量较多如水钠潴留或高灌注状态的高血压患者，应首选考虑利尿剂和其他类药物联合使用，以提高临床治疗效果。

参考文献

［1］国家卫生计生委合理用药专家委员会，中国医师协会高血压专业委员会. 高血压合理用药指南（第2版）［J］. 中国医学前沿杂志（电子版），2017，9（7）：28-126.

［2］《中国高血压防治指南》修订委员会. 中国高血压防治指南2018年修订版［J］. 心脑血管防治，2019，19（1）：1-44.

［3］Hindricks Gerhard,Potpara Tatjana,Dagres Nikolaos et al.

2020 ESC Guidelines for the diagnosis and management of atrial fibrillation developed in collaboration with the European Association for Cardio-Thoracic Surgery（EACTS）[J].Eur Heart J, 2021, 42: 373-498.

[4] 中国高血压防治指南修订委员会. 中国高血压防治指南 2010 [J]. 中华高血压杂志, 2011, 19(8): 701-743

[5] 李德爱, 孙伟. 心血管内科治疗药物的安全应用 [M]. 北京: 人民卫生出版社, 2012, 222-251.

[6] 国家药典委员会. 中华人民共和国药典临床用药须知化学药和生物制品卷. 2010 版 [M]. 北京: 中国医药科技出版社, 2011, 220-279.

[7] 郑寅, 忻菁. 肾素-血管紧张素系统阻断剂在慢性肾脏疾病中的应用 [J]. 上海医药, 2011, 2(32): 62.

[8] Neldam S.Choosing an angiotensin-receptor blocker: blood pressure lowering,cardiovascular protection or both? [J]. J Future Cardiol, 2010, 6: 129-135.

[9] US Food and Drug Administration.FDA Drug Safety Communication: No increase in cancer with certain blood pressure drugs Angiotensin Receptor Blockers [EB/OL]. http: //www.fda.gov.Accessed June 2, 2011.

[10] The ARB Tralsts Collaboration. Effects of telmisartan,irbesart an,Valsartan,candesartan,and losartan on cancers in 15 trials enrolling 138769 individuals [J]. J Hyperten, 2011, 29: 623-635.

[11] Bangalore S, Kumar S, Kjeldsen SE, et al. Anti-hypertensive drugs and risk of cancer: network meta-analyses and trial sequential analyses of 324168 participants from randomized trials [J]. Lancet Oncol, 2011, 12: 65-82.

[12] Pasternak B, Svanstrom H, Callreus T, et al. Use of Angiotensin receptor Blockers and the risk of cancers [J]. Circulation,

2011, 123: 1729-1736.

[13] Huang CC, Chan WL, Chen YC, et al. Angiotensin Ⅱ Receptor Blockers and Risk of Cancer in Patients with Systemic Hypertension [J]. Am J Cardiol, 2011, 107: 1028-1033.

[14] Julius S, Kjeldsen SE, Weber M, et al. Outcomes in hypertensive patients at high cardiovascular risk treated with regimens based on valsartan or amlodipine: the VALUE randomized trial [J]. Lancet, 2004, 363(9426): 2022-2031.

[15] Bakris G.L, Fonseca V, Katholi R.E, et al. Metabolic effects of carvedilol vs metoprolol in patients with type 2 diabetes mellitus and hypertension: a randomized controlled trial [J]. JAM A, 2004, 292(18): 2227-2236.

[16] 季连杰. β-受体阻滞剂在高血压治疗中的应用 [J]. 实用心脑血管病杂志, 2012, 20(1): 67-68.

[17] 牟燕, 王青. 心血管疾病药物治疗学 [M]. 北京: 化学工业出版社, 2011, 380-383.

[18] Ernst MH, Moser M. Use of diuretics in patients with hypertension [J]. N Engl J Med, 2009, 361(22): 2153-2164.

[19] Messrli FH, Bangalore S, Julius S. Risk/ benefit as sessment of betablockers and diuretics precludes their use f or firstline therapy in hypertension [J]. Circulation, 2008, 117(20): 2706-2715.

[20] Ernst M E, Carter BL, Zheng S, et al. Meta analysis of doseresponse charact eristics of hydroch lorothiazide and chlorthalidone: effects on systolic blood pressure and potassium [J]. Am J H ypertens, 2010, 23(4): 440-446.

[21] 中华医学会心血管病学分会高血压学组. 利尿剂治疗高血压的中国专家共识 [J]. 中华高血压杂志, 2011, 19(3): 214-222.

[22] Law M R, Morris JK, Wald NJ. Use of blood pressure lowering drugs in the prevention of cardiovascular disease: meta analysis of 147 randomised trials in the context of expectation from prospective epidemiol ogical studies [J]. BM J, 2009, 338: b1665.

[23] Wald DS, Law M, Morris JK, et al. Combination therapy versus monotherapy in reducing blood pressure: meta analysis of 11000 participants from 42 trials [J]. Am J Med, 2009, 122(3): 290-300.

[24] Chern-EnChiang, Tzung-DauWang, Yi-HengLi, et al. 2010 年台湾心脏病学会高血压管理指南 [J]. 中华高血压杂志, 2011, 19(2): 9-23.

[25] American Diabetes Association. Standards of medical Care in diabetes 2010 [J]. Diabetes Care, 2010, 32 (Supp 1): 11-61.

[26] Gradman AH, Basile JN, Carter BL, et al. Combination therapy in hypertension [J]. J Am Soc H ypertens, 2010, 4 (2): 90 -98.

[27] Trimarchi H.Role of aliskiren in blood pressure control and renoprotection [J]. Int J Nephrol Renovasc Dis, 2011, 4: 41.

[28] 戴彤, 张抒扬. 缬沙坦/氨氯地平单片复方制剂在高血压治疗中的应用 [J]. 中华高血压杂志 2011, 19(9): 813-815.

[29] 王继光. 选择固定复方制剂, 提高高血压控制率 [J]. 中华高血压杂志, 2010, 5(5): 411-413.

[30] Mancia G, Lau rent S, Agabiti Rosei E, et al. Reappraisal of Eu ropean guidel ines on hypertension management: a European Society of Hypert ension Task Force document [J]. Blood Press, 2009, 18(6): 308 -347.